Travail du Laboratoire du Dr DEJERINE à la Salpêtrière

DES

PARALYSIES PSEUDO-BULBAIRES

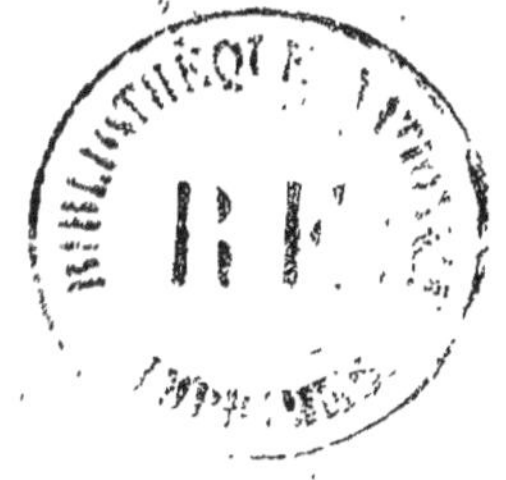

PAR

Le Dr Albert COMTE

Ancien interne des hôpitaux

PARIS

G. STEINHEIL, ÉDITEUR

2, RUE CASIMIR-DELAVIGNE, 2

—

1900

DES

PARALYSIES PSEUDO-BULBAIRES

IMPRIMERIE A.-G. LEMALE HAVRE

Travail du Laboratoire du Dr DEJERINE à la Salpêtrière

DES

PARALYSIES PSEUDO-BULBAIRES

PAR

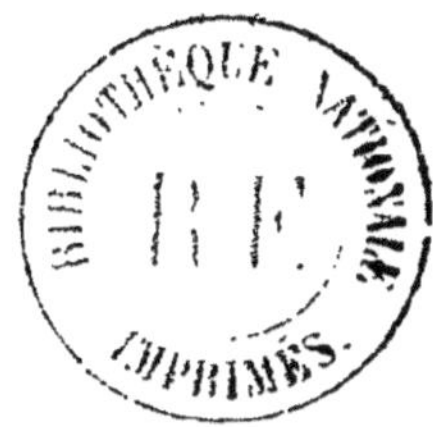

Le Dr Albert COMTE
Ancien interne des hôpitaux

PARIS

G. STEINHEIL, ÉDITEUR

2, RUE CASIMIR-DELAVIGNE, 2

1900

Nous tenons, en tête de ce travail, à remercier les Maîtres que nous avons eus dans les hôpitaux et à leur exprimer combien nous leur sommes reconnaissant de la bienveillance qu'ils nous ont toujours montrée.

MM. Lucas-Championnière et Bucquoy ont été nos premiers guides ; ensuite, pendant notre externat, le professeur Guyon, ainsi que MM. Albarran, Legueu, Hallé et Reblaub, à l'hôpital Necker ; MM. Bourcy, Roger et Richardière, à la Charité ; M. Bourneville à l'hospice de Bicêtre, ont continué à faire notre instruction médicale avec une bonté dont nous leur saurons toujours gré ; nous avons encore été l'externe de M. Ferrand, à la mémoire duquel nous restons sincèrement attaché.

Pendant notre internat nous avons été heureux de pouvoir être élève de M. Picqué, du professeur Fournier, de M. Gaucher, du professeur Proust dans le service duquel nous avons pu apprécier la science de deux Maîtres auxquels nous restons toujours bien reconnaissant : MM. Toupet et Guinon.

C'est à MM. Suchard et Gombault que nous devons les notions d'histologie normale et pathologique que nous avons acquises ; M. Roux, dont nous avons suivi le cours à l'Institut Pasteur, nous a initié aux premiers éléments de la bactériologie.

Que tous ces Maîtres reçoivent nos plus vifs remerciements !

C'est chez M. Dejerine que nous avons passé la dernière année de notre internat et nous avons été heureux de profiter de l'enseignement précieux de ce Maître éminent qui réunit à la fois et à un si haut degré les qualités de clinicien consommé et de savant consciencieux et érudit. Il nous a fourni le sujet de notre thèse et c'est sous sa surveillance qu'a été exécuté ce travail. Nous ne saurions trop lui exprimer, ainsi qu'à Madame Dejerine, notre reconnaissance ; tous deux ont eu toujours une bonté sans bornes, nous ont aidé continuellement de leurs conseils et ont mis à notre disposition les épreuves du Tome II de leur ouvrage, non paru encore, sur l'Anatomie des Centres Nerveux (1). Nous n'avons pas manqué d'y puiser largement.

(1) M. et Mme DEJERINE. *Anatomie des Centres Nerveux*, t. II, Paris, 1900.

Que M. Roger reçoive aussi une marque toute spéciale de notre attachement: nous avons pu apprécier ses hautes qualités comme savant et homme de cœur, et nous regrettons de n'avoir pas été plus longtemps son élève.

Le professeur Brouardel a toujours eu pour nous une bienveillance extrême depuis le commencement de nos études et nous a guidé de ses conseils. Il a bien voulu accepter la présidence de notre thèse et nous sommes heureux de pouvoir lui témoigner toute notre reconnaissance.

Nous voulons enfin adresser nos remerciements à nos amis, le Dʳ Natier, à qui nous devons les examens laryngoscopiques dont nous avons rapporté le résultat et qui nous a fourui l'occasion d'examiner plusieurs malades fort intéressants à plusieurs points de vue, et à M. Gillet qui a bien voulu mettre à notre disposition son grand talent. C'est à lui que nous devons les dessins qui figurent dans notre thèse et, en outre, il nous a aidé dans l'exécution d'un grand nombre des schémas qui y sont également contenus.

DES

PARALYSIES PSEUDO-BULBAIRES

INTRODUCTION

Les troubles de l'articulation, de la parole et de la déglutition sont assez fréquents chez les malades qui viennent d'être frappés d'hémiplégie ; on peut observer chez eux une légère asymétrie du voile du palais et une déviation de la langue peu marquée également ; mais ces phénomènes sont ordinairement de courte durée et relégués au second plan.

Chez quelques autres sujets, au contraire, surtout à la suite de plusieurs ictus successifs ayant amené des manifestations paralytiques en différentes régions de l'un et de l'autre côté du corps, ces troubles de dysarthrie et de dysphagie prennent une importance toute particulière, tandis que les symptômes paralytiques du côté des membres s'atténuent quelquefois et deviennent peu manifestes ; le tableau clinique alors change considérablement : le malade n'est plus un véritable hémiplégique, il présente des phénomènes analogues à ceux qu'on rencontre dans certaines affections du bulbe : on dit qu'il est atteint de paralysie pseudo-bulbaire.

Entre ces deux cas extrêmes il existe d'ailleurs de nombreux intermédiaires, de sorte qu'il n'y a pas de démarcation nette entre l'hémiplégie simple ou bilatérale et la paralysie pseudo-bulbaire.

Cette dernière nous apparaît donc comme un syndrome, caractérisé surtout par des troubles de la déglutition et de la phonation, et dû en général tout au moins à des lésions multiples en foyer des centres nerveux : telle est la définition la plus large qu'on ait donnée de la maladie qui nous occupe.

Ces lésions, nous le verrons plus tard, peuvent être corticales ou centrales ; mais elles ne doivent pas atteindre les noyaux bulbaires chargés de mettre en fonction les actes physiologiques en question, ou les fibres qui en émanent, car la destruction de ces dernières parties donne lieu à un tableau clinique différent et il s'agit alors d'une nouvelle entité morbide.

Nous étudierons d'abord les symptômes que nous présentent les cas typiques qui servent à caractériser la paralysie pseudo-bulbaire ; puis, nous passerons rapidement en revue les variétés cliniques qui se rencontrent le plus souvent et nous chercherons ensuite à différencier cette maladie des affections qui peuvent s'en rapprocher.

A propos de l'historique, nous montrerons après cela comment on est arrivé à établir ce type nosographique ainsi que ses rapports avec les différents types voisins ; nous verrons quelles sont les lésions qui sont regardées comme capables de la produire et par quelles théories on a interprété la pathogénie du syndrome.

Nous chercherons alors comment ces théories peuvent s'accorder avec les données nouvelles que nous fournit surtout l'anatomie ; nous exposerons le résultat de nos examens et les conclusions que nous pensons pouvoir en tirer ; nous serons ainsi amené à choisir parmi les interprétations pathogéniques celle qui nous paraît le plus conforme à ces conclusions.

CHAPITRE PREMIER

Symptômes.

Début. — Le malade atteint de paralysie pseudo-bulbaire a ordinairement dépassé la cinquantaine ; souvent c'est un vieillard et il présente des signes multiples d'artério-sclérose accusée. Dans les cas les plus habituels il a été frappé d'une première attaque d'apoplexie suivie d'hémiplégie et de quelques troubles de la déglutition et de la phonation ; ces derniers ont rapidement disparu ; quant à l'hémiplégie, elle a persisté bien davantage, ne s'est améliorée que progressivement et le côté atteint est toujours resté un peu plus faible que l'autre. Puis est survenu un nouvel ictus, suivi cette fois d'une hémiplégie du côté qui jusque-là était resté sain.

En même temps que cette dernière hémiplégie la dysarthrie, la dysphagie ont reparu beaucoup plus nettes et plus intenses et le syndrome pseudo-bulbaire est constitué ; il persistera définitivement, tandis que les manifestations paralytiques du côté des membres pourront rétrocéder plus ou moins.

C'est là le mode de début classique, le plus fréquent peut-être, mais non pas le seul, il s'en faut. La paralysie pseudo-bulbaire peut, par exemple, s'établir brusquement et définitivement à la suite d'un seul ictus, et, malgré toutes les recherches, on ne peut trouver trace d'une autre manifestation paralytique antérieure à cet ictus. D'autres fois, au contraire, la maladie s'est développée d'une manière progressive sans véritable attaque, avec quelques oscillations dans l'intensité des symptômes d'une période à l'autre ; dans ce cas l'aggravation de l'état général, des phénomènes pseudo-bulbaires et des diverses manifestations paralytiques du côté des membres se fait en général par à-coups et elle est suivie d'une amélioration lente qui dure plus ou moins.

On peut trouver, enfin, les combinaisons les plus diverses sous ce rapport. C'est ainsi que la maladie peut, par exemple, éclater brusquement, rétrocéder et disparaître ensuite peu à peu ; puis reprendre après un long intervalle par une marche progressive.

Période d'état. — *Aspect général.* — Quel que soit le mode de début, la maladie une fois constituée présente toujours à peu près le même aspect dans les cas bien purs. Le patient s'avance lentement à petits pas (Dejerine), le corps légèrement courbé en avant; tous ses mouvements sont lents, hésitants ; il est comme figé et souvent donne au premier abord l'impression d'un parkinsonnien, ainsi que l'a fait observer le professeur Brissaud.

La face présente un aspect caractéristique : toute la partie inférieure est immobile et présente souvent une association de paralysie et de contracture ; la bouche entr'ouverte, largement fendue, laisse échapper une abondante quantité de salive qui coule sans cesse des commissures; aussi le malade est-il continuellement occupé à l'éponger. Il a une expression toujours la même de stupeur et d'hébétude, ou bien de tristesse, comme une personne qui serait sur le point de pleurer; c'est, dans ce dernier cas, ce qu'on a appelé le facies pleurard (fig. 4). Dans le territoire du facial supérieur, au contraire, les mouvements sont mieux conservés et le regard a gardé sa mobilité ; mais il est rare, à cause de l'état mental, qu'il contraste, comme on l'a dit souvent, par sa vivacité avec l'immobilité de la partie inférieure de la face.

État mental.— Rire et pleurer spasmodiques.— L'état mental est en général très atteint : la mémoire est perdue, l'intelligence affaiblie et souvent le malade, même quand la dysarthrie n'est pas trop intense et qu'on peut le comprendre, est incapable de répondre avec précision et sûreté aux questions qu'on lui pose. Livré à lui-même il reste en général fixe, immobile et ne semble faire attention à rien de ce qui l'entoure; à la plus petite occasion, si on lui parle ou que simplement on s'approche de lui, il se met à rire ou à pleurer convulsivement.

Oppenheim et Siemerling ont été les premiers à insister sur ces rire et pleurer spasmodiques. Dans les cas les mieux caractérisés les muscles du visage, quoique plus ou moins paralysés pour les mouvements volontaires (Lépine), se contracturent avec force, la face devient rouge, la respiration se suspend en expiration et le pouls devient petit, filiforme.

Mais il y a, croyons-nous, une distinction à faire :

Chez beaucoup de malades qui présentent un déficit intellectuel très prononcé, il y a une émotivité toute particulière, et la moindre cause provoque des crises de larmes qu'on peut observer aussi dans des affections variées en dehors de la paralysie pseudo-bulbaire ; c'est là, pensons-nous, un état qu'il faut attribuer en grande partie à la déchéance psychique.

Bien différents sont les malades qui, ayant leur intelligence à peu près intacte, sont pris tout à coup d'un rire inextinguible qu'ils ne peuvent arrêter malgré tous leurs efforts. C'est alors que se montre l'élément spasmodique dans toute sa pureté; mais ces cas sont les plus rares.

On a signalé aussi chez les pseudo-bulbaires des accès de colère non motivés; cela s'observe beaucoup plus rarement.

Dysarthrie. — Lorsque le malade veut parler, on constate immédiatement un trouble de l'articulation, variable dans son intensité et dans sa manière d'être, mais à peu près constant.

Il peut y avoir une anarthrie complète quelquefois doublée d'aphonie plus ou moins prononcée, le patient ne pouvant émettre que quelques sons à voix basse, d'ailleurs complètement inarticulés. Dans les cas plus légers la voix est monotone et traînante, les voyelles sont émises d'une manière à peu près satisfaisante ; mais les consonnes, surtout certaines d'entre elles, sont articulées d'une façon absolument défectueuse, si bien que l'on ne peut comprendre ce que dit le malade : à peine reconnaît-on quelques syllabes quand on sait d'avance les mots qu'il doit prononcer.

Souvent l'expiration est courte, ne peut être réglée et soutenue comme à l'état normal; aussi les premières syllabes sont-elles seules prononcées à haute voix et le malade s'y prend à plusieurs reprises pour achever sa phrase, comme le ferait une personne époumonnée. La voix est saccadée, entrecoupée; on dit qu'elle est *semi-explosive*.

Enfin, les troubles peuvent être plus légers : l'articulation reste défectueuse, mais assez nette pour qu'on puisse comprendre le malade, au moins en grande partie. Ces troubles varient d'ailleurs suivant que les phénomènes parétiques prédominent sur tel ou tel organe : quand les lèvres, par exemple, sont presque immobiles, ainsi que cela se voit souvent, les labiales sont les consonnes dont la prononciation est la plus défectueuse ; si le voile du palais surtout est atteint, la voix est nasonnée, l'air s'échappe en grande partie par les fosses nasales pendant l'émission des sons, les consonnes *m, b, p, t* sont surtout altérées, etc.

Dysphagie. — La mastication et la déglutition sont gênées également. Parfois les muscles masticateurs n'ont plus la force nécessaire pour broyer les aliments ; plus fréquemment la paralysie des muscles des joues, des lèvres et de la langue fait que les aliments ne peuvent être ramenés sous les arcades dentaires, s'accumulent dans les sillons gingivaux ou tendent à tomber hors de la bouche ; les malades sont alors obligés de les ramener avec les doigts sur le dos de la langue et quelquefois même de les pousser jusqu'à l'isthme du gosier pour suppléer au premier temps de la déglutition qui ne peut s'effectuer à cause de la paralysie linguale. Le deuxième temps peut être également défectueux et c'est le cas le plus fréquent quand le voile du palais et les muscles du pharynx sont atteints : des parcelles alimentaires et surtout les liquides passent entre les piliers du voile, mal affrontés, ou bien tombent dans la glotte que l'épiglotte n'arrive plus à recouvrir suffisamment et déterminent des accès de toux et de suffocation.

D'ailleurs, les troubles de la déglutition et de la mastication sont souvent plus légers ; ces derniers même font assez fréquemment défaut et le malade est simplement obligé de manger lentement, avec précaution, mais ne s'engoue que rarement, surtout s'il prend des aliments solides ou semi-liquides.

Examen somatique. — Tels sont les symptômes fonctionnels que l'on rencontre communément chez les pseudo-bulbaires. Si nous passons maintenant à l'examen somatique, nous trouvons des phénomènes paralytiques du côté des organes dont les fonctions sont troublées, phénomènes quelquefois moins accusés cependant qu'on ne pourrait le croire de prime abord.

Face. — Du côté de la face, ce sont habituellement des signes de double hémiplégie faciale, le plus souvent prédominante d'un côté de sorte que la bouche se trouve déviée du côté le moins atteint. Mais ce qu'il y a de remarquable, c'est que dans un assez grand nombre de cas cette paralysie porte avec une prédominance des plus nettes sur l'orbiculaire des lèvres de sorte que lui seul paraît atteint. Tantôt, c'est un seul côté qui est intéressé ; et suivant qu'il y a ou non contracture, cette moitié de la bouche se trouve ou bien diminuée (obs. XVII), ou bien distendue.

D'autres fois la paralysie est bilatérale; les commissures sont écartées, attirées en dehors, la bouche largement fendue ; le malade ne peut siffler, souffler ou faire la moue et il a ce rire transversal qu'on observe dans les atrophies musculaires facio-scapulo-humérales.

Comme dans tous les cas d'origine centrale le facial supérieur paraît indemne à un examen rapide; cependant, quand on étudie plus à fond son malade, on arrive parfois à déceler quelques manifestations légères, mais bien réelles, de paralysie.

Oppenheim (1) a insisté sur ces phénomènes dans ses observations : tantôt les paupières ne pouvaient être fermées spontanément, tandis que l'occlusion réflexe des yeux persistait; tantôt le malade fermait les yeux mais pour un temps très court, après lequel les paupières se relevaient malgré tous les efforts du malade (obs. V). D'autres fois il existe un état de parésie ou de contracture des muscles frontaux et sourciliers qu'on remarquera en étudiant pendant quelque temps les jeux de physionomie du malade (tout en lui parlant).

Mouvements des yeux. — Enfin Oppenheim signale des troubles analogues du côté de la musculature externe des yeux : les malades ne pourraient spontanément diriger leur regard de côté, mais ce mouvement se produirait par acte réflexe quand on promène devant eux un objet qu'ils suivent des yeux; ou bien, dans quelques cas, lorsqu'un bruit soudain leur fait tourner la tête.

Langue. — La langue est en général plus ou moins paralysée. Dans les cas extrêmes elle reste fixée au plancher buccal, absolument immobile. Halipré cite des sujets chez lesquels cet organe inerte obéissait aux lois de la pesanteur, ainsi que le lui faisait observer le Dr Gombault.

Ces faits sont très rares : le plus souvent, le mouvement de pro-

(1) OPPENHEIM. *Berliner Gesellschaft für Psych. und Nervenk.*, 10 déc. 1894, analysé dans *Neurol. Centrabl.*, 1895, p. 40.

pulsion peut être au moins ébauché ; il peut même, dans les cas plus légers, être aussi étendu qu'à l'état normal ; mais alors les mouvements de la pointe vers les parties latérales, surtout vers le haut, seront fréquemment limités plus ou moins complètement, ou bien les bords de l'organe ne pourront être relevés en forme de gouttière.

Enfin, si la parésie linguale prédomine d'un côté, la pointe sera déviée du côté opposé pendant la propulsion, et les mouvements de latéralité seront plus limités du côté le plus atteint.

Enfin, un phénomène qu'on observera de temps en temps est le suivant : les mouvements de la langue seront d'abord assez étendus et paraîtront à peu près normaux ; mais si on les fait répéter plusieurs fois de suite, la fatigue arrivera rapidement, ils deviendront lents, incertains et se limiteront de plus en plus. (Obs. VII.)

Voile du palais. — Le voile du palais aussi est fréquemment atteint. Si sa paralysie est bilatérale, il reste flasque et tombant au lieu de former comme à l'état normal, au niveau du bord libre, une double voûte comprise entre ses piliers et la luette. Il reste immobile pendant que le sujet prononce les différentes voyelles, même la voyelle *é* qui habituellement provoque l'élévation maxima du voile ; aucune excitation ne peut le faire contracter. D'autres fois les mouvements seront seulement lents et incomplets et, si la paralysie prédomine d'un côté, le voile reste plus tombant de ce côté et la luette se dévie vers la moitié opposée.

Enfin, aux phénomènes paralytiques pourra s'adjoindre un élément de contracture qui changera encore l'aspect de l'organe ; la partie contracturée sera plus voûtée, la luette se déviera vers elle.

Le fait le plus inattendu est le suivant : la plupart du temps, lorsque les mouvements du voile sont à peu près ou complètement conservés, le réflexe pharyngien et celui du voile sont diminués d'une façon manifeste ou même abolis complètement, et cependant la sensibilité de la muqueuse au contact est conservée dans un grand nombre de cas. Le fait peut s'observer à titre exceptionnel chez des sujets sains ; mais ici il existe avec une telle fréquence qu'on ne peut invoquer une simple coïncidence : il s'agit bien là d'un symptôme propre à la paralysie pseudo-bulbaire.

L'interprétation de ce phénomène est bien difficile à donner, et celle que propose H a l i p r é dans sa thèse ne nous semble pas convenir à tous les cas. Cet auteur, en effet, invoque les altérations de la sensibilité et la paralysie du voile ; or le contraste entre l'abolition du réflexe et l'intégrité à peu près complète du voile au point de vue de la motilité et de la sensibilité s'observe assez fréquemment.

Larynx. — Le larynx également peut être atteint quoique la chose soit un peu plus rare que pour les organes précédents ; personne maintenant ne nie plus ce fait. Il s'agit la plupart du temps d'une parésie des cordes vocales, des abducteurs ou plus souvent des adducteurs ; d'un défaut d'affrontement du bord libre pendant la phonation. Les phénomènes peuvent être plus complexes ; dans l'obs. XVII le Dr Natier a constaté un mouvement rythmique d'adduction et d'abduction des cordes même pendant la respiration calme et tranquille.

Maxillaire inférieur. — Enfin, les muscles moteurs de la mâchoire inférieure sont, eux aussi, fréquemment atteints.

Les élévateurs sont ceux dont la paralysie attire le plus souvent l'attention : les arcades dentaires ne peuvent être serrées avec force l'une contre l'autre et la mastication, ainsi que nous l'avons vu, s'en montre entravée ; au repos les dents sont desserrées, la bouche est entr'ouverte et le malade doit faire un effort continu pour maintenir complète pendant un certain temps l'élévation de la mâchoire. Le réflexe masséterin est souvent exagéré, ce qui dénote un état de contracture des muscles paralysés. Dans un cas que nous avons observé (observ. V), l'élément spasmodique se manifestait d'une manière encore plus évidente par des mouvements convulsifs des masticateurs, et la malade était prise fréquemment de grincement de dents qu'elle ne pouvait empêcher. Il arrive aussi, alors même que le masséter et le temporal ont conservé toute leur vigueur, que les ptérygoïdiens sont paralysés ; alors la propulsion du menton et les mouvements de diduction deviennent impossibles. Enfin, les abaisseurs du maxillaire peuvent être pris à leur tour ; l'ouverture de la bouche ne peut être complète et le malade ne peut résister à un faible effort de pression sous le menton.

Absence d'atrophie. — Tous ces phénomènes paralytiques sont très variables dans leur intensité ; mais il est un caractère essentiel, sur l'importance duquel nous aurons à revenir à propos du diagnostic : les muscles paralysés ne subissent point d'atrophie et leurs réactions électriques restent normales. Dans les cas très anciens on pourrait sans doute observer une légère atrophie analogue à celle que l'on rencontre parfois au niveau des membres chez les hémiplégiques ; mais le cas est particulièrement rare ici et l'atrophie n'est dans tous les cas pas en rapport avec la durée de la maladie et le degré de la paralysie.

Membres. — Du côté des membres, les manifestations paralytiques sont souvent réduites à presque rien ; ce sont les cas les plus purs. Un peu de faiblesse des extrémités, quelquefois plus marquée d'un côté et une légère exagération des réflexes tendineux, et c'est tout ce que révèle l'examen somatique. Mais ici aussi, comme pour les muscles de la phonation et de la déglutition, les troubles fonctionnels sont plus marqués qu'on ne pourrait le croire : les mouvements sont lents et manquent totalement de précision ; les malades sont inhabiles de leurs mains et ne peuvent s'en servir même pour des choses assez grossières ; ils ne peuvent s'habiller ou manger sans aide, ou ne le font qu'avec une grande difficulté.

La marche a des allures bien caractéristiques sur lesquelles notre maître, le Dr Dejerine, a le premier attiré l'attention et que son élève Leresche décrit ainsi dans sa thèse (p. 61) :

« Les malades conservent une démarche toute particulière, à laquelle M. Dejerine nous a rendus attentifs et qui n'a pas été mentionnée dans les observations antérieures. Le malade ne marche pas en fauchant comme un hémiplégique ; il élève à peine la pointe des pieds au-dessus du sol, fait de petits pas ; le pied qui avance dépasse à peine le pied qui reste en arrière et se pose à terre par toute sa face plantaire. Le malade évite que tout le poids de son corps repose longtemps sur une seule de ses jambes. Lui dit-on d'aller plus vite, les pas se succèdent plus rapidement, mais ils sont encore plus petits et le malade traîne davantage ses pieds. Debout le malade a dans son maintien quelque chose qui fait penser à une maladie de Parkinson ; il ne se tient pas droit, le corps est un peu fléchi en avant ; de même les cuisses et les jambes sont légèrement fléchies. » C'est ce que notre maître appelle la « démarche à petits pas » : il la compare à celle d'un homme qui s'avancerait avec précaution à tâtons dans l'obscurité.

D'autres fois les phénomènes paralytiques seront plus prononcés ; il y aura une hémiplégie nette qui pourra prédominer sur le membre supérieur ou sur le membre inférieur ; parfois aussi on trouvera des manifestations paralytiques nettes des deux côtés du corps.

Les sphincters fonctionnent normalement, à moins que la déchéance générale ne soit trop accusée et que le malade ne devienne gâteux.

L'état de la sensibilité n'offre en général rien d'anormal, la sensibilité cutanée est presque toujours conservée comme chez les hémiplégiques. La muqueuse buccale, et notamment celle du voile du palais, offre parfois au contraire une diminution de la sensibilité, soit d'un seul côté, soit des deux; mais ce n'est pas là le fait le plus habituel.

Formes cliniques. — C'est ainsi que se présentent les cas complets de paralysie pseudo-bulbaire. Mais le syndrome peut être plus ou moins incomplet; au point de vue fonctionnel, les troubles peuvent porter presque exclusivement sur la phonation ; beaucoup plus rarement la dysphagie sera le principal symptôme ; les troubles intellectuels, qui ne sont que des phénomènes surajoutés, mais tellement fréquents qu'ils font vraiment partie du tableau clinique, seront plus ou moins accusés.

D'autres fois ce sera la localisation sur tel ou tel organe qui caractérisera le type clinique : la paralysie frappera surtout le voile du palais (obs. IV), la langue ou les lèvres, et on aura presque suivant les cas une paralysie isolée de chacun des organes.

Phénomènes surajoutés. — Enfin des manifestations nerveuses diverses autres que l'hémiplégie dont nous avons déjà parlé, peuvent venir se surajouter au syndrome pseudo-bulbaire et en modifier l'aspect clinique. Parmi ces manifestations, celles qui nous ont semblé être les plus fréquentes sont l'aphasie d'une part, et d'autre part les troubles de l'équilibre dépendant en général d'une lésion des centres nerveux en rapport avec cette fonction. Nous rappellerons aussi les troubles respiratoires et les troubles oculaires signalés par Oppenheim et Siemerling.

Troubles de l'équilibre. — Les troubles de l'équilibre sur lesquels on n'a pas jusqu'ici, croyons-nous, attiré l'attention, consisteront en une démarche chancelante, une vacillation dans la station debout les pieds rapprochés ; les malades debout écartent les jambes pour élargir leur base de sustentation ; quand ils veulent aller d'un endroit à un autre, ils s'accrochent aux meubles, car ils manquent souvent de tomber, et dès qu'ils sont livrés à eux-mêmes sans soutien sont pris d'une grande appréhension (obs. VIII). On observe aussi, souvent, de la rétropulsion.

Dans un de nos cas (obs. XVI) ces troubles étaient beaucoup plus prononcés et prenaient plus d'importance que les phénomènes pseudo-bulbaires ; la station debout était absolument impossible et, si l'on essayait de mettre la malade sur ses jambes, elle portait tout le poids de son corps en arrière et serait tombée comme une masse si on ne l'avait pas soutenue. Mais il s'agissait peut-être bien là d'une affection surajoutée de l'oreille interne et par conséquent d'une coïncidence fortuite. On sait en effet que les troubles de l'équilibre s'observent dans deux conditions différentes, soit dans les lésions du cervelet ou de ses pédoncules, soit dans celles des canaux semi-circulaires ou du nerf vestibulaire.

Les lésions de l'oreille interne s'accompagnent souvent de vomissements, de bourdonnements d'oreille, de vertige de Ménière, ce qui fait reconnaître leur siège ; mais ces symptômes ne sont pas constants, et il peut être alors très difficile de différencier les troubles de l'équilibre d'origine cérébelleuse et ceux d'origine vestibulaire. Cependant dans ces derniers temps, on a donné des signes distinctifs. A l'état normal si on fait asseoir un sujet sur un siège, les yeux fermés, et si on imprime à ce siège un mouvement de rotation sur lui-même, le mouvement sera perçu et le sujet pourra dire quand et dans quel sens il tourne. Si la rotation s'arrête brusquement, une nouvelle sensation aura lieu : celle d'une rotation en sens inverse et le sujet sera entraîné par un effet réactionnel, dans le sens où il croit tourner. Ces sensations rotatoires et post-rotatoire sont en relation avec le sens de l'espace : chez un malade atteint de troubles de l'équilibre elles seront conservées s'il s'agit d'une lésion cérébelleuse et altérées s'il s'agit d'une lésion vestibulaire.

Chez les pseudo-bulbaires, ce seront des troubles d'origine cérébelleuse que l'on constatera presque toujours, nous le pensons du moins, et on doit se demander si ces troubles ne sont pas en rapport avec les lésions, si fréquentes dans ces cas, des fibres transverses du pédoncule cérébelleux moyen. On aurait ainsi une ébauche du syndrome cérébelleux décrit par Thomas, et qui est provoqué, comme on sait,

par l'atrophie de la substance grise et des fibres horizontales du
pont (1).

Aphasie. — Nous avons vu ce qu'était la dysarthrie dont sont
frappés les pseudo-bulbaires : le trouble de la parole consiste simplement en un défaut de prononciation plus ou moins accusé dû au
fonctionnement imparfait des organes de la phonation.

Le dysarthrique saurait bien trouver les expressions nécessaires
pour exprimer sa pensée ; mais son appareil vocal paralysé au
moins dans quelques-unes de ses parties n'obéit plus à sa volonté, et
ne lui permet pas de prononcer d'une façon compréhensible le mot
qu'il a d'ailleurs parfaitement à l'esprit.

Chez l'aphasique, au contraire, le langage intérieur est altéré en
général et ce qui fait défaut, c'est la notion même du mot ou la
mémoire des mouvements nécessaires pour le prononcer ; mais l'appareil d'émission de la voix est capable de fonctionner normalement.

Il y a donc une différence fondamentale très nette entre la dysarthrie ou anarthrie, d'une part, et l'aphasie, d'autre part, dans les cas
bien caractérisés. Cependant dans certaines de leurs formes les deux
syndromes ont été confondus quelquefois.

Lichtheim (2) et Wernicke (3) ont décrit une forme spéciale
d'aphasie motrice sous-corticale. Elle serait due à une lésion en foyer,
située sous l'écorce du pied de la troisième frontale et caractérisée cliniquement, d'après Dejerine (4), par la perte complète de la parole
sous tous ses modes (parole spontanée, répétée, chantée ou lecture à
haute voix) ; le malade ne peut articuler aucune parole, mais il a
conservé la représentation des mots (épreuve de Proust-Lichtheim)
et les divers autres modes de langage sont restés intacts : mimique,
lecture, écriture. Le langage intérieur est parfait. Dans les cas absolument purs tout l'appareil labio-pharyngo-laryngé serait indemne
et ne présenterait aucune trace de paralysie. Plusieurs auteurs,
notamment Freud et Pitres (5), ont mis en doute la réalité de cette

(1) Thomas. *Le Cervelet.* Th. Paris, 1897.

(2) Lichtheim. On aphasia. *Brain,* 1885.

(3) Wernicke. *Gesammelte Aufsätze und klinische Referate zur Pathologie des
Nervensystems.* Berlin, 1893.

(4) Dejerine. Contribution à l'étude de l'aphasie motrice sous-corticale et de la
localisation cérébrale des centres laryngés. *Société de Biologie,* 1891.

(5) Pitres. Rapport sur la question des aphasies. *Cong. franç. de méd. int.*
Lyon, 1894.

C.   2

variété d'aphasie. Ce dernier auteur attribue le syndrome clinique à une lésion capsulaire et le rapproche des dysarthries ; un malade, atteint de troubles de l'articulation par lésion de la capsule interne, est un dysarthrique, en effet ; il présente des troubles parétiques de l'appareil phonateur et son affection ne peut en aucune façon, d'après les conceptions actuelles, être rapprochée des aphasies. D'ailleurs l'existence d'un faisceau reliant directement la circonvolution de Broca aux noyaux bulbo-protubérantiels, d'un faisceau de l'aphasie n'est plus admise aujourd'hui. Mais ce n'est pas là du tout ce qu'ont voulu décrire Lichtheim, Dejerine et Wernicke ; l'aphasie sous-corticale, pour eux, est caractérisée anatomiquement par un foyer placé sous l'écorce de la troisième frontale (voir les autopsies de Dejerine) et cliniquement par la perte de la mémoire des mouvements associés de l'articulation des mots. Mais la motilité de l'appareil phonateur, dans les cas purs, est normale pour tous les autres actes que celui de parler. On manque sans doute encore de faits absolument démonstratifs, d'observations avec autopsie de malades ayant présenté pendant la vie le syndrome de l'aphasie sous-corticale dans toute sa pureté, avec intégrité parfaite de tous les organes de la phonation, y compris le larynx ; on peut à la rigueur discuter les cas rapportés par M. Dejerine où la corde vocale gauche était paralysée, et ne pas admettre sans réserve l'existence de l'aphasie sous-corticale, pour le moment du moins, mais non pas la confondre avec la dysarthrie ; c'est cependant ce que fait encore un des élèves de Pitres, en publiant une observation de paralysie pseudo-bulbaire sous le titre d'aphasie sous-corticale (1).

Eskridge (2) décrit comme une forme particulière d'aphasie « la dysarthrie par paralysie ou parésie oro-linguale » ; il cite un cas de dysarthrie simple avec troubles de la motilité de la langue et des lèvres par lésion de l'extrémité inférieure des pariétale et frontale ascendantes gauches, et dit dans ses conclusions que si le centre de Broca est unilatéral, le centre oro-lingual est bilatéral, et que la lésion de ce dernier, du côté gauche seulement, ne

---

(1) ABADIE. Un cas d'anarthrie capsulaire, avec autopsie (aphasie motrice sous-corticale de Wernicke provoquée par une destruction du segment antérieur de la capsule interne des deux côtés). *Rev. neurolog.*, 1898, p. 471.

(2) ESKRIDGE. Symptoms of speach disturbances as aids in cerebral localisation. *University Magazine*, janv. 1897, et *Medical News*, 15 août 1896.

donne pas de l'aphasie complète, mais seulement de la dysarthrie.

Nous pensons qu'on doit considérer le malade de Eskridge comme
un pseudo-bulbaire avec prédominance des troubles dysarthriques, et
nullement comme un aphasique ; l'examen macroscopique seul a.été
fait dans ce cas et l'on ne peut savoir si les lésions étaient uniquement
unilatérales.

Wernicke (1) et Pick (2) considèrent l'anarthrie comme une
atténuation de l'aphasie, et le premier de ces auteurs cite des cas qui
pour lui représentent des transitions entre ces deux formes et qui
seraient dus à des lésions partielles des voies de la parole dans la
protubérance ; il s'agit probablement là de pseudo-bulbaires par
lésions protubérantielles ; nous avons vu qu'on n'admet plus maintenant d'aphasies provoquées par d'autres lésions que des lésions corticales ou directement sous-corticales.

En somme, l'aphasie et la dysarthrie sont deux syndromes essentiellement différents en principe, mais ils peuvent s'associer chez un
même sujet et, dans ce cas, c'est l'aphasie motrice corticale qui est
presque toujours en cause. Cela se conçoit, les centres corticaux
laryngé, masticateur et facial étant tout proches du centre de Broca.
Combinés avec les troubles intellectuels, ces deux syndromes donnent
un complexus souvent très difficile à analyser et dans lequel on a
grand'peine à attribuer à chacun des divers éléments la part qui lui
revient. Nous verrons, à propos du diagnostic, sur quoi on peut essayer
de baser cette analyse.

Troubles respiratoires. — Oppenheim et Siemerling (3) ont
signalé, dans plusieurs de leurs observations, des troubles respiratoires
consistant en accès souvent très intenses de dypsnée simple ou
s'accompagnant du rythme de Cheyne-Stokes. Ces accès s'observaient
par intervalles pendant une longue période de la maladie et n'avaient
pas la gravité immédiate qu'on attribue en général à la respiration de
Cheyne-Stokes ; fréquemment il s'y joignait une ascension ther-

(1) WERNICKE. *Traité sur les voies motrices de la parole*, 1893.

(2) PICK. Ueber das sogenannte aphatische Stottern als Symptom verschieden-
örtlich localisirter cerebraler Herdaffectionen. *Arch. für Psychiatr.*, 1899, p. 447
à 469.

(3) OPPENHEIM et SIEMERLING. *Berliner klinische Wochenschrift*, 15 nov. 1887,
et *Charité Annalen*, 1887.

mique pouvant atteindre et même dépasser 40°. Dans trois de ces cas il y avait parésie des cordes vocales.

Troubles oculaires. — Enfin, les mêmes auteurs ont signalé également, sans pouvoir en donner une interprétation satisfaisante, des lésions d'atrophie légère ou accentuée des nerfs optiques, donnant naissance à des troubles de la vue quand elles sont suffisamment prononcées : faiblesse graduelle pouvant aller jusqu'à la cécité presque complète. On a cité aussi quelquefois du myosis (Halipré).

CHAPITRE II

Marche, pronostic et étiologie.

Marche et pronostic. — L'évolution de la paralysie pseudo-bulbaire
est des plus variables. Nous avons vu que, en général, le syndrome
s'établissait brusquement après une, ou le plus souvent, après plusieurs attaques successives ; dans les premiers temps qui suivent, il
peut s'atténuer, et c'est ce qui arrive souvent, ainsi que les phénomènes d'hémiplégie. Ces derniers, cependant, dans les cas les plus
fréquents, disparaissent plus complètement et plus rapidement. Puis
après cette première phase d'amélioration la paralysie pseudo-bulbaire
est établie définitivement et peut rester indéfiniment stationnaire, le
malade venant à mourir d'une affection intercurrente. Il est tout à fait
exceptionnel, une fois cette phase atteinte, de voir la maladie rétrocéder, sauf dans le cas où la syphilis est en cause, mais par contre elle
s'aggrave souvent et cela de façons différentes : soit brusquement à
la suite d'un nouvel ictus, soit lentement et progressivement. Dans
ce dernier cas les troubles de la parole et de la déglutition augmentent
d'une façon continue sans à-coups, l'état intellectuel baisse parallèle-
ment ainsi que l'état général du malade qui maigrit, devient gâteux
et finit par succomber dans le marasme. On peut aussi citer comme
faits intermédiaires aux deux types précédents, les cas où l'affection
s'aggrave par à-coups successifs, représentant une série d'accès en
miniature suivis d'une légère amélioration pendant quelques jours, et
présente ainsi une marche irrégulière, mais, malgré cela, progressive
dans son ensemble. C'est, en somme, l'analogue de l'hémiplégie
variable qu'on observe dans certaines formes de ramollissement cérébral.

La durée est essentiellement variable et la mort survient soit dans
le marasme, et nous avons vu dans quelles conditions ; soit à la suite

d'une nouvelle attaque apoplectiqué ; soit enfin à la suite d'une maladie intercurrente qui se développe d'autant plus facilement que l'état général est plus bas ; eschares, infection urinaire chez les gâteux, pneumonie, etc.

La pneumonie par déglutition est beaucoup plus rare ici que dans la paralysie bulbaire de Duchenne, parce que les troubles de la déglutition y sont en général moins accusés et ne permettent pas le passage en quantité suffisante d'aliments dans les voies aériennes ; c'est néan-moins un des modes de terminaison de la maladie. Le pronostic, on le voit, est très sombre au point de vue de la guérison, dès que l'amélioration qui suit l'attaque du début s'est arrêtée ; mais jusque-là on peut espérer une disparition complète ou presque complète des phénomènes morbides et celle-ci est quelquefois assez longue à arriver à son terme. Il faut ajouter qu'un tel malade est toujours sous le coup d'une récidive.

Le pronostic *quo ad vitam* varie suivant l'allure de l'affection ; cette dernière peut rester stationnaire pendant dix, quinze ans et plus ; mais quand elle prend une marche progressive, il est bien rare qu'elle s'arrête et le malade arrivera presque certainement au gâtisme puis à la cachexie. Il est vrai que cette marche peut être très lente.

Étiologie. — La paralysie pseudo-bulbaire est due, dans l'immense majorité des cas, à des lésions multiples en foyer des centres nerveux, le plus souvent, à des lésions de ramollissement ; elle aura, par conséquent, pour origine toutes les affections capables de faciliter la production, dans les artères vertébrales, d'embolies ou de thromboses : ce seront surtout l'artériosclérose, la syphilis, certaines maladies du cœur, etc.

Artériosclérose. — L'artériosclérose est de beaucoup le plus important des facteurs étiologiques de la paralysie pseudo-bulbaire ; aussi la plupart de ces malades ont-ils atteint l'âge mûr ou la vieillesse et présentent-ils des signes évidents d'athérome. La thrombose des petits vaisseaux ou, plus rarement, la rupture des anévrysmes miliaires déterminent dans les centres nerveux des foyers de volume variable, ordinairement multiples et généralisés à tout l'encéphale. Jacobsohn (1) fait observer que ces lésions se localisent avec une

(1) JACOBSOHN. Ueber die schwere Form der Arteriosclerose des Centralnerven-

abondance particulière en deux régions, les gros ganglions du centre des hémisphères ainsi que les parties voisines (capsule interne, etc.), puis le tronc cérébral et en particulier la protubérance. C'est là, en effet, que les lésions se rencontrent le plus fréquemment, ainsi que nous le verrons. Cette localisation s'expliquerait par la disposition des artères de ces régions à structure délicate, à disposition terminale et dans lesquelles, d'après les expériences de Mendel, la pression sanguine serait beaucoup plus élevée que dans les territoires où les ramifications artérielles s'anastomosent avec celles des territoires voisins. Il nous semble que la néphrite interstitielle qui se rencontre assez souvent chez ces malades, en même temps que l'artériosclérose, peut faciliter la production de ces lésions multiples en provoquant une augmentation très notable de la pression artérielle.

Syphilis. — La syphilis avec les lésions multiples qu'elle peut déterminer du côté des artères cérébrales, peut être aussi l'origine de la paralysie pseudo-bulbaire et on doit toujours la rechercher, avec soin, chez un sujet jeune ; Munzer (1), Schlesinger (2), Ballet (3), Fournier (4), en ont cité des cas, et depuis, ces faits sont devenus assez nombreux. Nous en rapportons un cas bien net (obs. VII). Nous ajouterons en outre que nous avons observé à la Salpêtrière des troubles pseudo-bulbaires, il est vrai, pas très accusés, mais indiscutables cependant, chez une malade très probablement syphilitique héréditaire. Les principaux traits de cette observation sont les suivants.

. C'était une jeune fille de 24 ans, chez les parents de laquelle nous n'avons pu reconnaître de tare spécifique bien nette, mais qui présentait comme stigmates d'hérédo-syphilis une tête volumineuse avec crâne natiforme, front olympien des plus nets ; et, en outre, une destruction de la partie médiane du voile du palais dont les parents n'ont pu déterminer la cause. La luette avait disparu.

systems. *Berliner Gesellschaft für Psychiatrie und Nervenkrankheiten.* Séance du 14 janvier 1895, analysé in *Neurologisches Centralblatt,* 1895.

(1) MUNZER. Ein Beitrag zur Lehre der Pseudobulbärparalyse. *Prager med. Woch.,* 1890.

(2) SCHLESINGER. *Wiener med. Presse,* 1894.

(3) BALLET. *Sem. méd.,* 1894.

(4) FOURNIER. *Syphilis du cerveau,* p. 493.

Depuis trois ans, environ, cette malade présentait une raideur progressive des membres inférieurs qui s'était accrue graduellement et avait empêché la marche au bout de quelque temps. A son entrée dans le service, la malade était confinée au lit; les membres inférieurs contracturés, ne pouvant faire spontanément que quelques mouvements à peine, étaient dans l'extension forcée, les pieds en varus équin. Quand on avait vaincu la tonicité musculaire, on pouvait constater une trépidation épileptoïde et une exagération des réflexes patellaires des plus accusées. Les membres supérieurs étaient maladroits, mais ne présentaient pas de raideur musculaire; les réflexes tendineux étaient exagérés. Tous ces phénomènes prédominaient d'un côté; il n'y avait pas de trouble de la sensibilité objective et la malade disait n'avoir eu que quelques douleurs dans les jambes et la ceinture au début de son affection.

En même temps que se développaient ces accidents du côté des membres, l'intelligence de la malade, qui semble avoir été toujours assez bornée, faiblissait encore et une émotivité inaccoutumée se montrait.

A son entrée, elle avait un pleurer spasmodique des plus accusés et éclatait en sanglots dès qu'on lui parlait; le déficit intellectuel était manifeste. En outre, la malade présentait des troubles de la déglutition plus accusés que ne l'expliquait la destruction, en somme assez limitée, de son voile; la voix n'était que très peu nasonnée, mais l'articulation des mots était lente, défectueuse comme quand on parle avec quelque chose dans la bouche. Sa salivation n'était pas exagérée. A l'examen somatique, la face n'était pas asymétrique, mais les mouvements des lèvres pour siffler, etc. étaient incomplets; la motilité de la langue était, elle aussi, limitée et le voile du palais semblait légèrement parésié.

Maladies du cœur. — Certaines maladies du cœur, en provoquant la formation d'embolies, peuvent être le point de départ des troubles pseudo-bulbaires; le fait est bien plus rare, cependant on peut citer dans cet ordre d'idées le cas de Barlow (1) d'un enfant de dix ans atteint d'insuffisance aortique et devenu pseudo-bulbaire; et celui de

____

(1) **BARLOW.** On a case of double hemiplegia with cerebral symmetrical lesions. *British medical Journal*, 1877, II, p. 103.

Kirchhoff (1) dans lequel il y avait une insuffisance et un rétrécissement mitraux.

Sclérose cérébrale et microgyrie. — Enfin la paralysie pseudo-
bulbaire peut être due, exceptionnellement, à des lésions d'atrophie
ou de sclérose corticale; nous en rapportons un cas chez l'adulte, le
seul que nous connaissions (obs. XIV); mais, en général, il s'agit
d'enfants atteints d'un arrêt de développement des circonvolutions
centrales : c'est là la forme infantile, congénitale de la paralysie
pseudo-bulbaire, dont il nous reste maintenant à parler.

*Forme infantile de la paralysie pseudo-bulbaire. — Paralysie
pseudo-bulbaire congénitale.* — En 1895, Oppenheim publie un
cas de paralysie pseudo-bulbaire s'accompagnant de diplégie cérébrale avec athétose chez un sujet de 21 ans : ce dernier s'était toujours connu dans cet état; malgré le peu de précision des renseignements qu'il donnait, la maladie semblait remonter à la naissance
même ou aux premières années de la vie. Léger déficit intellectuel,
dysarthrie et dysphagie intenses, phénomènes paralytiques nets des
muscles masticateurs, du voile du palais, de la langue et des lèvres et
troubles peu marqués dans le domaine du facial supérieur, léger
arrêt de développement des membres du côté droit. Tels étaient les
traits les plus saillants de l'observation clinique. Le sujet mourut de
tuberculose, et à l'autopsie on trouva une microgyrie des circonvolutions rolandiques, sauf à leur partie supérieure, et de la partie
postérieure de la troisième frontale; en outre, cette lésion se compli-
quait à gauche d'une porencéphalie au niveau de la partie moyenne
de la scissure de Rolando. La substance blanche du centre ovale et
le corps calleux étaient atrophiés et enfin, il y avait atrophie (et non
dégénérescence) de la pyramide gauche (à partir du bulbe seulement)
et du faisceau pyramidal croisé droit, et à gauche, on trouvait dans la
moelle une atrophie analogue mais moins prononcée.

Oppenheim, après avoir rapporté cette observation, insiste sur les
particularités suivantes : au point de vue anatomique, le processus
est d'origine essentiellement corticale; au point de vue clinique, malgré l'étendue des lésions corticales, le déficit intellectuel était léger;

(1) KIRCHHOFF. Cerebrale glosso-pharyngo-labiale. Paralyse mite inseitigem Herd.
Arch. für Psychiatr., XI, 1881, p. 132.

enfin l'auteur rappelle que malgré la fréquence assez grande de la diplégie cérébrale infantile, on n'avait pas encore signalé la concomitance de cette affection avec la paralysie pseudo-bulbaire, qu'on a bien observé quelquefois des troubles assez légers de la déglutition et surtout de la parole, mais qu'on les attribue à l'état d'idiotie et au gâtisme des malades ou à une contracture spasmodique des muscles de la phonation et de la déglutition (1).

Vers la même époque, Bouchaud (2) publiait un cas analogue datant également de l'enfance ou peut-être même de la naissance. Les phénomènes étaient encore plus marqués que chez le malade d'Oppenheim : anarthrie complète, difficulté extrême de la déglutition ; salivation abondante ; paralysie très accusée des lèvres, des muscles masticateurs, et surtout de la langue. Accès épileptiformes fréquents, déficit intellectuel ; infantilisme ; au bras gauche, paralysie avec contracture et arrêt de développement. L'état du malade était stationnaire depuis de longues années lorsqu'il fût pris de tuberculose pulmonaire et mourut quelques mois après. A l'autopsie : atrophie des circonvolutions rolandiques dans leur partie inférieure, probablement par arrêt de développement, et hypertrophie de quelques autres. A l'examen macroscopique, pas d'autre lésion des hémisphères ; le bulbe, examiné histologiquement, était sain.

Enfin la même année et l'année suivante Kœnig (3) revient sur cette étude et divise la paralysie pseudo-bulbaire infantile en deux formes : une classique qu'a décrite Oppenheim et dont il rapporte deux cas cliniques de Dreschfeld ; et une forme fruste. Dans cette dernière, les troubles de la déglutition seraient minimes et la dysarthrie serait le seul phénomène bien apparent. Mais ces dysarthries légères d'origine corticale sont souvent confondues avec des troubles de la parole dus à des végétations adénoïdes.

(1) OPPENHEIM. Ueber Microgyrie und die infantile Form der cerebralen Glossopharyngolabialparalyse. *Neurol. Centralbl.*, 1895, compte rendu de la séance du 14 janvier de la *Berliner Gesellschaft für Psychiatrie und Nervenkrankheiten*

(2) BOUCHAUD. Paralysie glosso-laryngée d'origine corticale. *Rev. de Méd.*, 1895, p. 482.

(3) KŒNIG. *Berliner Gesellschaft für Psych. und Nervenkr.*, séance du 8 juillet 1895. — *Zeitschr f. klin. Med.*, 1896. Ueber das Verhalten der Hirnnerven bei den cerebralen Kinderlähmungen nebst einigen Bemerkungen über die zu letzteren beobachtenden Formen von Pseudo-bulbärparalyse.

Si on fait abstraction de ces formes frustes dont l'existence a encore besoin d'être plus solidement établie, on voit que la paralysie pseudo-bulbaire congénitale est une forme rare, dont on n'a publié que quelques observations cliniques depuis les deux cas qui ont servi à établir son existence. Nous avons eu l'occasion de voir deux de ces malades à la Salpêtrière, dans le service de notre maître, M. Dejerine et nous rapportons leurs observations (obs. IX et X).

CHAPITRE III

Observations cliniques.

OBSERVATION I

*A 65 ans, hémiplégie gauche et dysarthrie ; ces phénomènes s'amendent et il n'en
reste que des traces.*

*A 66 ans, sans ictus, les phénomènes pseudo-bulbaires s'établissent brusquement ;
dysarthrie sans traces d'aphasie, troubles de la déglutition, facultés intellectuelles
intactes. Paralysie du facial inférieur gauche, de la moitié gauche du voile du
palais et de la langue : ce dernier organe paraît légèrement atrophié de ce côté
Puis aggravation progressive du syndrome pseudo-bulbaire ; les phénomènes de
paralysie du côté des lèvres, de la langue, du voile s'accentuent considérablement et gagnent le côté droit ; les membres supérieurs deviennent maladroits, la
marche se fait à petits pas.*

Le nommé Lit..., comptable, âgé de 66 ans, est entré le 20 mars 1893 dans
le service du Dr Dejerine, à Bicêtre.

Rien d'intéressant à noter dans ses antécédents héréditaires ; lui-même a eu à
l'âge de 20 ans un chancre qu'on a considéré comme syphilitique, mais qui n'aurait été suivi d'aucun accident secondaire. En outre, il a eu le choléra à
26 ans et, deux ans plus tard, une fluxion de poitrine ; enfin la variole à 43 ans.

Maladie actuelle. — Les premiers accidents de l'affection actuelle remontent
au 29 août 1892. Le malade était en train de déjeuner lorsque, sans perte de
connaissance, sans autre prodrome qu'une sensation de lourdeur spéciale, il constata que sa jambe gauche devenait faible, qu'elle se paralysait progressivement ;
puis, vers le soir la parole s'embarrassait et le malade ne pouvait plus s'exprimer
qu'avec une extrême difficulté. Ces symptômes s'amendèrent rapidement, en
48 heures, mais incomplètement et le malade conserva de la faiblesse dans le
côté gauche et une gêne de la parole, et cela d'une façon définitive.

Puis le 9 juin 1894, sans perte de connaissance, sans nouvelle manifestation
du côté des membres, la parole devint subitement plus pénible et les troubles de
la déglutition apparurent.

État actuel, le 25 juin 1894. — *Troubles fonctionnels.* — La voix est
nasonnée et la parole très altérée, difficile à comprendre, le malade trouve

facilement le mot qui exprime sa pensée, mais pour le prononcer il fait un effort visible ; les syllabes sont séparées les unes des autres, mal articulées, quelquefois même à peine bredouillées ou complètement supprimées au milieu d'un mot. Il s'agit là, par conséquent, de dysarthrie simplement ; l'écriture spontanée, dictée ou copiée est parfaitement conservée ainsi que l'aptitude au calcul. (Le malade était comptable.)

La mémoire est intacte, l'intelligence ne semble pas avoir déchu et le malade comprend tout ce qu'on lui dit et ce qu'il lit.

La déglutition est devenue pénible, le malade avale souvent de travers et il a été obligé de ne plus fumer parce qu'il ne peut plus aspirer.

La mastication ne semble entravée que par l'état de la dentition ; il n'y a pas d'écoulement de la salive hors de la bouche.

Examen somatique. — Face. — Toute la partie inférieure de la face est déviée vers la droite et les rides sont en partie effacées dans toute la moitié gauche.

Quand le malade parle, la commissure buccale droite se dévie fortement en dehors et en haut et on voit nettement que toute la moitié gauche de la bouche reste inerte. Le facial supérieur au contraire est intact ; le malade plisse le front, fronce les sourcils également bien des deux côtés ; mais il est à noter qu'il peut fermer isolément l'œil droit et non le gauche.

Langue. — Les mouvements de la langue se font encore assez bien ; dans la propulsion, la pointe n'est pas déviée d'une façon appréciable.

Les mouvements de latéralité sont possibles vers le côté droit, mais impossibles vers la gauche. Enfin le côté gauche de l'organe semble peut-être un peu moins épais et un peu plus mou au toucher que la moitié droite.

Voile du palais. — Le voile du palais est asymétrique : la luette fortement déviée à gauche, et l'ogive formée par les piliers plus accentuée du côté droit.

Masticateurs. — Les mouvements d'abaissement, d'élévation, de propulsion ou de diduction de la mâchoire sont conservés.

Membres. — On note très peu de chose du côté des membres : la force musculaire est à peu près égale des deux côtés ; il en est de même pour les réflexes tendineux qui sont assez accusés. On ne trouve qu'une gêne de certains mouvements du bras gauche ; mais la marche est à peu près normale sans mouvement de faux de la jambe gauche, sans démarche à petits pas.

Sensibilité. — La sensibilité cutanée est normale à tous les modes, et du côté des sens spéciaux on ne trouve à noter qu'une anosmie qui date de quinze ans environ.

Ajoutons, enfin, que le malade se plaint d'une sensation de picotement pharyngé constante, qui le fait souvent tousser. Rien d'anormal à l'examen de la gorge.

Évolution de la maladie. — Quelque temps après son entrée à l'hospice, l'état du malade s'est aggravé progressivement : il a eu de fréquents vertiges, la parole est devenue absolument inintelligible, la déglutition presque impossible, la salivation continuelle. Les phénomènes de paralysie se sont accusés également du côté des organes de la phonation et de la déglutition ; les membres sont devenus maladroits.

En novembre 1894, on reprend l'état actuel.

La moitié inférieure de la face est maintenant immobile, et cela des deux côtés ; mais l'abolition de la motilité reste plus complète à gauche. La bouche, constamment entr'ouverte, donne au malade un faciès hébété, stupide : elle laisse presque sans cesse s'écouler un filet de salive visqueux. Dans le territoire du facial supérieur, les mouvements subsistent toujours ; cependant, il faut noter que le malade ne peut maintenir quelque temps l'occlusion des paupières.

La motilité de la langue est presque abolie ; dans la propulsion, elle ne peut dépasser le bord des lèvres ; les mouvements de latéralité ont disparu, ainsi que l'élévation de la pointe vers la voûte palatine.

Le voile du palais, presque complètement immobile, n'est plus asymétrique. La propulsion et la diduction de la mâchoire sont très limitées ; les membres supérieurs sont devenus très maladroits, et la marche est lente, à petits pas, traînante.

La parole est complètement abolie, le malade ne peut émettre qu'une sorte de grognement inarticulé, mais avec intonation ; enfin, la déglutition est un peu moins pénible qu'il y a un mois

Remarques. — Nous remarquerons, dans cette observation, que les symptômes pseudo-bulbaires ont apparu à la suite d'une première attaque ; mais ce qui a persisté, ce ne sont que des manifestations très peu accentuées et consistant simplement en une légère dysarthrie : il n'y avait encore qu'une ébauche du syndrome. Puis, quelques mois après, ce dernier s'installe brusquement d'une façon complète, sans doute par suite de la production d'une nouvelle lésion ; cette dernière doit avoir une localisation bulbo-protubérantielle : c'est ce qu'on est amené à supposer si l'on considère qu'il n'y a eu aucune obnubilation au moment de sa production, que les facultés intellectuelles sont restées intactes, et que, d'autre part, il semble y avoir des phénomènes d'atrophie musculaire du côté de la langue, qui feraient penser à une atteinte du noyau de l'hypoglosse gauche.

La diminution de volume, la mollesse de la moitié gauche de l'organe n'étaient pas cependant assez nets pour qu'on puisse affirmer cette atrophie, et il est regrettable que l'examen électrique n'ait pas été fait dans ce cas : il aurait pu trancher la question.

L'état du facial supérieur est à noter ; il semble tout d'abord indemne, mais on arrive à y trouver quelques manifestations fort légères de parésie : d'abord l'impossibilité de fermer isolément l'œil gauche, tandis que le malade peut fermer l'œil droit seul ; ce n'est pas un signe absolu, car le fait pourrait se rencontrer chez un individu sain ; mais quand les phénomènes s'aggravent, le malade arrive à ne plus pouvoir maintenir l'occlusion des paupières.

Au point de vue de la marche de la maladie, ce qu'il y a de particulier, c'est l'aggravation progressive graduelle, des symptômes, quelque temps après leur établissement, sans nouvel ictus, et cela aussi bien du côté des membres qui deviennent inhabiles, maladroits, que du côté des organes de la phonation, de la déglutition, etc., qui se paralysent de plus en plus.

Observation II (1)

A six ans, scarlatine.

A 27 ans, manifestations diverses de petite urémie, puis subitement dysarthrie légère mais persistante ; à 28 ans, attaques épileptiformes, la dernière suivie de parésie des quatre membres et de phénomènes pseudo-bulbaires très accentués.

Amélioration lente ; état actuel : apathie intellectuelle, maladresse des membres avec traces d'hémiplégie gauche et quelques troubles de la sensibilité de ce côté.

Dysarthrie, troubles de la mastication et de la déglutition, parésie des lèvres, de la langue, des muscles masticateurs ; le voile du palais fonctionne presque normalement ; le réflexe pharyngien n'est que légèrement diminué. Albuminurie.

La nommée Im..., étudiante, est âgée de 30 ans. Son père est bien portant, très robuste malgré ses 80 ans, d'un caractère très violent. Sa mère, qui a 75 ans, est « tombée en enfance depuis six ou huit mois à la suite d'attaques successives ; elle avait eu neuf enfants dont les huit premiers, garçons très bien portants, sont morts à la guerre. Notre malade reste seule.

Antécédents personnels. — Petite, peu robuste, elle a, paraît-il, toujours été un peu maladive, travaillant beaucoup et se surmenant. Depuis l'apparition de ses règles, c'est-à-dire depuis l'âge de neuf ans, elle souffre de migraines violentes à chaque époque menstruelle. On note en outre dans ses antécédents plusieurs érysipèles de la face et, à l'âge de six ans, une scarlatine. On n'aurait pas constaté d'albuminurie au cours de cette maladie, mais depuis fort longtemps Im... se plaint, en dehors de ses migraines, de maux de tête fréquents et de temps en temps le soir a les malléoles enflées. Enfin notre malade n'est pas mariée et on ne trouve chez elle absolument rien qui puisse faire soupçonner un accident spécifique.

Il y a cinq ou six ans, elle fut prise d'amaigrissement et d'une exagération considérable de l'appétit ; pendant longtemps elle fut soignée pour des affections diverses et ce n'est que deux ans plus tard qu'on s'aperçut qu'elle avait le tænia. Depuis ce moment, tous les trois mois environ elle subit un traitement pour

______

(1) Malade de la policlinique du Dr DEJERINE à la Salpêtrière.

expulser son ver, mais ce n'est qu'à la dixième tentative à peu près, il y a dix-huit mois, qu'elle y réussit. .

Maladie actuelle. — La maladie actuelle a débuté il y a environ trois ans. La malade eut comme un voile devant les yeux l'empêchant de voir les objets distinctement. En même.temps elle fut prise pendant douze jours de maux de tête d'une violence extraordinaire et de vomissements ; au bout de ce temps ces symptômes aigus se calmèrent; les vomissements même ne se reproduisirent plus, mais les maux de tête et les troubles de la vue persistèrent. Enfin six mois après elle fut prise subitement, en causant, d'une légère dysarthrie qui persista toujours, sans trouble de la déglutition.

Il y a deux ans, à ces accidents sont venues se joindre des crises épileptiformes. Elles commençaient par une sensation d'étouffement, puis bientôt les yeux se voilaient, la malade tombait assise sur un siège qu'elle avait le temps de prendre et le côté gauche du corps entrait en convulsions toniques, les membres raides, le bras un peu tordu, sans secousses cloniques. Après cinq ou six minutes, la malade revenait à elle et était prise d'un impérieux besoin d'uriner. Pendant la crise elle avait un peu d'écume à la bouche, se mordait assez souvent la langue, mais ne perdait jamais ses urines; la perte de connaissance n'était pas complète, mais il y avait une obnubilation très prononcée.

Notre malade eut une dizaine de crises semblables; la dernière eut lieu il y a dix-huit mois, le 11 novembre 1896, deux jours après l'expulsion définitive du tænia. Cette crise fut particulièrement grave; la malade fut transportée sans connaissance à l'hôpital de la Charité où l'on constata une albuminurie abondante ; elle ne revint à elle que trois jours après. De nouveaux symptômes se montrèrent alors : douleurs violentes à la région lombaire avec irradiations dans les cuisses, et surtout engourdissement; parésie des quatre membres, principalement du bras et de la jambe gauches. Enfin dysarthrie des plus prononcées, impossibilité presque complète de déglutir et écoulement de la salive hors de la bouche.

A la suite de cela, la malade resta trois mois au lit, soumise au régime lacté absolu; puis lentement son état s'améliora, la dysarthrie devint peu à peu moins intense, la déglutition de moins en moins difficile, et la parésie des membres disparut en partie.

État actuel, le 5 mars 1898. — *Troubles fonctionnels.* — Actuellement notre malade présente encore une fatigue physique presque continuelle, une apathie intellectuelle et une lenteur de tous les actes qu'elle n'avait pas avant sa dernière attaque. Ni rire, ni pleurer spasmodiques. Elle est encore maladroite des mains, surtout de la gauche; traîne la jambe gauche en marchant et sent souvent des fourmillements dans les membres.

En mangeant il ne lui arrive plus très souvent d'avaler de travers et la dysarthrie, quoique encore assez accusée, permet cependant de comprendre avec un peu d'attention la plupart des phrases. La parole est traînante et confuse, la prononciation des *l*, des *m* et des *n* est particulièrement difficile, tandis que les dentales sont relativement bien prononcées.

D'ailleurs cet état est un peu variable : une émotion, une fatigue augmentent pendant quelques jours les phénomènes que présente la malade.

Examen somatique. — Face. A l'examen on constate l'intégrité du facial supérieur. Le facial inférieur, au contraire, est atteint ; les mouvements de physionomie sont pénibles, bien moins accusés qu'à l'état normal, et la malade sent sa figure raide comme si elle avait un masque. L'orbiculaire des lèvres est parésié ; elle ne peut ni rapprocher les commissures, ni siffler, ou faire la moue. La bouche n'est pas déviée d'une façon appréciable, même pendant le rire.

Langue. — Le mouvement de propulsion de la langue est assez limité et pénible ; la pointe n'est pas déviée, et les mouvements de latéralité, surtout à droite, sont difficiles et peu étendus ; il en est de même du mouvement d'élévation de la pointe. La malade nous dit que souvent en mangeant elle se mord la langue.

Voile du palais. — Le voile du palais n'est pas tombant, il s'élève bien pendant l'émission des sons, et le réflexe pharyngien n'est que légèrement diminué. Dans ce mouvement d'élévation la luette se dévie un peu à gauche.

Muscles masticateurs. — La force est diminuée dans les muscles masticateurs et le réflexe massétérin est un peu exagéré. Il s'ensuit que la mastication est pénible et fatigante, surtout quand les aliments sont durs. Enfin, la malade est fréquemment obligée de ramener avec ses doigts, sous les arcades dentaires, les aliments qui se collent au palais, et il lui arrive souvent, en mangeant, de se mordre la langue, ou la face interne des joues, ou des lèvres.

La sensibilité de la muqueuse buccale est normale au contact et à la douleur. La salivation est encore abondante ; mais en y appliquant son attention notre malade arrive depuis deux ou trois mois à éviter l'écoulement de salive hors de la bouche.

Membres. — Aux membres supérieurs on note, à gauche, une diminution assez notable de la force musculaire avec légère exagération du réflexe tendineux des radiaux.

Aux membres inférieurs, le réflexe patellaire est exagéré des deux côtés, mais surtout à gauche. De ce côté la force musculaire est nettement diminuée, les masses musculaires sont un peu molles quoiqu'elles aient conservé leur volume ; il n'y a pas de raideur musculaire. La marche est celle d'une hémiplégique, la jambe gauche traîne et il n'y a pas de démarche à petits pas.

Sensibilité. — La malade se plaint toujours de sensations d'engourdissement et de picotements dans les membres, surtout à gauche.

L'examen de la sensibilité objective dénote au niveau des membres inférieurs, ainsi que de la face postérieure du bras et de l'avant-bras gauche, quelques troubles consistant en sensation obtuse et difficulté à différencier la piqûre de la pointe de l'épingle de la simple pression avec la tête. Il y a, en outre, quelques erreurs de localisation au niveau du membre supérieur droit.

Depuis la dernière crise il existe une constipation continuelle et de la difficulté à retenir les urines. Mais depuis quelque temps les troubles vésicaux ont bien diminué.

C.   3

Du côté des organes des sens, rien à noter pour l'ouïe ni pour l'odorat. La sensibilité gustative semble à peu près abolie à gauche et très diminuée à droite. Enfin la malade, myope, présente une diminution notable de l'acuité visuelle ; elle ne peut lire qu'avec difficulté et se fatigue rapidement. Le champ visuel semble normal à un examen rapide ; les pupilles, égales, réagissent normalement et la musculature externe du globe oculaire ne paraît pas atteinte. Cependant il y aurait de temps en temps, mais rarement, un peu de diplopie passagère.

L'auscultation ne dénote rien d'anormal au cœur ni aux poumons.

Les urines renferment de l'albumine et pas de sucre.

Remarques. — La malade avait de l'albuminurie sans doute depuis longtemps, et la première atteinte du côté du rein remonte peut-être même à la scarlatine qu'elle a eue à l'âge de 6 ans.

Ce qu'il y a d'intéressant dans cette observation, c'est le développement des phénomènes paralytiques, par conséquent la production de lésions en foyer probablement multiples dans les centres nerveux chez un sujet jeune ne présentant aucune lésion cardiaque, notamment pas de rétrécissement mitral, et chez lequel les recherches les plus minutieuses n'ont pu déceler de traces de syphilis. Nous voyons au contraire une dysarthrie subite se produire chez notre malade, alors qu'elle présentait depuis quelque temps des vomissements, de la céphalée, des troubles de la vue, etc., qui dépendaient évidemment de son albuminurie, puis survenir des crises épileptiformes qui, selon toute probabilité, étaient également des crises d'urémie, et enfin, à la suite d'une des crises, apparaître les phénomènes persistants de parésie des membres et de paralysie pseudo-bulbaire, évidemment sous la dépendance de lésions organiques du système nerveux. Il y a donc lieu de se demander quel rôle peut jouer l'urémie dans la production de ces lésions. Nous regrettons de n'avoir pu mesurer la pression sanguine au sphygmomanomètre ; elle ne nous a pas semblé exagérée, autant que nous avons pu en juger par les caractères du pouls et l'absence de bruit de galop.

Au point de vue de la localisation des lésions, tout ce que nous pouvons dire, c'est qu'on doit les considérer comme ayant un siège central si l'on tient compte de l'absence presque absolue de troubles intellectuels : l'apathie que présente la malade doit, en effet, au moins en partie, être mise sur le compte de l'affaiblissement de l'état général.

OBSERVATION III

A 43 ans, hémiplégie droite sans aphasie, amélioration.

A 45 ans, hémiplégie gauche plus prononcée et phénomènes pseudo-bulbaires ; amélioration lente. État actuel : état variable des phénomènes de paralysie du côté des membres (où prédomine l'hémiplégie gauche) et des troubles pseudo-bulbaires. Peu de déficit intellectuel, rire spasmodique. Troubles de la déglutition assez légers, pas de salivation. Dysarthrie avec voix bitonale par moments, ou même parfois aphonie plus ou moins marquée. Parésie des cordes vocales, surtout de la gauche ; parésie des lèvres. La langue, le voile du palais sont peu atteints. Marche à petits pas ; quelques troubles de l'équilibre, excessivement légers. Évolution de la maladie : aggravation lente des phénomènes et affaiblissement de l'état général, avec quelques phases d'amélioration légère et passagère. La malade ne peut plus marcher et présente des troubles de l'équilibre très accusés.

La nommée Fr..., cuisinière, est entrée à la Salpêtrière, salle Pinel, service du Dr Déjerine, le 2 février 1898 ; elle est âgée de 46 ans.

Antécédents. — Rien de spécial à noter dans ses antécédents héréditaires ; sa mère est bien portante, n'a jamais fait de fausse couche et a trois enfants.

Elle-même n'accuse aucun accident syphilitique et l'on ne trouve rien chez elle qui puisse faire songer à la spécificité. Elle a eu deux grossesses et a donné naissance à un fils d'abord ; puis, dix ans plus tard, à une fille et tous deux sont bien portants.

Elle prétend n'avoir jamais fait d'excès de boisson, n'avoir jamais eu de pituites et on ne constate pas chez elle de tremblement des mains ; mais, la nuit, elle a souffert de crampes dans les mollets et a eu des cauchemars caractéristiques d'éthylisme.

A part cela, elle n'a jamais eu de maladie grave dans sa jeunesse.

Maladie actuelle. — Les premiers accidents de l'affection actuelle remontent à l'année 1895. A cette époque, elle fut frappée d'une attaque d'apoplexie avec perte de connaissance passagère et suivie d'hémiplégie droite marquée surtout au membre inférieur. Il n'y eut à ce moment aucun trouble de la parole ni de la déglutition ; puis l'hémiplégie diminua peu à peu sans disparaître complètement.

En août 1897, la malade eut, une après-midi, une seconde attaque plus grave. Elle perdit connaissance pendant une demi-journée et eut une hémiplégie gauche bien plus accentuée que ne l'avait été l'hémiplégie droite la première fois. En même temps apparurent des phénomènes pseudo-bulbaires : parole bredouillée, embarrassée et voix bitonale, surtout par moments ; troubles de la déglutition, des parcelles alimentaires tombant dans la glotte ou remontant dans es fosses nasales. Il n'y eut jamais d'écoulement de salive hors de la bouche.

La malade resta deux ou trois mois sans pouvoir faire un mouvement du bras ni de la jambe ; puis cette hémiplégie s'améliora lentement, mais, finalement, d'une façon fort notable.

Vers la fin de mars 1898, elle eut une recrudescence progressive de son hémiplégie gauche et depuis cette époque l'intensité de la paralysie est variable d'une période à l'autre. Quant aux phénomènes pseudo-bulbaires, ils se sont aussi un peu améliorés, surtout au point de vuede la déglutition, car la malade a toujours conservé sa dysarthrie et sa voix plus ou moins bitonale suivant les jours.

État actuel le 14 juin 1898. — *Face.* — Au repos la bouche est symétrique et pendant le rire elle se dévie très légèrement à gauche. La malade ne peut pas faire la moue ; si on lui dit de siffler, elle ne peut y parvenir, et quand elle tente d'exécuter ce mouvement, la commissure gauche s'écarte notablement de la ligne médiane, tandis que la droite seule s'en rapproche et que la moitié droite de l'orbiculaire seule se contracte. Rien au facial supérieur.

Langue. — La propulsion de la langue se fait bien et les mouvements de latéralité et d'élévation de la pointe ne sont que légèrement limités.

Voile du palais. — Le voile du palais est symétrique et s'élève bien pendant l'émission des sons ; la sensibilité de la muqueuse au contact est normale et le réflexe pharyngien est à peu près conservé ; cependant, par un attouchement répété plusieurs fois, il semble s'émousser au bout de quelque temps.

Muscles masticateurs. — Les mouvements d'élévation, de diduction de la mâchoire inférieure se font bien et le réflexe massétérin semble exagéré.

Larynx. — L'examen laryngoscopique a été fait par le Dr Natier. Pendant l'inspiration profonde le mouvement d'abduction des cordes vocales est limité, surtout du côté gauche où la corde dépasse à peine la position cadavérique. Dans la phonation les deux cordes laissent subsister entre elles un léger espace ellipsoïde. La sensibilité de la glotte au contact du stylet est intacte.

Membres. — Du côté des membres inférieurs on note de l'exagération du réflexe patellaire avec légère tendance au phénomène du pied ; ces signes sont plus marqués à gauche, et de ce côté il y a en outre un peu de raideur musculaire et de faiblesse des mouvements de flexion de la jambe sur la cuisse et surtout de la cuisse sur le bassin : la malade ne peut lever le pied à plus de 25 centim. au-dessus du plan du lit. Elle a une marche lente, hésitante, mal assurée, à petits pas et prétend que depuis un mois environ la « tête lui tourne » quand elle se tient debout, que son équilibre est instable et qu'elle risque souvent de tomber. Elle a de la difficulté à rester debout, les talons joints ; ne présente pas de rétropulsion, mais cependant manifeste une grande inquiétude quand on la tire légèrement en arrière. Enfin, ajoutons que dans la marche elle traîne un peu la jambe gauche.

Aux membres supérieurs il existe aussi de l'exagération des réflexes tendineux des deux côtés. A gauche, on trouve des craquements articulaires de l'épaule et les mouvements de cette articulation sont un peu douloureux et limités. La main droite est inhabile ; les mouvements d'écart et de rapprochement des doigts, ainsi que l'opposition du pouce se font lentement et avec quelque peine ; la flexion et l'extension du poignet sont affaiblis. Quand on fait exécuter à la malade, du côté gauche, des mouvements de pronation et de supination répétés, on voit se produire à droite une ébauche de mouvements synergiques.

Sensibilité. — Aucun trouble de la sensibilité : la notion de position des membres est conservée, cependant il y a un peu d'hésitation pour la position des doigts et des poignets surtout à gauche.

Rien à noter du côté des organes des sens ; les sphincters sont intacts.

État intellectuel. — L'intelligence est un peu déchue, mais il y a surtout une perte très prononcée de la mémoire, du pleurer et principalement du rire spasmodiques très accusés : la malade se plaint de rire tout le temps sans pouvoir s'en empêcher.

Évolution de la maladie. — En décembre 1898, l'état est à peu près stationnaire. La malade a eu des hémorrhagies utérines très abondantes et on constate une hypertrophie très marquée du col.

L'état hémiplégique est variable, la voix est toujours bitonale et quelquefois même il y a de l'aphonie. Mais ces altérations de la voix comme l'hémiplégie varient d'un moment à l'autre. L'examen laryngoscopique fait pendant une période où la voix n'était pas bitonale a donné les mêmes résultats que précédemment.

En janvier 1900, l'état intellectuel a faibli d'une façon assez notable, les phénomènes pseudo-bulbaires se sont accentués. La mastication est un peu pénible, cependant les muscles masticateurs ont encore une force très appréciable ; les mouvements de la langue sont un peu plus limités ; ceux du voile du palais se font bien et la sensibilité de l'organe au contact est toujours conservée. Mais le réflexe pharyngien est à peu près aboli, la voix est bitonale d'une façon à peu près permanente. La malade ne peut plus du tout marcher ou se tenir debout. Les mouvements des membres inférieurs sont lents, maladroits, mais ont conservé une grande vigueur. Les troubles de l'équilibre sont des plus manifestes ; quand on la met sur ses pieds, la malade éprouve une grande anxiété, est prise de rires et de pleurs spasmodiques qui secouent tout son corps ; elle tend à tomber en arrière dès qu'on la lâche : cependant on arrive encore à la faire tenir debout sans soutien pendant quelques secondes et elle présente alors une rétropulsion très marquée à la moindre traction en arrière, elle tomberait sur le dos comme une masse si on ne la retenait pas.

En mai 1900, mêmes troubles de l'équilibre : aggravation des symptômes, la malade s'engoue souvent en mangeant, laisse échapper des aliments et de la salive entre les lèvres ; la dysarthrie est toujours à peu près la même. Rire ou pleurer spasmodiques dès qu'on lui parle, déficit intellectuel manifeste ; cependant la malade répond encore correctement à ce qu'on lui demande.

Remarques. — Le début est classique : hémiplégie droite, puis hémiplégie gauche avec symptômes pseudo-bulbaires.

La localisation des troubles parétiques sur le larynx et les lèvres nous explique les caractères de la voix bitonale et la prédominance manifeste de la dysarthrie sur la dysphagie.

Les troubles de l'équilibre, très légers, il est vrai, au début, mais qui se sont accrus ensuite, font supposer l'existence de foyers dans la protubérance ou dans le cervelet.

Le déficit intellectuel n'était pas très accentué, aussi pouvait-on se rendre compte facilement du caractère spasmodique du rire dont était prise la malade et qu'elle ne pouvait arrêter malgré ses efforts.

Au point de vue de la marche, nous constatons, comme il arrive souvent, une aggravation graduelle des symptômes et un affaiblissement parallèle de l'état général.

OBSERVATION IV

A 49 ans, hémiplégie droite et aphasie ; amélioration. A 50 ans, trois attaques successives produisant, l'une une hémiplégie gauche ; une autre, des phénomènes, pseudo-bulbaires. Presque pas de troubles de la déglutition ; dysarthrie et voix nasonnée ; plus d'aphasie. Déficit intellectuel minime. Langue et larynx indemnes ; parésie des muscles ptérygoïdiens et exagération du réflexe massétérin ; parésie des lèvres ; paralysie plus accentuée du voile du palais, surtout à droite, avec conservation de la sensibilité de la muqueuse et abolition du réflexe pharyngien. Marche à petits pas, légère faiblesse dans le côté gauche. Évolution : état stationnaire ; puis à 53 ans, nouvel ictus et mort.

La nommée P..., employée des postes, âgée de 51 ans, est entrée dans le service du Dr Dejerine à la Salpêtrière le 9 juin 1897.

Son père est mort d'une fluxion de poitrine et sa mère d'une pleurésie ; elle a une sœur bien portante. Elle-même a eu une « fièvre cérébrale » à l'âge de 5 ans et une fièvre typhoïde à 8 ans.

A 16 ans, sans cause apparente, elle aurait perdu ses cheveux abondamment ; mais on ne trouve pas, à cette époque, d'autre manifestation chez elle, pouvant être attribuée à la syphilis. Mariée à 34 ans.

Elle a eu d'abord une fausse couche de trois mois et demi, puis ensuite deux enfants bien constitués et bien portants.

Maladie actuelle. — En 1894, la malade fut frappée, brusquement, un matin, au réveil, sans perte de connaissance, d'hémiplégie droite et d'aphasie. Pendant quinze jours, l'aphasie resta complète ; puis elle rétrocéda peu à peu en même temps que revenaient les mouvements dans le bras et la jambe et que la déviation de la bouche à gauche, très prononcée d'abord, diminuait.

Près d'un an après, la malade eut une nouvelle attaque suivie d'hémiplégie gauche transitoire sans augmentation des troubles de la parole. Depuis cette époque, elle a eu encore deux autres ictus et c'est à la suite du dernier, qui s'est produit en mai 1896, qu'elle est devenue dysarthrique. Il n'y a jamais eu de troubles de la déglutition bien appréciables.

État actuel en novembre 1898. — *Troubles fonctionnels.* — Il n'y a pas de dysphagie ; mais la sécrétion salivaire est abondante et parfois quelques gouttes de salive ont tendance à s'échapper des lèvres. La parole est lente, articulée avec effort et surtout nasonnée, semblable à celle de la paralysie du voile du palais.

L'intelligence est un peu diminuée, la mémoire est affaiblie ; il n'y a ni rire, ni pleurer spasmodiques. De son ancienne aphasie, la malade n'a presque rien conservé ; pour les phrases simples, il n'y a pas de troubles de l'écriture bien notables ; la lecture est normale. La malade désigne bien les objets qu'on lui montre et semble trouver assez bien ses expressions ; mais, à cause de sa dysarthrie, sa parole est lente et pénible.

Examen somatique. — *Face.* — A l'examen physique on ne trouve pas d'asymétrie faciale, ni au repos, ni dans le rire. L'orbiculaire des lèvres est parésié, et la malade ne peut qu'incomplètement siffler ou faire la moue. L'occlusion des paupières se fait bien, mais ne peut, comme à l'état normal, être exagérée par l'effort ; la malade dit d'ailleurs que, depuis trois ans, elle éprouve une certaine gêne à fermer les yeux, surtout certains jours.

Langue. — Les mouvements de la langue sont normaux et cet organe ne se dévie pas pendant la propulsion.

Muscles masticateurs. — L'élévation de la mâchoire inférieure se fait avec force ; mais le mouvement de diduction est pénible ; le réflexe massétérin est exagéré, surtout à gauche.

Voile du palais. — C'est du côté du voile du palais, qu'on note les troubles les plus intéressants. Au repos l'organe n'est pas symétrique. La voûte qu'il forme à gauche est plus élevée que celle qu'il forme à droite, et la luette est légèrement déviée à gauche. Pendant l'émission des sons, si la malade prononce la voyelle A, le voile ne bouge pour ainsi dire pas ; mais si elle prononce les voyelles E et O qui à l'état normal provoquent une élévation maxima, le voile s'élève d'une façon notable, et cela des deux côtés. On peut en conclure qu'il existe une simple parésie de l'organe plus prononcée à droite.

En janvier 1897, l'examen minutieux avait fait constater une hyperesthésie assez marquée pour la moitié gauche de la langue et le pilier gauche du voile. Aujourd'hui ces signes ont disparu et la sensibilité de la muqueuse au contact est normale ; mais le réflexe du voile du palais ou du pharynx est aboli. C'est à cette parésie du voile que sont dus, en majeure partie, les troubles de la parole : la voix, en effet, est nettement nasonnée ; l'émission d'une voyelle fait échapper l'air des fosses nasales, ainsi qu'on peut le constater en plaçant une glace devant les narines ; enfin les consonnes qui nécessitent l'occlusion complète du voile, comme le *c*, le *ch*, celles qui nécessitent son entrée en vibration, comme l'*r* et l'*n*, sont mal prononcées.

Larynx. — L'examen laryngoscopique fait par le Dr Natier, n'a révélé aucune anomalie.

Membres. — On note de l'exagération des réflexes tendineux aux quatre membres, et un léger état de faiblesse du côté gauche, et il semble que, de ce côté, il y ait une très légère diminution de la sensibilité tactile à la jambe. La localisation y est imparfaite. La démarche est lente, à petits pas.

Rien à signaler du côté des yeux, ni des oreilles.

Il existe une anosmie congénitale et, pour la gustation on note une diminution de la sensibilité pour le salé, l'acide et surtout pour le sucré, diminution bien plus accusée à gauche qu'à droite ; rien de semblable pour l'amer, semble-t-il.

La malade se plaint souvent de maux de tête ; elle a les artères dures, une tension élevée, mais pas de bruit de galop. Les urines ne renferment pas d'albumine. L'état reste longtemps stationnaire sans aggravation ni amélioration.

Évolution de la maladie. — En octobre 1899, la malade est frappée d'une nouvelle attaque d'apoplexie, avec perte de connaissance complète, et meurt quelques jours après.

L'autopsie n'a pu être faite.

Remarques. — Ce cas présente de particulier la localisation presque exclusive de la paralysie sur l'orbiculaire des lèvres et surtout sur le voile du palais ; avec cela les symptômes sont presque uniquement constitués par de la dysarthrie.

Quoique les lésions aient été corticales, au moins en partie, ainsi qu'en témoigne l'aphasie qui a suivi la première attaque, le déficit intellectuel était peu de chose ; cependant la mémoire était affaiblie d'une façon assez notable.

OBSERVATION V

A 44 ans, monoplégie brachiale gauche qui disparait progressivement. Un mois après, hémiplégie droite sans aphasie, mais avec syndrome pseudo-bulbaire ; amélioration d'abord, puis aggravation graduelle. État actuel : hémiplégie droite accentuée surtout au membre supérieur, marche à petits pas en se tenant aux meubles et en traînant la jambe droite. Dysarthrie accusée ; troubles de la déglutition ; déficit intellectuel avec rire et pleurer spasmodiques. Difficulté d'occlusion des paupières ; paralysie et contracture dans le territoire du facial inférieur droit. Contracture et mouvements spasmodiques des muscles masticateurs, impossibilité des mouvements de diduction ; légère déviation de la pointe de la langue à gauche et mouvements de latéralité limités, surtout vers la droite ; motilité du voile du palais à peu près normale, conservation de la sensibilité et abolition du réflexe pharyngien ; larynx normal. Évolution : attaques épileptiformes, aggravation de l'état général ; gâtisme, coma et mort.

La nommée V..., âgée de 45 ans, est entrée le 10 août 1899 dans le service du Dr Dejerine à la Salpêtrière, salle Louis.

Antécédents. — Le père est mort probablement tuberculeux.

La mère a eu neuf enfants dont les six premiers sont morts entre quelques mois et six ans ; puis elle a eu une fille morte tuberculeuse à 20 ans ; ensuite notre malade et enfin un fils, bien portant.

Dans sa jeunesse V. a été très bien portante ; mariée à 19 ans, elle a eu deux grossesses et ses deux enfants sont morts en bas âge, l'un de méningite et l'autre du croup.

On ne trouve chez elle aucun accident qu'on puisse attribuer à la syphilis. Vers 30 ans elle a été opérée d'un abcès froid et à 33 ans elle a eu la variole.

Maladie actuelle. — Les premiers accidents de la maladie actuelle remontent au mois d'octobre 1898. La malade se réveille un matin ayant le bras gauche complètement paralysé et, d'après ce qu'elle raconte, la jambe n'était pas atteinte, la bouche n'était pas déviée. Il n'y eut à ce moment aucun trouble de la parole ni de la déglutition ; au bout de deux jours la motilité commença à reparaître dans le bras et se rétablit ensuite assez rapidement.

Un mois après, en novembre, V..., fut frappée le matin d'hémiplégie complète et totale siégeant cette fois du côté droit qui commença à s'améliorer les jours suivants et au bout d'un mois disparut complètement. Mais en outre, en même temps que l'hémiplégie étaient survenus des troubles prononcés de la déglutition et de la parole : ces derniers consistaient uniquement en une dysarthrie bien nette sans aphasie ; la malade prétend en effet ne jamais avoir perdu la notion des mots nécessaires à désigner un objet, et avoir toujours pu lire facilement.

La dysphagie et la dysarthrie les jours qui suivirent l'attaque s'améliorent progressivement ainsi que l'hémiplégie quoiqu'à un degré moindre. La malade était soumise au régime lacté absolu, car on avait trouvé une grande quantité d'albumine dans les urines à la suite de sa seconde attaque.

Enfin au bout d'un mois ou un mois et demi l'amélioration s'arrêta, les symptômes pseudo-bulbaires se réinstallèrent peu à peu ainsi que l'hémiplégie, sans nouvel ictus et la malade arriva progressivement à l'état dans lequel nous la trouvons maintenant.

État actuel en septembre 1899. — *Troubles fonctionnels.* — La malade présente un déficit intellectuel et une diminution de la mémoire très notables. Elle a du pleurer et surtout du rire spasmodiques fréquents.

Elle n'a jamais eu de salivation très abondante et maintenant ne présente plus rien d'anormal sous ce rapport.

Les troubles de la déglutition ont aussi disparu en grande partie ; elle est toujours obligée de manger lentement et avec précaution, mais il ne lui arrive presque plus d'avaler de travers.

La dysarthrie est le phénomène le plus marqué : quand la malade ne prononce qu'un mot ou deux, on la comprend assez bien, mais quand elle veut dire une phrase entière, la fin n'est plus articulée du tout et l'on n'entend plus qu'une série de sons indistincts.

Examen somatique. — *Face.* — A l'examen somatique on trouve de légers troubles de la motilité dans le territoire du facial supérieur : des deux côtés le plissement du front, le froncement des sourcils sont très incomplets. Au commandement, la malade ferme bien les paupières, même avec effort comme à l'état normal, mais elle ne peut maintenir cette occlusion pendant longtemps ; bientôt les paupières s'écartent lentement. Elle les referme alors rapidement et il se produit ainsi une série de clignements que la malade ne peut empêcher.

Dans le territoire facial inférieur on note un état de contracture des muscles du côté droit ; la bouche est fortement déviée à droite et en haut, et cette déviation s'exagère encore dans le rire ; la moitié droite de la bouche est plus étirée que l'autre et l'orbiculaire des lèvres paraît en conséquence non pas contracturé, mais paralysé. Les mouvements de souffler ou faire la moue sont en effet impossibles.

Muscles masticateurs. — Les masticateurs sont contracturés : le réflexe massétérin est nettement exagéré ; le mouvement d'abaissement de la mâchoire est un peu limité et en outre quand la malade reste en repos, la bouche fermée, elle a un grincement de dents continuel provoqué par des contractions spasmodiques des masticateurs. Le mouvement d'élévation de la mâchoire n'est pas notablement affaibli ; la mastication se fait assez bien mais le mouvement de diduction est impossible.

Voile du palais. — La sensibilité du voile du palais au contact du stylet est conservée, mais le réflexe pharyngien est à peu près aboli. L'organe est symétrique et s'élève comme à l'état normal pendant l'émission des sons, cependant il se pourrait qu'il fût un peu parésié, car dans les grandes inspirations la malade fait entendre un ronflement.

Langue. — La propulsion de la langue n'est que très peu limitée, elle s'accompagne d'une légère déviation de la pointe vers la gauche. Le roulement des bords en forme de gouttière se fait bien ; mais l'élévation de la pointe est limitée, et les mouvements de latéralité le sont encore plus, surtout vers la droite : de ce côté la malade peut à peine faire dépasser la ligne médiane à la pointe de la langue.

Larynx. — Enfin l'examen laryngoscopique a été pratiqué par le Dr Natier, mais n'a révélé aucune anomalie.

Membres supérieurs. — Du côté des membres supérieurs nous trouvons une exagération des réflexes tendineux beaucoup plus accusée à droite. De ce côté il y a paralysie très accusée : l'élévation du bras, la flexion, l'extension, l'écart des doigts, très incomplets et maladroits, s'accompagnent de mouvements synergiques bien accusés de la main gauche. La malade ne peut se servir en aucune façon de ce membre.

Elle se sert au contraire avec facilité du bras gauche ; de ce côté elle a une certaine force quand elle serre la main, mais ici cet effort s'accompagne aussi de mouvements synergiques du côté opposé.

Aux membres inférieurs il y a une exagération notable du réflexe patellaire, principalement à droite où on trouve aussi de la trépidation épileptoïde. De ce côté il existe de la raideur musculaire et de la faiblesse de la flexion de la jambe sur la cuisse et de la cuisse sur le bassin ; les autres mouvements ne sont que peu affaiblis. Cependant la malade ne peut rester debout sans être maintenue

et ne marche qu'en s'accrochant aux meubles, lentement à petits pas, et en traînant la jambe droite. Il ne semble pas y avoir de trouble de l'équilibre, ni
rétropulsion ni propulsion.

Sensibilité. — La sensibilité cutanée aux divers modes paraît à peu près normale et quant à la notion de position des membres, elle ne semble pas altérée
d'une façon notable, autant que l'état mental permet d'en juger.

Rien à noter du côté des organes des sens. Les sphincters fonctionnent normalement.

Évolution de la maladie. — Pendant un certain temps, l'état de la malade resta
stationnaire, puis elle eut des attaques épileptiformes tantôt à droite, tantôt à
gauche, accompagnées d'élévation de température et de déviation conjuguée de
la tête et des yeux, suivies d'un état d'assoupissement et d'hébétude qui ne disparaissait qu'au bout de cinq ou six jours. Du 10 au 11 novembre 1899 elle eut
une série d'une dizaine de crises dont elle ne se releva pas entièrement ; elle
devint gâteuse, l'état général faiblit progressivement, elle tomba dans un demicoma de plus en plus accusé et mourut enfin de congestion pulmonaire, le
24 décembre 1899. L'autopsie n'a pu être faite.

Remarques. — C'est là un cas typique de paralysie pseudo-bulbaire
accompagnée d'hémiplégie et présentant quelques particularités intéressantes : d'abord la participation légère du facial supérieur, se traduisant par l'impossibilité de maintenir l'occlusion des yeux et par une
gêne dans le froncement des sourcils et du front ; puis ensuite, l'état
de contracture accentué des muscles masticateurs se manifestant par
l'exagération du reflexe, par la difficulté d'ouvrir la bouche, enfin par
des mouvements spasmodiques qui déterminent un grincement de
dents.

Les troubles intellectuels assez accentués font penser qu'il doit y
avoir des lésions corticales ou sous-corticales assez importantes, malgré l'absence d'aphasie au moment de l'hémiplégie droite. Le rire avait
bien un caractère spasmodique : malgré son déficit intellectuel, la
malade s'en rendait bien compte et ne pouvait l'arrêter.

Observation VI

A 72 ans, hémiplégie gauche qui disparaît et troubles pseudo-bulbaires qui per-sistent avec une très légère amélioration. Déficit intellectuel avec un peu de pleurer spasmodique ; troubles de la déglutition minimes ; salivation peu accen-tuée ; dysarthrie très prononcée. Légère contracture du facial inférieur gauche ; mouvements de la langue limités ; motilité normale du voile du palais, conser-vation presque intacte de la sensibilité tactile et abolition du réflexe pharyngien ; parésie des muscles masticateurs ainsi que du mouvement d'adduction des cordes vocales. Marche à petits pas, point de paralysie des membres. Évolution : aggra-vation lente et progressive.

La nommée D. Maup..., âgée de 72 ans, est entrée le 15 novembre 1898 dans le service du Dr Dejerine, à la Salpêtrière.

Son père serait mort paraplégique, à 72 ans ; sa mère est morte également très âgée et a eu huit enfants dont deux morts en bas âge. Actuellement il ne reste qu'un frère et notre malade.

Cette dernière ne donne que des renseignements très incomplets sur ses antécédents. Elle était, paraît-il, gauchère pour les actes usuels, mais écrivait et mangeait en se servant de la main droite.

Maladie actuelle. — Elle n'a jamais eu qu'une attaque de paralysie : au mois de septembre 1898 elle fut frappée subitement, pendant la journée, d'hémiplégie gauche, sans perte complète de connaissance.

Les membres étaient peu atteints et ils ont recouvré leur motilité au bout de quelques jours ; mais la bouche était fortement déviée et laissait couler la salive en abondance, et la dysarthrie était des plus prononcées ; il n'y aurait pas eu de trouble bien notable de la déglutition.

Depuis cette époque, il y a eu une légère amélioration ; la salivation est devenue moins abondante et la dysarthrie a un peu diminué, quoiqu'il soit encore bien difficile de comprendre la malade.

État actuel le 28 décembre 1898. — *Troubles fonctionnels.* — La dysar-thrie est très accentuée ; la voix est semi-explosive ; les consonnes sont mal prononcées, remplacées souvent par une articulation explosive rappelant le *t* et le *k*. La difficulté très grande que l'on a de comprendre la malade empêche d'apprécier la manière dont elle trouve ses mots et les choisit pour s'exprimer. Elle désigne assez facilement les objets usuels sans trop se tromper ; mais elle prétend que, quelque temps après son attaque, elle ne comprenait pas tout ce qu'on lui disait, ni ce qu'elle essayait de lire. Auparavant, paraît-il, elle savait assez convenablement lire et écrire.

Elle est très verbeuse dans sa conversation, et il est difficile de savoir si elle présente de la paraphasie ou de la jargonaphasie, car on ne distingue que quelques mots par ci par là. La parole répétée ne semble pas notablement altérée. Mais la lecture est loin d'être normale ; à haute voix, elle lit avec grande difficulté en altérant un assez grand nombre de mots ; mentalement, elle comprend quelquefois le sens des phrases simples, mais pas toujours. Ainsi elle comprend : « Quel temps fait-il ? » Quand on lui écrit : « Avez-vous beaucoup d'enfants ? » elle répond avec difficulté qu'elle a eu quatre garçons et deux filles. Dans la phrase : « Combien y a-t-il de temps que votre mari est mort ? » elle comprend les trois derniers mots, mais ne peut pas saisir le sens du commencement de la phrase.

Elle écrit son nom d'une façon assez distincte ; copie relativement assez bien

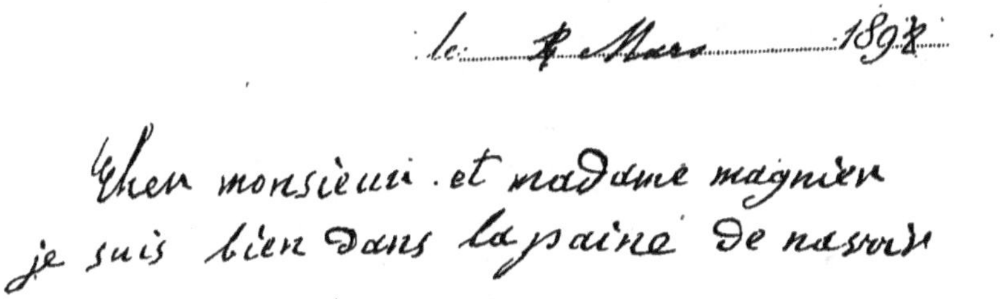

Écriture avant sa maladie.

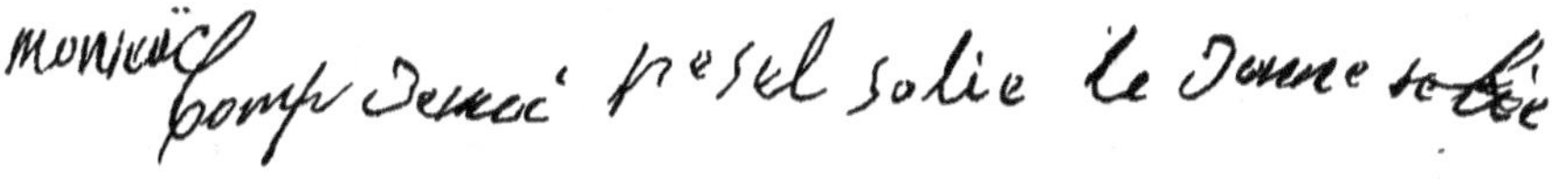

Écriture spontanée.

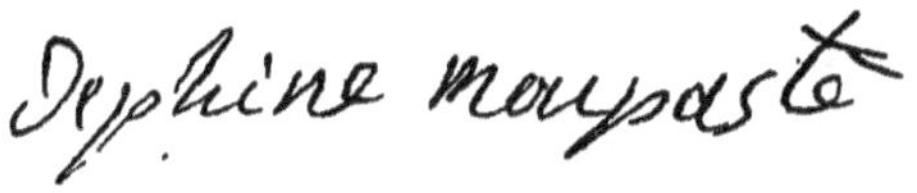

Son nom.

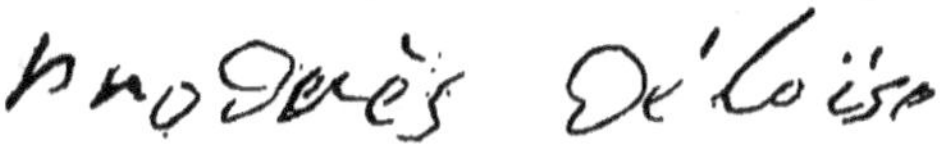

Copie d'imprimé.

FIG. 1.

l'imprimé en manuscrit, mais avec beaucoup de difficulté, de lenteur et d'hésitation. L'écriture spontanée est très altérée.

La salivation maintenant est peu accentuée, et la salive ne coule plus hors de la bouche. Les troubles de la déglutition sont minimes, mais ils existent cependant ; on a remarqué, en effet, dans le service que de temps en temps elle est prise de toux en mangeant et que, la nuit, elle bave un peu sur son oreiller.

Il y a du pleurer spasmodique et une déchéance assez accusée des facultés intellectuelles et de la mémoire.

Examen somatique. — *Face.* — A l'examen on note un peu de contracture des muscles du facial inférieur gauche, y compris la moitié de l'orbiculaire des lèvres. Cette contracture n'est pas appréciable au repos ; mais dès que la malade parle ou rit un peu, la commissure gauche s'abaisse légèrement, le sillon labio-génien gauche s'accentue plus que le droit, et la bouche tout entière est légèrement déviée du côté gauche. Ses lèvres sont presque toujours entr'ouvertes, et la malade ne peut ni siffler ni faire la moue.

Rien à noter au facial supérieur.

Langue. — Le mouvement de propulsion de la langue est assez étendu, mais la pointe se dévie un peu à droite ; les mouvements de latéralité et surtout d'é-lévation de la pointe sont fort limités. Le corps musculaire est peu volumineux, mais il ne semble cependant pas qu'il y ait de l'atrophie.

Voile du palais. — Le voile du palais, symétrique, s'élève pendant l'émission des sons, mais peut-être un peu moins qu'à l'état normal. La sensibilité de la muqueuse est très diminuée des deux côtés et le réflexe pharyngien aboli.

Muscles masticateurs. — L'élévation de la mâchoire inférieure est notable-ment affaiblie ; la propulsion du menton et la diduction sont à peu près impos-sibles. Il n'y a pas d'exagération du réflexe massétérin.

Larynx. — L'examen laryngoscopique a été fait par le Dr Natier et a fait constater l'intégrité des mouvements d'abduction des cordes vocales, et un léger degré de parésie de l'adduction ; dans la phonation, le bord libre des cordes n'arrive pas tout à fait au contact, et laisse persister un petit espace éllipsoïde.

Membres. — Peu de chose à signaler du côté des membres : la malade se sert à peu près aussi bien maintenant de sa main gauche qu'avant son attaque ; elle ne traîne pas la jambe gauche en marchant, mais présente une démarche à petits pas bien caractéristique. Ses réflexes tendineux sont un peu exagérés aux membres supérieurs ; aux membres inférieurs, le réflexe patellaire est très faible à droite, plus marqué à gauche.

Il n'y a pas de trouble sphinctérien. La sensibilité est normale et, du côté des organes des sens, on ne trouve à signaler qu'un peu de surdité des deux côtés.

L'examen des divers organes ne fait constater que de l'emphysème pulmo-naire, et un claquement sonore du deuxième bruit au foyer aortique.

Évolution de la maladie. — Depuis son entrée dans le service, l'état de la malade s'est aggravé très lentement mais d'une façon continue. Sa bouche est continuellement entr'ouverte, l'expression immobile et stupide ; la parole est devenue complètement incompréhensible et les troubles de la déglutition ont augmenté d'intensité. L'état général se soutient encore et la malade est capable d'aller et de venir ; mais la marche est très lente, à petits pas. Le déficit intel-lectuel est évident, mais il y a peu de pleurer spasmodique.

Remarques. — Paralysie pseudo-bulbaire typique survenue à la suite d'une seule attaque, dégagée de tout symptôme concomitant d'hémiplégie des membres, cette dernière ayant disparu peu de temps après l'attaque. Le point difficile dans cette observation, c'est de savoir s'il y a, oui ou non, des phénomènes, peu marqués dans tous les cas, d'aphasie.

Elle a été frappée, il est vrai, d'hémiplégie gauche ; mais comme elle a été gauchère toute sa vie, la même lésion portant sur l'hémisphère droit aurait pu déterminer à la fois l'hémiplégie gauche et l'aphasie. Ce qui frappe, c'est la prolixité de la malade, qui tout d'un coup se met à vous parler sans discontinuer ; ce sont aussi les troubles de la lecture : il semble bien probable qu'en lisant la malade comprend certains mots et qu'il y en a d'autres, au contraire, qu'elle ne comprend pas.

On est d'ailleurs très gêné dans cet examen par le déficit intellectuel et par la dysarthrie intense qu'elle présente. Les troubles de l'écriture, quoique très notables, n'ont pas ici une valeur absolue, en raison du déficit intellectuel, du peu d'éducation que la malade a reçu et enfin de la maladresse réelle, quoique légère, de la main droite ; enfin on ne peut savoir s'il existe de l'alexie ou de la paraphasie, qui, en tous cas, seraient légères. Cependant il est à remarquer que la prolixité que nous observons ici ferait penser plutôt à une aphasie sensorielle, mais, par contre, les troubles de l'écriture ne cadreraient pas absolument avec cette hypothèse.

En résumé, nous pensons que l'aphasie ne peut ici qu'être soupçonnée et que, loin de pouvoir l'affirmer, on doit pencher plutôt vers sa non-existence. Depuis le moment où nous avons pris l'observation, l'aggravation de la dysarthrie et du déficit intellectuel a rendu tout nouvel examen impossible.

OBSERVATION VII

A 37 ans, chancre syphilitique ; cinq mois après, hémiplégie droite avec troubles très accentués de la parole et de la déglutition. Amélioration.

État actuel, trois mois après l'attaque. Déficit intellectuel et pleurer spasmodique ; dysarthrie et voix semi-explosive ; en outre, aphasie peu prononcée se reconnaissant aux troubles de la parole et surtout de l'écriture sous dictée. Parésie du facial inférieur droit et de la langue ; voile du palais presque intact ; intégrité du larynx ; hémiplégie droite prononcée aux membres. Évolution. Revue quatre mois après : amélioration, mais peu considérable.

Le nommé André Ba..., compositeur typographe, âgé de 38 ans, a été examiné le 28 juin 1898 à la policlinique du Dr Dejerine.

Ses parents étaient bien portants et il a une sœur qui a également une bonne santé.

Antécédents personnels.— Étant enfant, il a eu la rougeole, puis la coqueluche. Marié à 28 ans, il n'a pas eu d'enfants et sa femme n'a pas fait de fausse couche.

En somme, il avait toujours eu une excellente santé, lorsqu'en novembre 1897 il eut à la verge un chancre considéré par le médecin comme chancre syphilitique. Le malade prétend cependant n'avoir jamais eu ni roséole ni plaque muqueuse.

Maladie actuelle. — Cinq mois plus tard, au commencement d'avril 1898, le malade fut frappé d'une attaque d'apoplexie avec perte complète de connaissance pendant vingt-quatre heures environ, et suivie d'hémiplégie droite des plus prononcées. En outre, il avait un écoulement continuel de salive hors de la bouche ; il présentait des troubles très marqués de la déglutition, car il rejetait presque tous les aliments qu'il voulait avaler ; enfin, il ne pouvait plus prononcer un seul mot.

Pendant un mois et demi le malade resta dans cet état ; puis les mouvements réapparurent dans le bras et dans la jambe ; la parole commença à revenir aussi, mais excessivement bredouillée, et presque inintelligible : il est d'ailleurs à peu près impossible de déterminer par l'anamnèse seule s'il s'agissait d'une dysarthrie simple ou compliquée d'aphasie. Les troubles de la déglutition s'atténuèrent également et c'est par une amélioration progressive que le malade arriva à l'état qu'il présente maintenant.

État actuel, le 28 juin 1898. — *Troubles fonctionnels.* — Il existe un déficit intellectuel bien manifeste, du pleurer spasmodique et une perte notable de la mémoire.

La salive ne coule plus hors de la bouche ; en mangeant, le malade avale encore souvent de travers et il est pris de violentes quintes de toux ; quelquefois même, mais rarement, les boissons passent en partie dans les fosses nasales.

Les troubles de la parole sont complexes. D'abord il y a une dysarthrie bien évidente qui augmente d'une façon considérable dès que le malade a prononcé quelques mots et l'empêche de finir sa phrase. Il doit, pour se faire comprendre, s'arrêter, puis reprendre.

Sa voix est semi-explosive ; les consonnes surtout sont mal articulées, et notamment le *b* qui est prononcé comme un *p ;* le *d* qui est prononcé comme un *t* et le *g* qui se rapproche de l'articulation *gn.* En outre de cette dysarthrie, on remarque, quand on fait parler assez longtemps le malade, qu'il a par moments une certaine difficulté à trouver ses expressions et qu'il parle un peu nègre. Il nomme assez bien les objets qu'on lui présente et répète ce qu'on lui dit aussi exactement que le lui permet sa dysarthrie. La parole chantée semble un peu plus aisée que la parole ordinaire. Pour apprécier la lecture à haute voix, la dysarthrie gêne beaucoup car, dans ces conditions, elle s'accuse d'une façon considérable ; cependant, en suivant sur le texte, on se rend compte que le malade lit à peu près exactement ce qui est écrit. La lecture mentale, par contre, est altérée d'une façon fort appréciable : le malade ne comprend que très imparfaitement les phrases qu'il lit; et le peu qu'il a compris ne persiste pas dans sa mémoire, il l'oublie presque immédiatement.

D'ailleurs il faut noter qu'il ne comprend pas toujours bien quand on lui dit une phrase un peu compliquée.

Il y a aussi à noter des troubles de l'écriture : la copie d'imprimé et même l'écriture spontanée ne présentent pas d'altération marquée : le malade hésite beaucoup et n'écrit que très lentement ; mais cette difficulté peut être attribuée en partie à ce qu'il est obligé, pour écrire, de se servir de la main gauche et que c'est la première fois qu'il écrit dans ces conditions. L'écriture sous dictée, par

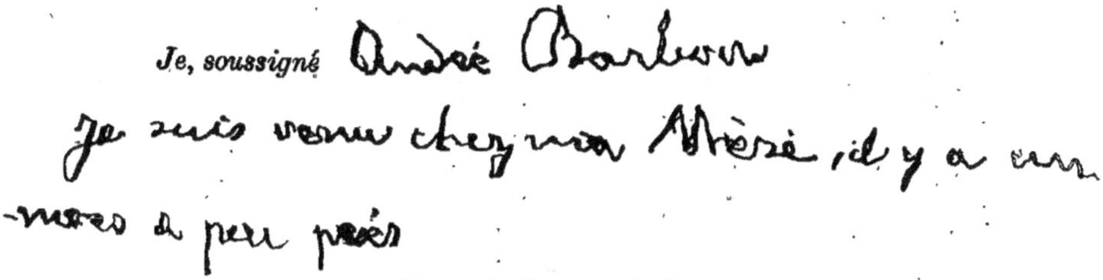

Je, soussigné André Barbeux

Je suis venu chez ma Mère, il y a un mois à peu près

Nom et écriture spontanée.

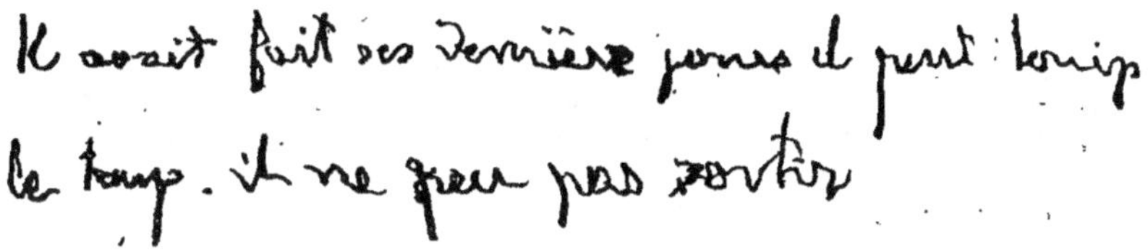

Il avait fait ses derniers jours il peut longtemps le temps. il ne peut pas sortir

Écriture sous dictée.

Préface de l'édition française

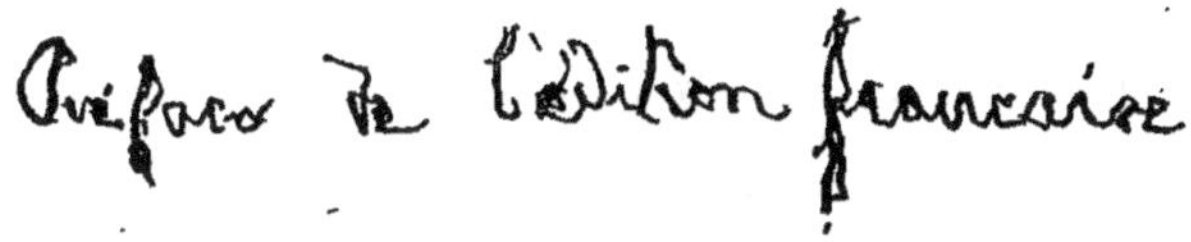

Copie d'imprimé.

FIG. 2.

contre, nous présente des altérations plus évidentes, et le malade éprouve à peu près la même difficulté à rassembler des cubes sur lesquels sont tracées des lettres, de manière à former des mots, qu'à écrire ce qu'on lui dicte. Il est à noter, cependant, que par son métier de compositeur typographe il avait été préparé avant son attaque d'une façon toute particulière à cet exercice.

Examen somatique. — *Face.* — La face est asymétrique, car la bouche est déviée légèrement à gauche et en haut, et cette déviation s'exagère beaucoup dans le rire. L'orbiculaire des lèvres fonctionne normalement dans les mouvements de souffler ou de faire la moue.

Langue. — La propulsion de la langue se fait bien ; le malade porte bien la pointe à gauche ; mais, à droite, le mouvement est très limité ; l'élévation de la pointe est également pénible et incomplète. La sensibilité de la muqueuse au contact est normale.

Voile du palais. — Il en est de même pour la face postérieure du pharynx ; mais au niveau du voile du palais, cette sensibilité semble un peu émoussée. Le réflexe pharyngien est normal ; le voile du palais est symétrique et s'élève bien pendant l'émission des sons.

Larynx. — L'examen laryngoscopique, fait par le Dr Natier, a montré l'intégrité du larynx au point de vue de la motilité et de la sensibilité.

Membres. — Aux membres supérieurs, on note une exagération des réflexes tendineux beaucoup plus accentuée à droite. De ce côté, on note une atrophie encore peu prononcée des masses musculaires de l'épaule, du bras et de l'avant-bras, ainsi que de l'éminence thénar et du premier interosseux dorsal. Les mouvements, dans ce membre, sont très diminués : le malade serre à peine de la main droite ; l'extension des doigts est très incomplète et le mouvement d'écart et de rapprochement est impossible ; la flexion et l'extension du coude sont très faibles et l'élévation du bras n'est qu'ébauchée. D'ailleurs, il y a une arthralgie de l'épaule qui limite le mouvement passif. Ni contracture ni raideur musculaire.

Pour les membres inférieurs, on note à droite de l'exagération du réflexe patellaire, assez prononcée, avec un peu de trépidation épileptoïde ; une diminution peu notable de la force musculaire et l'absence de contracture. En marchant, le malade ne fauche pas à proprement parler, mais la jambe droite est raide et ses mouvements sont très lents.

Sensibilité. — La notion de position des membres est conservée, sauf pour la main droite, et la sensibilité cutanée est intacte.

Aucun trouble sphinctérien.

Rien à signaler du côté des organes des sens, à part une surdité due à une affection de l'oreille pour laquelle le malade est soigné par un spécialiste.

Syphilides acnéiformes au niveau du dos, etc. Le malade est soumis à un traitement spécifique intensif.

Évolution de la maladie. — Le malade a été reçu le 8 novembre 1898. Son état s'est amélioré. Les mouvements du bras droit sont plus étendus, la marche est plus facile. La dysarthrie a bien diminué et les mouvements de la langue sont plus complets : l'élévation de la pointe se fait bien. Le malade porte bien aussi la pointe de la langue à droite ; mais au bout de trois ou quatre fois, il se fatigue et le mouvement devient incomplet. L'état intellectuel n'a pas changé beaucoup ; les troubles de la lecture sont toujours les mêmes, mais l'écriture sous dictée s'est améliorée.

Remarques. — Cette observation est intéressante à plusieurs points de vue : c'est d'abord un exemple bien net de paralysie pseudo-bulbaire d'origine syphilitique. Le syndrome est apparu au complet et très accentué à la suite d'une seule attaque et les troubles de la déglutition, la dysarthrie surtout, sont bien plus accusés que ne le ferait supposer l'examen des organes au point de vue de la mobilité. Le larynx, le voile du palais, en effet, sont indemnes ou presqu'indemnes et le réflexe pharyngien est conservé ; on ne constate qu'une paralysie, et encore incomplète, de la langue et du facial inférieur droit. Il faut dire cependant que la mobilité de ces organes qui semble en somme bien peu touchée, l'est peut-être plus qu'on ne le pense, puisque nous avons vu, au second examen, la langue exécuter des mouvements très étendus d'abord, mais bientôt après, par suite d'une fatigue excessivement rapide, perdre en grande partie sa mobilité.

Un autre point important, c'est la part qu'il faut attribuer dans les troubles de la parole à la dysarthrie et à l'aphasie. Déjà, quand on fait parler le malade, on est frappé de la difficulté qu'il a à s'exprimer, et il semble bien que cette difficulté ne peut être mise entièrement sur le compte de la dysarthrie : qu'en outre le malade cherche les mots qui peuvent traduire sa pensée. Toutefois, la difficulté qu'on a à le compendre, l'affaiblissement intellectuel qu'il présente, ne permettaient pas d'affirmer quoi que ce soit d'une façon absolue à cet égard.

Les troubles de la lecture mentale pourraient être mis aussi sur le compte du déficit intellectuel.

Mais ce qui tranche la question, c'est l'état de l'écriture ; c'est la différence très nette qu'il y a entre l'écriture copiée et l'écriture spontanée d'une part et l'écriture sous dictée d'autre part. L'aphasie est légère et les troubles qu'elle détermine peu marqués. Rien d'étonnant, par conséquent, à ce que l'écriture copiée soit normale, puisqu'un aphasique moteur très atteint arrive presque toujours à reproduire l'imprimé en manuscrit ; mais pourquoi cette différence entre l'écriture spontanée et l'écriture sous dictée ? Cette dernière, croyons-nous, reste en général la plus altérée, parce qu'on impose au malade les mots dont il doit se servir, tandis qu'en écrivant spontanément il peut choisir pour s'exprimer les mots qui sont restés dans son registre.

Enfin ces troubles ne peuvent être attribués à la difficulté qu'avait le malade à écrire de la main gauche, puisqu'ils persistaient quand on lui faisait assembler des lettres d'alphabet pour former des mots. Et cependant par son métier de compositeur typographe il aurait dû être particulièrement préparé à cet exercice.

OBSERVATION VIII (1)

A 42 ans, hémiplégie droite sans aphasie, guérison.

A 46 ans, nouvelle hémiplégie droite avec aphasie. Amélioration. Environ 7 mois après, hémiplégie gauche avec symptômes pseudo-bulbaires. Amélioration légère dans les premiers jours qui suivirent. État actuel : affaiblissement intellectuel, un peu de rire spasmodique. Plus d'aphasie, dysarthrie et aphonie, troubles de la déglutition ; salivation légère. Contracture du facial inférieur droit ; parésie légère de la langue surtout à droite ; abolition du réflexe pharyngien avec conservation de la sensibilité tactile du voile ; affaiblissement minime de sa motilité. Maladresse des membres avec faiblesse et tremblement dans le côté droit ; marche à petits pas et troubles de l'équilibre peu accentués. Polyurie, néphrite interstitielle. Nouvel ictus, quelques mois après, mort.

La nommée Ves..., âgée de 46 ans, ménagère, est entrée à l'Hôtel-Dieu le 12 décembre 1898, dans le service de M. Proust remplacé par le Dr Guinon.

Antécédents. — Étant donné l'état intellectuel de la malade, surtout l'affaiblissement de la mémoire, nous n'avons pu obtenir que très peu de renseignements sur ses antécédents. Nous avons su cependant dans le service que, en 1894, elle avait été frappée d'une première attaque suivie d'une hémiplégie droite sans aphasie, qui a disparu au bout de deux mois. Puis en avril 1898 elle a été de nouveau prise d'hémiplégie droite, avec aphasie cette fois, et soignée à la Pitié ; là, quoiqu'on n'ait pas trouvé de traces évidentes de syphilis, elle a été traitée par les frictions mercurielles et par l'iodure et s'est améliorée. Enfin quelques jours avant son entrée à l'Hôtel-Dieu elle a encore été frappée d'une attaque avec hémiplégie gauche et c'est de cette époque probablement que datent les phénomènes pseudo-bulbaires.

État actuel, pris le 3 février 1899. — *Troubles fonctionnels.* — L'intelligence est affaiblie, la mémoire surtout diminuée ; quand on pose des questions à la malade, elle y répond avec grande hésitation et se contredit sans cesse ; elle n'a pas de pleurer, mais un peu de rire spasmodique, peu marqué d'ailleurs. Quand elle parle, elle ne semble plus avoir trace d'aphasie, dans le langage usuel elle trouve bien des mots pour s'exprimer ; elle nomme bien les objets qu'on lui montre et répète parfaitement les phrases qu'on lui dit. L'écriture au

(1) Nous adressons à notre maître, le Dr Guinon, nos sincères remerciements pour l'obligeance avec laquelle il nous a fourni l'occasion d'examiner cette malade.

premier abord parait très altérée et V... prétend cependant que avant d'être malade elle écrivait assez couramment, mais il faut tenir compte, dans l'appréciation de ces symptômes, de l'état intellectuel et de la gêne apportée dans l'écriture par la maladresse et le tremblement de la main droite.

Les troubles de l'écriture consistent, en effet, principalement en une mauvaise formation des lettres et sont également prononcés pour les divers modes (spontanée, sous dictée ou copiée).

D'autre part, la dysarthrie est bien évidente et s'accompagne d'un certain degré d'aphonie. La malade parle habituellement à voix très basse, presque chuchotée, et ce n'est qu'en la pressant, en lui répétant d'élever la voix qu'on arrive à lui faire prononcer quelques paroles à voix haute ; mais elle fait évidemment effort pour cela. En outre, les mots sont mal articulés, se compren-

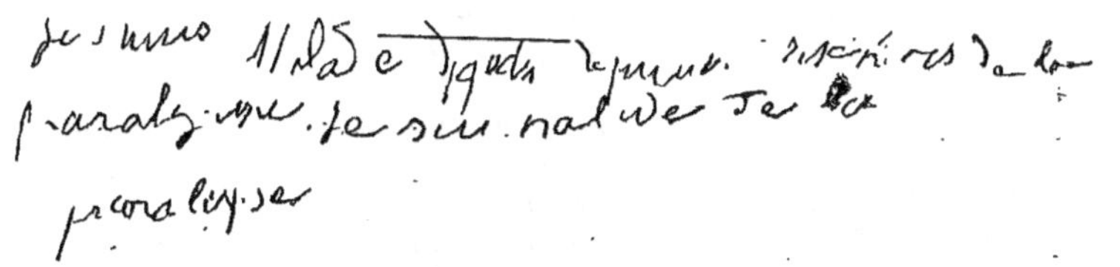

Écriture spontanée.

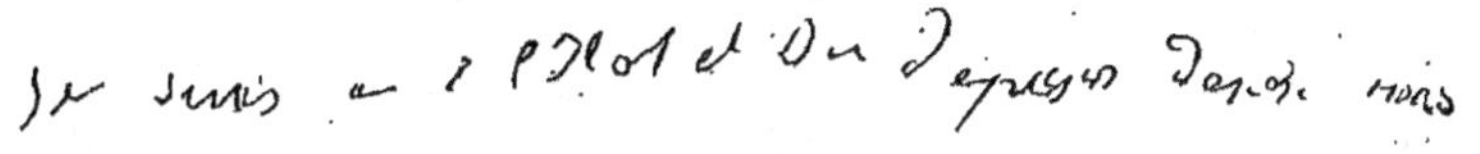

Écriture sous dictée.

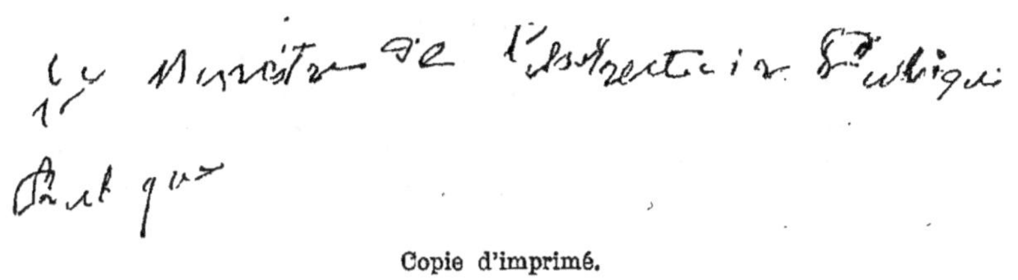

Copie d'imprimé.

FIG. 3.

nent difficilement ; la malade parle comme si elle avait quelque chose dans la bouche et ne prononce presque pas la fin des phrases.

Les troubles de la déglutition sont également assez accentués, quoique moins marqués qu'il y a quelque temps ; ce sont les liquides qui passent le plus difficilement, ils remontent dans les fosses nasales ou déterminent des quintes de toux.

La salivation est abondante dans la journée et, la nuit, la malade bave souvent sur son oreiller.

Examen somatique. — L'examen somatique donne les résultats suivants :

Face. — Le facial supérieur est intact des deux côtés. A l'état de repos le sillon sous-nasal est bien médian ; mais la moitié droite de la bouche est plus courte, et de ce côté la commissure labiale est un peu plus élevée qu'à gauche. Ces phénomènes s'accentuent pendant le rire et il est évident que le facial inférieur droit est contracturé. La malade peut faire la moue ; mais elle a grande difficulté à siffler ou à souffler, et n'y arrive qu'imparfaitement.

Langue. — Du côté de la langue, la propulsion est normale ; mais le mouvement de latéralité à gauche est limité, ainsi que l'élévation de la pointe. La sensibilité de la muqueuse au contact est conservée.

Voile du palais. — Le voile du palais est symétrique, s'élève bien pendant l'émission des sons, moins cependant qu'à l'état normal. Le réflexe pharyngien et celui du voile sont à peu près abolis, et cependant la sensibilité de la muqueuse au contact est conservée.

Muscles masticateurs. — Les muscles moteurs de la mâchoire fonctionnent normalement et la malade mâche facilement ; le réflexe massétérin est normal.

L'examen laryngoscopique n'a pas été fait.

Membres supérieurs. — Du côté des membres supérieurs il n'y a ni atrophie, ni raideur musculaire. Les réflexes sont exagérés, la force musculaire diminuée ; mais ce qui frappe surtout, c'est la maladresse : les mouvements sont lents, hésitants, sans précision ; la malade ne peut, sans être aidée, s'habiller ou se déshabiller, ni manger ; nous lui disons de mettre sur sa tête un filet à cheveux et elle n'y arrive pas. La main gauche est particulièrement maladroite pour saisir les objets. A droite, la malade présente souvent, quand elle parle ou s'agite, une sorte de tremblement lent, à larges oscillations, qu'elle n'a pas quand elle est complètement au repos. Dans certains gestes ce tremblement s'exagère et se transforme en mouvements incohérents simulant une ataxie : dans l'acte, par exemple, de mettre le bout du doigt sur le bout du nez.

Membres inférieurs. — Les membres inférieurs ne présentent non plus ni atrophie ni raideur musculaire, mais un certain degré de faiblesse, surtout à droite, dans les mouvements du pied sur la jambe, et de la jambe sur la cuisse.

Le réflexe patellaire est exagéré un peu plus du côté droit, et il y a une ébauche de trépidation épileptoïde.

Marche et troubles de l'équilibre. — La malade marche lentement, à petits pas, en traînant légèrement la jambe droite, et par instant seulement. En outre, elle présente des troubles de l'équilibre peu marqués, mais cependant bien évidents ; elle n'écarte pas les jambes pour élargir sa base de sustentation, mais si on lui parle pendant qu'elle est debout, elle éprouve le besoin de se tenir à un meuble ; si on l'en empêche elle vacille, risque tout d'un coup de tomber en arrière et fait quelques pas à reculons pour retrouver son équilibre. Enfin, on note un léger degré de rétropulsion quand on la tire en arrière pendant qu'elle marche.

Sensibilité. — La sensibilité cutanée semble normale, mais la notion de position des membres est un peu altérée à droite pour les extrémités, surtout la main.

L'état mental de la malade rend d'ailleurs tout cet examen difficile.

Organes des sens. — L'examen des organes des sens, nous donne les résultats suivants :

L'acuité visuelle est toujours bonne, le champ visuel normal. Les mouvements du globe oculaire sont un peu lents peut-être ; il n'y a pas de nystagmus. Les pupilles sont égales, peut-être en léger myosis et réagissent bien à la lumière et à la convergence.

L'acuité auditive est notablement affaiblie à gauche ; l'examen de l'oreille n'a pas été fait.

La malade ne présente ni bourdonnements, ni vomissements, ni vertiges.

L'odorat est normal.

Ordinairement le sphincter anal fonctionne normalement, cependant la malade a eu dernièrement une diarrhée modérée et pendant ce temps ne pouvait retenir ses matières qu'avec la plus grande peine.

Elle n'a jamais perdu ses urines, mais les besoins d'uriner seraient fréquents et impérieux ; la nuit elle est obligée de se lever plusieurs fois, mais il paraît que la quantité d'urine émise dans les 24 heures est exagérée ; nous n'avons pu en faire l'analyse.

Cœur. — A l'auscultation du cœur on trouve un bruit de galop des plus nets avec claquement sonore des sigmoïdes aortiques.

Nous avons su que, quelques mois après notre examen, la malade est morte d'une nouvelle attaque. L'autopsie n'a pu être faite.

Remarques. — Attaques apoplectiques multiples dans la pathogénie desquelles l'élévation de la tension sanguine qui accompagne la néphrite interstitielle a pu jouer un certain rôle.

Le syndrome pseudo-bulbaire s'établit dès que les manifestations paralytiques ont atteint les deux côtés du corps ; il est au complet et assez accusé, avec déficit intellectuel. Comme il y a eu, paraît-il, des phénomènes d'aphasie à un moment donné, d'autant plus faciles à constater qu'à ce moment V... n'était pas encore pseudo-bulbaire, il était intéressant d'en rechercher les traces.

Or ici, on n'en trouve pas : tout phénomène d'aphasie semble avoir disparu ; quand on cause avec la malade, en effet, on note bien, outre la dysarthrie qui gêne beaucoup pour cet examen, de la lenteur de la parole et des hésitations multiples, mais il semble bien que celles-ci doivent être attribuées à l'état intellectuel ; V... paraît choisir assez bien le mot propre pour s'exprimer et ne fait pas de périphrases. Mais il s'agit là d'une question d'appréciation délicate et il ne faudrait pas attribuer à ces considérations une valeur absolue.

L'état de l'écriture va nous fixer définitivement, tout d'abord elle semble présenter des altérations considérables, mais il s'agit simplement d'une mauvaise formation des lettres due sans aucun doute à la maladresse de la main droite. Cette altération en effet est aussi accusée, peut-être même plus pour l'écriture copiée que pour l'écriture sous dictée, et chez un aphasique la copie est toujours bien mieux conservée que les autres modes d'écriture.

Nous n'observons pas non plus d'hémiplégie accusée, mais par contre nous trouvons à un degré extrême cette maladresse des membres sans phénomène paralytique bien net qui s'observe souvent chez les pseudo-bulbaires et se manifeste aux membres supérieurs par l'inhabileté, l'inaptitude aux usages usuels, et aux membres inférieurs par la démarche lente, à petits pas.

Cependant, nous avons noté une faiblesse légère du côté droit du corps, avec mouvements involontaires qu'il faut rapprocher, pensons-nous, de l'hémitremblement et de l'hémiathétose post-hémiplégique.

Rappelons enfin ces troubles de l'équilibre peu marqués, il est vrai, mais évidents, suffisants pour faire supposer une lésion de la protubérance ou du cervelet.

Observation IX

Aucune trace apparente de syphilis héréditaire ; pas non plus chez les parents. Grossesse normale, accouchement à terme dans les conditions normales. Dès la naissance du sujet, difficulté à déglutir le lait ; salivation, paralysie du bras droit. Ne commence à dire quelques mots qu'à 11 ans. État actuel à 13 ans : aspect chétif ; intelligence bornée et émotivité ; écoulement de salive hors de la bouche ; troubles marqués de la mastication et de la déglutition. Parole presque inintelligible. Très léger arrêt de développement de la moitié droite de la face et du membre supérieur droit ; facies pleurard ; état de contracture très léger dans le territoire du facial supérieur et plus accentué dans le facial inférieur ; paralysie prononcée de la langue : motilité du voile du palais peu atteinte, sensibilité tactile conservée et abolition du réflexe pharyngien ; affaiblissement des muscles masticateurs. Parésie et contracture légère dans le membre supérieur droit ; marche normale.

La nommée Lab..., Anne, âgée de 13 ans, est entrée à la Salpêtrière, dans le service du Dr Dejerine, le 8 septembre 1898.

Antécédents héréditaires. — Il n'y aurait eu aucune infection syphilitique

chez les parents. Le père a 73 ans et jouit d'une bonne santé ; la mère, âgée
de 53 ans, se porte bien elle aussi, et a eu d'abord 3 enfants bien développés
et bien portants actuellement ; puis une fausse couche de six mois et enfin,
deux ans après, est née notre malade.

. *Antécédents personnels.* — Pour cette dernière la grossesse a été normale ;
l'accouchement a eu lieu à terme et, d'après les renseignements que nous pou-

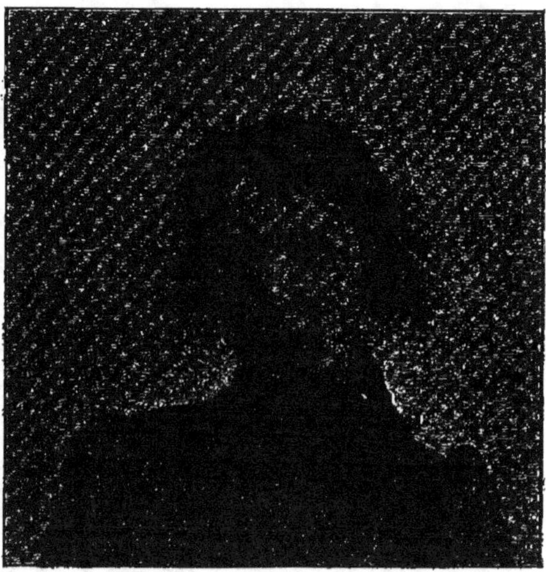

FIG. 4.

vons recueillir, se serait effectué dans de bonnes conditions, sans intervention.

L'enfant n'a jamais eu de convulsions, d'attaques de nerfs ; jamais non plus
de maladie grave.

. *Maladie actuelle.* — Dès qu'elle a commencé à téter, on s'est aperçu qu'elle
avait de la difficulté non pas à aspirer le lait, mais à l'avaler : bientôt elle
était prise de quintes de toux et rejetait une bonne partie du liquide qu'elle
avait pris.

Quelque temps après, les parents remarquèrent que le bras droit remuait
beaucoup moins que l'autre ; ils eurent l'idée, pour obliger l'enfant à se servir
de ce membre, de lui attacher le bras gauche et constatèrent que lorsqu'elle
tombait ainsi attachée, elle n'étendait pas le bras droit pour se retenir. Il n'y
aurait rien eu aux membres inférieurs.

La petite malade a commencé à marcher à 13 mois et sous ce rapport a fait des progrès comme un autre enfant.

Elle a commencé à parler très tard et n'a fait que des progrès extrêmement lents ; il y a deux ans elle ne prononçait que des mots presque inintelligibles. Depuis cette époque, disent ses sœurs, elle aurait fait des progrès bien plus sensibles. La difficulté de la déglutition est toujours restée à peu près la même, et depuis que l'enfant mange on a constaté que la mastication est également

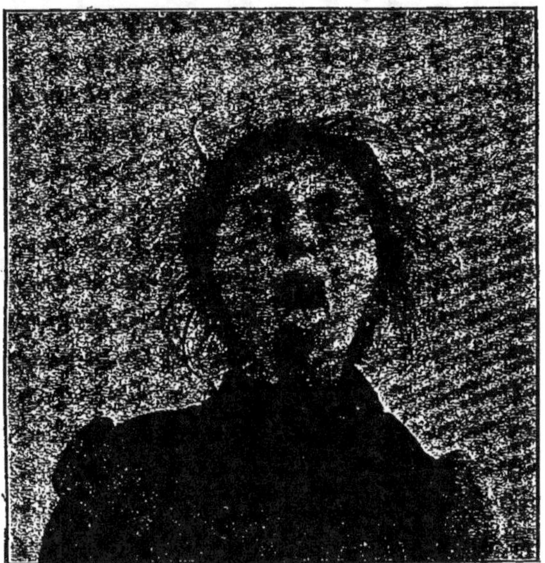

FIG. 5.

pénible et que les aliments, s'appliquant contre la voûte palatine ou la face interne des joues, doivent être souvent ramenés avec les doigts sous les arcades dentaires.

La salivation a toujours été abondante, et la salive coule fréquemment entre les lèvres.

La malade n'a jamais eu d'autre manifestation nerveuse et c'est dans cet état qu'elle se présente à nous.

État actuel le 8 septembre 1898. — La malade est de taille plutôt petite pour son âge et présente un aspect chétif, malingre ; elle est maigre et peu musclée.

Troubles fonctionnels. — L'intelligence est peu développée : l'enfant a été à l'école, mais ne peut épeler que très difficilement et ne sait guère écrire autre chose que son nom, son âge, et encore très imparfaitement. Elle n'a ni rire ni pleurer spasmodiques. Elle est extrêmement timide et craintive et il faut qu'elle soit bien habituée aux personnes pour leur répondre autrement que par « oui » ou par « non » aux questions qu'elles lui posent. D'ailleurs, quand elle veut parler, on ne la comprend presque pas : elle n'émet en général qu'une sorte de grognement peu sonore ressemblant à un ronflement, mais dans lequel on peut parfois, quand elle fait de grands efforts pour articuler, reconnaître quelques mots. La salive coule hors de la bouche dès que l'enfant penche un peu la tête en avant ; les troubles de la déglutition et de la mastication sont très accusés, et la malade est souvent prise, en mangeant, de quintes de toux.

Examen somatique. — *Face.* — Le facies pleurard est des plus marqués et quand on regarde la petite malade avec attention on remarque qu'il y a une légère asymétrie faciale, le côté droit de la face étant un peu moins développé que le gauche, surtout dans les parties inférieures.

Dans la zone du facial supérieur les mouvements exécutés au commandement, sans effort, se font également bien des deux côtés ; mais quand l'enfant s'efforce d'ouvrir les yeux aussi largement que possible, l'œil droit s'ouvre notablement moins que le gauche ; et, en outre, dans l'effort de l'occlusion des paupières, l'élévateur de l'aile du nez semble se contracter plus énergiquement à droite. D'un autre côté, dans les mouvements de physionomie, l'arcade sourcilière droite s'élève souvent plus que la gauche. Au repos la bouche est à peu près symétrique, la commissure droite n'étant qu'à peine un peu plus élevée que la gauche. Mais au moindre mouvement de physionomie et surtout dans le rire, cette commissure droite se dévie notablement en dehors et en haut. L'orbiculaire des lèvres est paralysé et la malade ne peut ni souffler ni faire la moue.

Langue. — Le mouvement de propulsion de la langue est très limité et les mouvements de latéralité et d'élévation de la pointe sont totalement abolis.

La muqueuse est sensible au contact.

Voile du palais. — Le voile du palais est normalement développé, symétrique et s'élève bien pendant l'émission des sons. La sensibilité au contact est, semble-t-il, normale, mais le réflexe pharyngien paraît très diminué : cette recherche est rendue difficile par la peur extrême qu'a la malade quand on examine sa gorge. A cause de cette crainte il a été impossible de faire l'examen laryngoscopique.

Muscles masticateurs. — Les muscles masticateurs sont affaiblis, surtout du côté droit et le réflexe massétérin est notablement exagéré. Les mouvements de diduction et de propulsion de la mâchoire inférieure ne peuvent être exécutés.

Membres supérieurs. — Les membres supérieurs sont très peu musclés et les omoplates sont ailées ; cette disposition est bien plus marquée à droite et de ce côté on note également un volume moindre des masses musculaires de l'épaule et du bras. A l'avant-bras et surtout à la main, le développement musculaire est égal des deux côtés, mais tout le membre supérieur droit semble un peu plus court que l'autre et cette différence est notable, principalement au niveau de la main. A droite on trouve un peu de raideur musculaire et de l'exagération du réflexe tendineux au poignet et un peu aussi au coude. De ce côté le membre supérieur est très maladroit et la malade lâche souvent sans s'en apercevoir les objets qu'elle tient à la main.

Les mouvements d'élévation et d'abaissement du bras, de flexion ou d'extension de l'avant-bras sont notablement affaiblis à droite ; la pronation et la supination de ce côté sont pénibles et incomplètes ; l'extension et la flexion des doigts, l'opposition du pouce se font avec difficulté et incomplètement ; l'écart et le rapprochement des doigts sont impossibles. La malade serre très peu de la main droite et quand elle fait effort on observe des mouvements synergiques dans la main gauche.

Membres inférieurs. — Les membres sont très peu musclés également, mais on ne note pas de différence d'un côté à l'autre et la force musculaire semble égale des deux côtés. A droite, le réflexe patellaire est notablement exagéré, mais il n'y a pas de trépidation épileptoïde. La marche est absolument normale, seulement la malade se fatigue vite en marchant.

Rien à signaler du côté de la sensibilité cutanée.

Pas de trouble sphinctérien.

Rien à signaler du côté des organes des sens.

Aucun stigmate de syphilis héréditaire.

Remarques. — Les renseignements fournis par deux sœurs de la malade, beaucoup plus âgées qu'elle et qui l'ont élevée en partie, sont suffisamment précis pour qu'on puisse affirmer avec toute certitude qu'il s'agit là d'un cas de paralysie pseudo-bulbaire congénitale, analogue, au point de vue clinique, à celui de Bouchaud.

Outre les troubles de la parole et de la déglutition qui sont des plus prononcés, nous trouvons des traces d'hemiplégie cérébrale infantile du côté droit, portant sur la face et le membre supérieur seulement et ayant amené dans ces parties une parésie avec contracture légère et arrêt de développement minime, il est vrai. Il est impossible, vu l'anarthrie et le peu d'éducation que la malade a pu recevoir, de rechercher les symptômes d'aphasie ; mais nous savons que l'hémiplégie droite, quand elle survient dans les premières années de la vie, et à plus forte raison, quand elle est congénitale, ne s'accompagne pas de ce syndrome.

Ce qui domine chez Lab..., c'est la paralysie de la langue : celle-ci est en général presque immobile et ce n'est qu'avec un grand effort qu'elle arrive à la tirer légèrement hors de la bouche ; l'orbiculaire des lèvres, les muscles masticateurs sont atteints eux aussi d'une façon notable ; mais le voile du palais est moins paralysé que ne le feraient supposer les troubles de la déglutition extrêmement prononcés. Cependant, ces troubles peuvent encore s'expliquer par l'abolition du réflexe pharyngien et le manque de renversement en arrière de la base de la langue pendant le deuxième temps de la déglutition ; l'épiglotte ne viendrait pas protéger le vestibule du larynx et des parcelles alimentaires pourraient facilement y tomber.

L'examen laryngoscopique n'a pu être fait, Lab... ayant été prise d'une grande frayeur quand on a voulu le pratiquer et s'étant débattue avec toute la vigueur dont elle est capable. La chose est regrettable, car il est à remarquer qu'elle est presque aphone et qu'il doit y avoir une paralysie laryngée assez prononcée.

Remarquons, enfin, l'arrêt de développement que présente Lab..., tant au point de vue intellectuel qu'au point de vue physique.

OBSERVATION X (1).

La grand'mère paternelle, une tante paternelle et le père lui-même ont présenté un embarras de la parole datant de la naissance. Grossesse normale, accouchement laborieux, naissance en état d'asphyxie. Dès la naissance quelques troubles de la déglutition qui ont diminué dans la suite. A 15 mois, troubles très marqués de la déglutition et écoulement abondant de salive hors de la bouche ; à 4 ans, commence à prononcer quelques syllabes, parole très confuse. État actuel à 13 ans : retard du développement physique et intellectuel ; troubles de la mastication et de la déglutition; dysarthrie très prononcée, paralysie avec légère contracture du facial droit avec atteinte minime mais réelle du facial supérieur ; langue parésiée avec fatigue rapide à la suite de quelques mouvements ; voile du palais atrophié, mobilité à peu près normale et conservation du réflexe pharyngien, paralysie des muscles masticateurs ; membres peu musclés, non paralysés; marche normale.

Le jeune Maurice D..., âgé de 13 ans, a été examiné par nous le 21 juillet 1899 à la consultation externe du Dr Dejerine.

Antécédents héréditaires. — Sa grand'mère paternelle (ainsi qu'un frère de cette dernière) a eu toute sa vie une parole assez peu distincte bredouillée, sans dysphagie ni trouble de l'intelligence ; en outre, elle avait continuellement la salive à la bouche, mais ne bavait cependant pas. Quatre tantes ou oncles paternels ne présentent rien de particulier, mais une tante n'a parlé qu'à 15 ans et la parole est toujours restée confuse sans qu'il y ait jamais eu ni salivation, ni

(1) Le Dr Natier nous a fourni l'occasion d'examiner ce malade : nous lui adressons tous nos remerciements.

autre trouble à noter ; ses cinq enfants sont tous normaux. Enfin le père lui-même a un petit défaut de prononciation et parle comme s'il avait la bouche empâtée ; mais la chose est peu marquée. Valet de chambre, il est bien portant et ne présente, autant qu'on peut s'en rendre compte, aucune tare morbide, notamment pas de syphilis.

La mère, cuisinière assez robuste, a des tics nombreux. A part cela, elle a une bonne santé, ne présente pas de signes d'éthylisme et n'aurait jamais eu de maladie vénérienne. Elle a eu deux grossesses et a donné naissance, d'abord à un garçon âgé actuellement de 16 ans, ayant marché et parlé d'assez bonne heure, bien développé maintenant et ne présentant aucune manifestation morbide ; puis elle a notre petit malade.

Antécédents personnels. — Pour ce dernier la grossese a été absolument normale, sans maladie de la mère ; l'accouchement a eu lieu à terme ; il a été long et pénible, sans, cependant, qu'on fût obligé d'intervenir et l'enfant est venu cyanosé, en état d'asphyxie, mais est bientôt revenu. Il était de volume moyen.

Maladie actuelle. — Aussitôt après sa naissance, le petit malade a eu un peu de difficulté à prendre le sein ; mais au bout de quelque temps cette difficulté a bien diminué et l'enfant a pu téter à peu près comme à l'état normal. Puis il a été mis en nourrice loin de ses parents, nourri au biberon, et on a peu de renseignements sur ce qui s'est passé à cette époque. On ne peut savoir, notamment s'il a eu des attaques convulsives ou des manifestations paralytiques. Il fut sevré vers quinze mois et rentra auprès de ses parents. Ceux-ci constatèrent, alors, qu'il avait des troubles très prononcés de la déglutition. On ne pouvait l'alimenter qu'avec la plus grande peine, car il rejetait presque tout ce qu'on voulait lui faire avaler : solides ou liquides. Il bavait continuellement et l'écoulement de la salive était fort abondant.

Ce n'est que vers 4 ans que l'enfant a pu prononcer quelques syllabes ; son articulation était des plus défectueuses et il n'a fait que des progrès très lents. Maintenant encore on peut à peine le comprendre.

Sans être aussi intelligent que les autres enfants de son âge, il comprend, cependant, tout ce qu'on lui dit et répond bien aux questions qu'on lui pose pendant l'examen ; il aime la société de ses petits camarades et joue avec eux. On a commencé à le faire aller à l'école vers l'âge de 8 ans, mais il n'a pu apprendre que très difficilement : il n'écrit que quelques mots et d'une façon fort incorrecte, il ne comprend à la lecture que les phrases simples. Il ne peut faire une multiplication un peu compliquée.

Depuis l'époque où il est entré chez ses parents, il s'est amélioré un peu mais très lentement, la déglutition est plus facile et, depuis deux ans, il ne bave presque plus.

État actuel, le 21 juillet 1899. — *Troubles fonctionnels.* — L'enfant est petit pour son âge, d'aspect chétif et malingre, peu musclé et paraît beaucoup plus jeune qu'il n'est. La mastication est difficile ; il mange maintenant assez bien sans s'engouer trop souvent, mais la déglutition des liquides est difficile et détermine assez souvent la toux ou même le rejet de tout ce qu'il voulait avaler.

Il ne bave plus, mais il doit continuellement attacher son attention à cela ; la salivation est toujours abondante et la bouche pleine de salive.

La dysarthrie est intense et on a de la peine à comprendre le malade. Certaines consonnes surtout sont difficiles à prononcer ; *l* est prononcé comme *m p* ; *d* est prononcé comme *n d* et avec difficulté ; *t* ne peut être articulé à cause de l'impossibilité de porter en haut la pointe de la langue ; *r* est roulé au fond de l'arrière-bouche ; *m* et *n* sont mieux articulés.

Il ne s'agit d'ailleurs que de dysarthrie : le petit malade trouve facilement et prononce tant bien que mal, tous les mots qui lui sont nécessaires pour s'exprimer.

Examen somatique. — La tête est volumineuse, sans cependant qu'il y ait lieu de penser à de l'hydrocéphalie ; les oreilles sont très écartées de la tête.

Face. — Les muscles du front exécutent bien tous les mouvements qu'on ordonne de faire au petit malade ; avec effort, il ferme également bien les deux yeux.

Mais, quand on l'examine pendant les mouvements de physionomie, on constate que, à droite, le front se plisse un peu moins, le sourcil est légèrement abaissé et l'œil un peu moins ouvert. Pour le territoire du facial inférieur, on observe des faits analogues : quand l'enfant rit franchement ou fait effort pour écarter les commissures labiales, celles-ci s'éloignent également de la ligne médiane, comme à l'état normal ; mais dans les jeux de physionomie, on constate un léger état de contracture de la moitié droite de l'orbiculaire, de sorte que la moitié gauche de la bouche est plus grande que la droite.

L'orbiculaire des lèvres est, en outre, parésié ; le malade ne peut ni siffler, ni faire la moue.

Langue. — La projection de la langue, hors de la bouche, se fait assez bien les premières fois, quoique le mouvement n'ait pas toute l'ampleur qu'il aurait à l'état normal ; mais au bout de cinq ou six fois, le malade commence à se fatiguer et le mouvement devient de moins en moins étendu à mesure qu'il le répète.

Les mouvements de latéralité et d'élévation de la pointe sont complètement abolis. L'organe ne semble pas atrophié ; la muqueuse est bien sensible au contact du stylet mousse.

Voile du palais. — La sensibilité au contact est également normale à la face interne des joues et au voile du palais. Ce dernier n'est pas tombant au repos ; par l'émission des sons il s'élève bien et le réflexe pharyngien est normal (pendant l'élévation la luette se dévie à gauche). Cet organe présente une atrophie remarquable : la portion membraneuse du palais est très courte et la luette, de longueur normale, est excessivement grêle.

Muscles masticateurs. — Les mouvements d'élévation de la mâchoire inférieure sont faibles et l'enfant n'arrive pas à faire mal en mordant le doigt, recouvert d'une compresse, qu'on lui met entre les dents ; les mouvements de diduction sont très limités et pénibles. Le réflexe massétérin est un peu exagéré.

L'examen laryngoscopique a été fait par le Dr Natier qui nous a remis la note suivante: « Il est très difficile de saisir la langue ; le malade n'en est pas maître et elle est continuellement agitée de mouvements dans le sens antéro-postérieur. Cependant on arrive à voir le larynx qui est normal et fonctionne très bien pendant la phonation.

Membres supérieurs. — Les membres supérieurs sont peu musclés, les omoplates un peu ailées. Les réflexes tendineux ne sont pas exagérés ; les mouvements sont normaux des deux côtés et le petit malade est droitier. La force musculaire est minime.

Membres inférieurs. — Les membres inférieurs ne présentent, non plus, rien à signaler : les réflexes patellaires sont normaux ; l'enfant marche et court d'une façon absolument normale.

Sensibilité. — La sensibilité cutanée, la notion de position des membres ne présente aucune altération.

Point de trouble sphinctérien.

Rien à signaler du côté de la vue, de l'ouïe, de l'odorat. Pour le goût, l'enfant semble confondre, un peu, les saveurs sucrées avec les saveurs salées et amères.

Remarques. — Les accidents semblent avoir débuté dès la naissance ; mais comme ils étaient minimes à cette époque, comme ils auraient même diminué quelque temps après, la chose n'est pas absolument certaine.

Il est regrettable que les parents aient perdu de vue leur enfant et n'aient pu avoir de renseignements sur sa santé jusqu'à l'âge de 15 mois. Donc paralysie pseudo-bulbaire très probablement congénitale ou tout au moins datant des premiers mois de la vie.

Plusieurs faits sont à noter dans ce cas : sa pureté, le syndrome pseudo-bulbaire étant isolé de tout phénomène paralytique du côté des membres et de toute autre manifestation nerveuse.

C'est, ensuite, l'intensité des troubles fonctionnels contrastant avec la paralysie relativement peu intense des organes de la phonation et de la déglutition ; puis l'atrophie du voile du palais qui équivaut sans doute, au point de vue fonctionnel, à sa paralysie, et qui est un fait très particulier et digne de remarque.

Enfin dans les antécédents héréditaires on trouve une particularité qui, à notre connaissance, n'avait point été signalée jusqu'ici dans la paralysie pseudo-bulbaire congénitale : plusieurs membres de la famille du père et ce dernier lui-même ont présenté dès leur naissance et pendant toute leur vie, non point un syndrome pseudo-bulbaire complet, mais une dysarthrie plus ou moins manifeste qui constituerait une forme fruste de la maladie.

CHAPITRE IV

Diagnostic.

Plusieurs auteurs, notamment le professeur Brissaud, ont fait remarquer combien, dans certains cas, l'allure d'un malade atteint de paralysie pseudo-bulbaire ressemblait à celle d'un paralytique agitant ; même attitude courbée, figée ; mêmes mouvemements lents ; dans les deux cas la face présente un aspect de stupeur et la parole est lente et saccadée. Cette ressemblance, qui ne s'observe qu'assez rarement, mais qui peut être assez grande au premier abord, donnera rarement lieu à confusion : les antécédents et l'analyse des symptômes que présente le malade feront faire le diagnostic.

Ainsi que le fait observer Boulay (1), on peut avoir à poser le diagnostic de paralysie pseudo-bulbaire dans deux conditions différentes : ou bien la maladie est de date récente ; le début sur lequel on a des renseignements précis a été plus ou moins brusque et on peut songer aux diverses maladies aiguës du bulbe ; ou bien les troubles sont établis depuis de longues années ; la dysarthrie et l'état intellectuel du patient, souvent, ne permettent pas de recueillir une anamnèse bien précise et l'on peut songer aux maladies chroniques du bulbe, notamment à la paralysie labio-giosso-laryngée progressive de Duchenne (de Boulogne).

Paralysie labio-glosso-laryngée de Duchenne. — Cette maladie a une allure clinique bien particulière et, malgré ce qu'on a dit, ne prête que rarement à confusion, avec la paralysie pseudo-bulbaire, dès qu'on fait un examen un peu approfondi du malade.

Le début et la marche ultérieure sont bien différents dans les deux cas : lentement et avec une progression d'une régularité parfaite, on voit dans la maladie de Duchenne se prendre, par étapes successives,

(1) Boulay. Des pseudo-bulbaires. Revue générale in *Gaz. des hôpit.*, 1891, p. 793.

la langue, les lèvres et quelquefois les autres muscles de la face, le
voile du palais et le larynx ; puis dans une seconde phase, avec la
paralysie des muscles masticateurs et ptérygoïdiens, surviennent des
crises cardiaques, des troubles respiratoires qui emportent souvent
le malade. Tout cela est bien différent des ictus successifs, de l'évolution si variable de la paralysie pseudo-bulbaire, tantôt stationnaire,
tantôt régressive pendant quelque temps, à la suite d'une aggravation
brusque, tantôt, enfin, progressive, mais ne présentant jamais, dans
ce dernier cas, une régularité aussi parfaite dans la marche, et avec
succession aussi nette des accidents paralytiques. Les crises respiratoires sont exceptionnelles ; elles ont été signalées, cependant,
ainsi que nous l'avons vu, par Oppenheim et Siemerling ; mais,
malgré leur intensité, elles n'ont pas la gravité dont nous venons de
parler à propos de la paralysie bulbaire.

Les phénomènes constatés chez le sujet qui se présente à l'examen
sont également différents dans les deux affections : dans la maladie
de Duchenne, les troubles paralytiques sont absolument symétriques, ne prédominent jamais d'un côté et laissent les membres
indemnes ; ils s'accompagnent d'altération des réactions électriques
des muscles atteints, allant jusqu'à l'abolition de l'excitabilité électrique ; et d'une atrophie musculaire dont le degré est proportionnel
à celui de la paralysie ; les lèvres sont amincies ; la langue, ratatinée,
molle, est souvent le siège de petites contractions fibrillaires et présente des plis longitudinaux de sa muqueuse ; les muscles masticateurs ne font plus aucune saillie, et même il se forme finalement une
dépression profonde dans la fosse temporale. La motilité dans la
zone du facial supérieur et celle des muscles extrinsèques du globe
oculaire est conservée et l'intelligence restant parfaite, l'expression
du regard contraste avec l'aspect d'hébétude et de stupeur de la
partie inférieure de la face.

Dans la paralysie pseudo-bulbaire, ce contraste existe rarement
d'une façon aussi évidente, ainsi que le remarquent Oppenheim et
Siemerling à cause de l'apathie et de la débilité intellectuelles que
présentent, en général, les malades. La paralysie est distribuée d'une
façon bien plus irrégulière, prédominant sur un côté de la face, de la
langue, du voile, etc., ou se localisant plus spécialement sur l'un
quelconque de ces organes ; elle peut s'accompagner de contracture,

mais pas d'atrophie musculaire, et les réactions électriques restent normales.

Halipré signale une cause d'erreur qui pourrait faire croire à une atrophie musculaire commençante de la langue, alors qu'il n'en est rien. « Chez beaucoup de sujets, dit-il, n'étant atteints d'aucune affection bulbaire ni pseudo-bulbaire, le petit effort que nécessite la propulsion de la langue produit dans cet organe des contractions qu'il me paraît bien difficile de distinguer des véritables contractions fibrillaires. »

Ce n'est qu'après une très longue durée de la maladie qu'on pourrait, à la rigueur, constater une atrophie légère, nullement en rapport avec la durée et le degré de la paralysie ; mais il est à noter qu'ici cette atrophie musculaire tardive est beaucoup plus rare qu'elle ne l'est aux membres, chez les hémiplégiques, ainsi que le fait observer Halipré. Enfin, les troubles pseudo-bulbaires s'accompagnent souvent de phénomènes paralytiques ou parétiques des extrémités, de déficit intellectuel, d'aphasie, etc., phénomènes qui font défaut dans la paralysie de Duchenne. Quant à l'état des réflexes, il est trop variable pour pouvoir servir d'indication.

La paralysie bulbaire chronique avec atrophie, par contre, peut se montrer au cours de diverses affections médullaires : sclérose en plaques, etc. et surtout sclérose latérale amyotrophique. On sait d'ailleurs que dans les formes les plus pures, elle est généralement, ou peut-être même toujours une sclérose latérale amyotrophique et qu'à l'autopsie on rencontre des lésions des cordons latéraux de la moelle.

Paralysie bulbaire aiguë ou apoplectiforme. — Parmi les maladies aiguës du bulbe, celle qui peut donner les analogies les plus complètes avec la paralysie pseudo-bulbaire, c'est la paralysie bulbaire aiguë ou apoplectiforme ; elle est provoquée par un foyer de ramollissement (ou quelquefois, mais rarement, d'hémorrhagie) siégeant dans la région bulbo-protubérantielle.

Ainsi que le fait remarquer Nothnagel, deux cas sont à observer au point de vue clinique : ou bien la lésion détermine la mort à brève échéance, avant qu'une symptomatologie spéciale ait eu le temps de se dessiner, et il s'agit, alors, le plus souvent d'après Duret (1) d'une

(1) Duret. Sur la distribution des artères nourricières du bulbe rachidien. *Arch. de phys.*, 1873, p. 97.

oblitération du tronc basilaire ; ou bien les accidents aigus du début s'apaisent, de nouveaux phénomènes se déroulent et la maladie suit ensuite une marche subaiguë ou chronique. Ces derniers cas nous intéressent seuls.

L'ictus du début ne s'accompagne ordinairement pas de perte de connaissance ; il peut y avoir un vertige, une obnubilation plus ou moins passagère, plus ou moins accusée, ou bien c'est en pleine connaissance que le sujet assiste à l'établissement brusque ou rapide de sa paralysie labio-glosso-laryngée qui, dès le début, acquiert tout son développement.

En même temps que cette dernière, pourront apparaître d'autres manifestations qui seront l'indication plus ou moins évidente de l'origine bulbaire des accidents : hémiplégie alterne de Millard-Gubler ; hémiplégie double d'emblée (l'hémiplégie simple ou deux hémiplégies successives n'ayant aucune signification spéciale) ; hémianesthésie ; troubles respiratoires ou cardiaques ; polyurie, albuminurie ou glycosurie.

Un ou plusieurs de ces signes, joints à l'absence de troubles intellectuels, fera penser à la nature bulbaire et non pseudo-bulbaire des accidents. La conservation de la connaissance pendant l'attaque initiale a beaucoup moins de valeur diagnostique ; quant à la paralysie d'une ou des deux cordes vocales qui avait été donnée par Oppenheim et Siemerling comme caractéristique des paralysies bulbaires, il est bien reconnu maintenant qu'elle peut être due à des lésions corticales, centrales ou protubérantielles.

Du côté de l'appareil labio-glosso-pharyngo-laryngé, les phénomènes paralytiques présenteront donc les mêmes caractères que dans la paralysie pseudo-bulbaire : parésie souvent incomplète, irréguliè rement distribuée et pouvant prédominer sur un organe, ou d'un seul côté.

On a signalé, comme caractéristique de la localisation bulbaire, l'abolition complète de tout mouvement réflexe dans les organes atteints.

Enfin après un temps suffisant pour qu'elle ait pu s'établir, on doit s'attendre à voir apparaître une atrophie musculaire assez prononcée, puisqu'il s'agit d'une légion du bulbe et que cet organe contient

tous les noyaux des nerfs moteurs crâniens et que ces noyaux ou leurs
fibres d'émergence peuvent être atteints.

Oppenheim et Siemerling insistent cependant sur ce fait que,
dans les observations publiées, il n'en est ordinairement pas question ;
et le premier de ces auteurs, dans une publication plus récente (1)
revient sur la rareté de ce phénomène, rareté qu'il attribue à ce que,
dans la plupart des cas, le ou les foyers protubérantiels ne tou-
chent ni aux noyaux des nerfs crâniens ni à leurs fibres d'émergence,
ou bien ne font que les effleurer.

Ces foyers provoqueraient, en général, la paralysie en interrompant
les fibres cortico-nucléaires.

S'il en est ainsi, il y a de bien grandes analogies, au point de vue
des lésions anatomiques, entre la paralysie pseudo-bulbaire et la
paralysie bulbaire aiguë, ou plutôt on devrait, d'après la définition
que nous avons donnée de la paralysie pseudo-bulbaire, ne considérer
comme ne lui appartenant pas, que les cas où il y a lésion des noyaux
des nerfs ou de leurs fibres, c'est-à-dire ceux où il y a de l'atrophie
musculaire.

L'analogie entre les deux affections dans les cas intermédiaires,
est encore augmentée par ce fait qu'elles s'observent chez des artério-
scléreux qui présentent des lésions multiples des centres nerveux,
que ces lésions peuvent s'étendre à la fois à l'encéphale et à la région
bulbo-protubérantielle et qu'au point de vue clinique, on pourra constater simultanément les symptômes que nous avons été amené à considérer comme caractéristiques de l'une et de l'autre de ces maladies.

On pourra seulement indiquer alors que les lésions prédominent
dans l'un ou l'autre des deux territoires.

En résumé donc, une seule attaque sans perte de connaissance ;
apparition de phénomènes bulbaires autres que le syndrome bulbaire
moteur en question et l'accompagnant, conservation de l'intelligence
et plus tard atrophie musculaire d'une part, et d'autre part, attaques
successives, déficit intellectuel, aphasie ou épilepsie d'origine corticale, etc., tels seront les caractères distinctifs des deux maladies dans
les cas bien différenciés, mais les faits seront nombreux où les deux
affections se combineront.

(1) OPPENHEIM. *Lehrbuch der Nervenkrankheiten*, 1898.

Nous avons eu l'occasion de recueillir une observation clinique dont la symptomatologie semblait se rapprocher plutôt de la paralysie bulbaire apoplectiforme : nous la donnons ici, et nous rappellerons que notre observation I s'en rapproche également, mais à un moindre degré.

OBSERVATION XI

Rétrécissement mitral pur. A 26 ans, hémiplégie gauche survenue subitement sans perte de conscience, et légère dysarthrie : troubles prononcés de la sensibilité au début. Amélioration rapide et guérison presque complète. Cinq mois plus tard, nouvel ictus suivi de déviation extrême de la bouche, de trismus, de dysphagie et de dysarthrie très prononcées. Amélioration pendant quelque temps, puis état à peu près stationnaire. État actuel trois mois après la seconde attaque : dysarthrie encore très accusée, mastication presque impossible, déglutition pénible et lente mais engouement très rare. Paralysie de l'orbiculaire des lèvres et déviation légère de la bouche à gauche ; paralysie linguale avec déviation de la pointe à gauche. Paralysie des muscles masticateurs avec exagération du réflexe massétérin ; larynx et voile du palais normaux. Exagération des réflexes tendineux aux quatre membres, surtout à gauche où on note de la parésie et de la paresthésie. Un an après, nouvel examen. Troubles fonctionnels à peu près stationnaires, état intellectuel normal ou à peu près ; parésie du facial gauche ; glossoplégie très accusée, prédominant sur les autres symptômes avec hémiatrophie droite.

Maria P..., commerçante, âgée de 27 ans, examinée le 11 avril 1899 à la policlinique du Dr Dejerine. Son père est mort à 42 ans, cachectique. Sa mère a actuellement 52 ans et est en bonne santé. Elle a eu 9 grossesses dont 2 fausses couches ; 5 enfants sont morts en bas âge et il lui reste 2 filles : notre malade d'abord, puis une autre âgée de 22 ans, bien portante.

Notre malade a eu dans son enfance une très bonne santé et n'a jamais eu d'autre maladie qu'une fièvre muqueuse à 10 ans. Réglée à 12 ans, assez régulièrement mais peu abondamment, elle est sujette aux migraines. Vers 16 ans, elle aurait eu de l'anémie ; mariée à cette époque, elle n'a jamais eu de grossesse et on ne trouve chez elle aucun accident qui puisse faire songer à la syphilis, à part un mal de gorge intense dont elle a souffert il y a cinq ou six ans et qui a duré un mois. Nous n'avons pu déterminer la nature de cette affection. Enfin depuis trois ans notre malade se plaint de palpitations et ajoute qu'auparavant elle n'en avait jamais eu, même après une course ou une marche prolongées ; disons tout de suite qu'à l'auscultation du cœur on trouve les signes les plus nets d'un rétrécissement mitral pur.

Maladie actuelle. — Les premiers accidents de la maladie actuelle remontent au mois de janvier 1898. Étant encore au lit, mais éveillée, notre malade fut frappée subitement, sans perte de connaissance, d'hémiplégie gauche avec très légère déviation de la bouche et parole un peu bredouillée. Un médecin appelé aussitôt aurait constaté que dans le côté gauche la sensibilité était totalement abolie. Trois heures plus tard, lorsque son médecin habituel est venu la voir, la malade a pu remuer le bras, marcher sans même traîner la jambe, et la sensibilité était, à peu près, revenue. La parole était encore un peu altérée, mais bien moins qu'au moment de l'attaque, et au bout de deux ou trois jours toute trace de dysarthrie avait disparu. Enfin, quelque temps après, il ne restait plus qu'un peu de faiblesse dans le bras gauche et une très légère déviation dans la bouche.

Le 8 juin, cinq mois plus tard par conséquent, la malade fut prise de nouveau, le matin au lit,. d'une attaque semblable à la première. La paralysie des membres n'a pas réparu et c'est à peine si la faiblesse du bras gauche a un peu augmenté ; mais la bouche était extrèmement déviée, les mâchoires étaient énergiquement serrées et c'est à grand'peine qu'on est arrivé à glisser un bouchon entre les arcades dentaires afin de faire prendre à la malade quelques boissons. La déglutition déterminait de violentes quintes de toux, les liquides passaient quelquefois par les fosses nasales et la salive coulait abondamment hors de la bouche. Au bout de trois jours les dents ont commencé à se desserrer peu à peu et, une dizaine de jours après sa dernière attaque, P... a pu essayer de parler, mais elle restait la bouche entr'ouverte sans faire aucun mouvement des lèvres ni de la langue, et on ne la comprenait point.

Pendant deux mois les symptômes précédents sont restés aussi accusés ; la malade pouvait avec peine ouvrir ou fermer les mâchoires, et ces mouvements étaient trop faibles pour permettre la moindre mastication. On la nourrissait exclusivement de liquides, puis lentement elle s'est améliorée ; elle a pu mâcher un peu, l'écoulement de salive hors de la bouche à diminué, la parole est devenue plus distincte, et la déglutition est arrivée à se faire à peu près normalement.

État actuel, le 11 avril 1899. — Actuellement la parole est encore peu compréhensible, lente, et la prononciation des consonnes difficile. La salivation est abondante, mais il est assez rare que quelques gouttes de salive s'échappent des commissures. La déglutition est difficile, et cependant il est rare maintenant que des parcelles alimentaires passent dans la glotte ou dans les fosses nasales. La malade arrive à mâcher un peu de mie de pain, et de viande tendre, mais avec difficulté à cause de la faiblesse des muscles masticateurs, et aussi parce qu'elle ne peut ramener avec la langue les parcelles alimentaires sous les arcades dentaires. Un peu de rire spasmodique.

Face. — L'occlusion des paupières est normale, mais les mouvements des muscles frontaux et sourciliers, sont de chaque côté difficiles et très peu étendus. Au repos, la bouche est légèrement déviée à gauche et surtout en bas ; pendant le rire, cette déviation s'exagère et les commissures s'écartent notablement, tandis qu'au repos la malade ne peut les écarter spontanément. Elle ne peut non plus siffler ou faire la moue, car l'orbiculaire des lèvres est absolument inactif.

Langue. — La langue semble un peu diminuée de volume, les bords et la pointe aplatis ; cependant l'examen électrique fait par Mlle le Dr Fenkind n'a révélé aucune anomalie. Le mouvement de propulsion est très limité ; la pointe se dévie à gauche, et les mouvements de latéralité et surtout d'élévation de la pointe sont à peu près nuls.

Muscles masticateurs. — Le mouvement de diduction des mâchoires est absolument impossible et celui d'élévation est très faible : la malade ne serre pas à faire mal le doigt qu'on met entre les arcades dentaires. Le réflexe massétérin est notablement exagéré.

Voile du palais. — Le voile du palais est normal au point de vue de la motilité et de la sensibilité ; le réflexe pharyngien existe.

Larynx. — L'examen laryngoscopique pratiqué par le Dr Natier a montré que l'organe était en parfait état d'intégrité.

Membres. — Du côté des membres supérieurs on note une exagération des réflexes tendineux du coude et du poignet, plus marquée à gauche et de ce côté un peu de faiblesse dans les mouvements, sans raideur musculaire. Aux membres inférieurs le réflexe rotulien est un peu exagéré ; l'excitation du réflexe plantaire détermine l'extension du gros orteil, et cela des deux côtés. A gauche, il y a en outre un peu d'affaiblissement des mouvements d'extension et de flexion du pied sur la jambe. La malade marche normalement, sans se fatiguer, sans traîner la jambe, sans présenter de démarche à petits pas.

Sensibilité. — La sensibilité objective au toucher, à la douleur et surtout à la température, présente dans tout le côté gauche une diminution légère en général, sauf au membre supérieur où elle est au contraire très notable et s'exagère à mesure qu'on s'avance de la racine du membre vers son extrémité.

La notion de position des membres est altérée pour les orteils du pied gauche et si la malade arrive à reproduire la position qu'on donne à sa main gauche, elle ne le fait qu'après une grande hésitation, se trompant même quelquefois. Le sens stéréognostic enfin est très altéré de ce côté, mais non complètement aboli.

Rien à signaler du côté des sphincters ; les organes des sens sont normaux.

La colonne vertébrale présente une déviation datant de la jeunesse et qu'il faut rapporter à une scoliose de l'adolescence.

Enfin, l'auscultation du cœur montre l'existence d'un rétrécissement mitral pur très net, et les urines renferment des traces d'albumine.

La malade a été revue le 13 mars 1900. Depuis le dernier examen les troubles fonctionnels se sont plutôt légèrement accrus. La salivation paraît abondante et quand elle n'y fait pas attention elle laisse couler un peu de salive hors de la bouche. Elle est prise quelquefois de violentes quintes de toux en mangeant, et la dysarthrie est toujours très accusée.

Du côté des muscles masticateurs les phénomènes paralytiques ont plutôt rétrocédé ; le réflexe massétérin n'est plus exagéré et si l'élévation du maxillaire est encore sans force du côté gauche, elle a acquis plus de vigueur à droite.

Il en est de même pour la face : la mobilité est en partie revenue. On trouve cependant encore à gauche des phénomènes de parésie appréciables dans le territoire du facial supérieur où l'on remarque que dans les jeux de physiono-mie les mouvements du front et du sourcil sont bien plus accusés à droite. Au niveau du facial inférieur on note que dans le sourire et le rire le sillon labio-génien gauche est moins accusé que le droit, et que quand la malade essaie de siffler ou de faire la moue, la moitié droite de la bouche se contracte plus que la gauche. Elle ne peut arriver à exécuter ces derniers mouvements, car il existe en outre une prédominance des phénomènes paralytiques sur l'orbiculaire des lèvres.

Au contraire, la paralysie, s'est exagérée au niveau du voile du palais : la voûte formée par les piliers est un peu plus élevée à gauche, la luette légère-ment déviée de ce côté et cette asymétrie s'accuse davantage dans l'élévation produite pendant l'émission des sons. La sensibilité de la muqueuse au contact est émoussée des deux côtés et le réflexe pharyngien est diminué et lent à se produire.

Mais ce qui domine ici très nettement, c'est la glossoplégie. La langue est presque immobile et dans le mouvement de propulsion la pointe, qui tend à se dévier vers la gauche, arrive à peine à dépasser de un demi-centimètre l'arcade dentaire inférieure.

Les mouvements de latéralité sont presque nuls et l'élévation de la pointe vers la voûte palatine, impossible à exécuter au commandement, n'arrive à se produire que pendant la prononciation des dentales. Enfin — fait qu'il faut noter avec soin — la moitié droite de l'organe est atrophiée, moins épaisse que l'autre et plus molle à la palpation ; on y perçoit de temps en temps quelques contrac-tions fibrillaires.

Quand on interroge la malade, l'état intellectuel et mental semble absolument normal ; cependant, son mari prétend que depuis sa maladie la mémoire a fai-bli un peu, que peut-être elle est devenue plus émotive et pleure plus facilement ; c'est bien peu de chose dans tous les cas. Nous ne trouvons plus de rire spas-modique.

Les troubles sensitifs et moteurs du côté des membres sont restés à peu près les mêmes qu'au moment du premier examen.

Les urines renferment toujours un peu d'albumine.

Remarques. — Dans ce cas, l'absence presque complète de trou-bles intellectuels, les altérations de la sensibilité et surtout l'atrophie musculaire qui atteint la moitié droite de la langue, nous font pen-ser à une lésion bulbaire bien plus que l'absence d'obnubilation au moment des attaques. L'albuminurie semble plaider dans le même sens, et ce serait là également un fait d'une grande importance ; mais il faut noter qu'elle est très légère et que, si elle ne semble pas atteinte de troubles cardiaques apparents, la malade a cependant une lésion valvulaire des plus nettes : ce phénomène perd dans ces condi-tions une partie de sa valeur.

Mais dans tous les cas la lésion bulbaire ne détruit d'une façon notable le noyau ou les fibres d'émergence que d'un seul nerf : l'hypoglosse droit ; nous trouvons ici en effet un phénomène opposé à ce qu'on décrit habituellement dans les foyers bulbaires : la conservation des réflexes.

Nous avons vu en effet que des mouvements qui ne peuvent être exécutés volontairement, le sont dans certains actes inconscients : l'écart des commissures qui se produit dans le rire ; l'élévation de la langue vers la voûte palatine qui s'observe quand la malade prononce les dentales. Le réflexe, dans ce dernier cas, aurait son siège dans l'hypoglosse gauche seulement.

Il faut noter enfin que dans ce cas des phénomènes de contracture, et cela dès le début, se sont associés à la paralysie. Ce fait s'observe parfois dans la paralysie bulbaire aiguë. Ils ont été très prononcés au commencement : le trismus qu'a eu la malade à ce moment en fait foi. Puis ils semblent n'avoir disparu complètement qu'avec une grande lenteur : le réflexe massétérin est resté longtemps exagéré ; c'est à une contracture du facial gauche qu'il faut probablement rapporter la déviation de la bouche de ce côté lors du premier examen, puisqu'au second on notait une parésie bien nette dans tout le territoire de ce nerf.

Affections bulbaires diverses. — D'autres lésions du bulbe ou de la protubérance peuvent donner naissance à une symptomatologie rappelant plus ou moins la paralysie pseudo-bulbaire.

Hémorrhagies. — Les hémorrhagies sont bien rarement dans ce cas, car elles provoquent presque toujours une mort rapide, ou bien s'il y a survie suffisante pour observer un complexus symptomatique bien caractérisé, ne donnent qu'à titre d'exception une paralysie bulbaire apoplectiforme : l'aspect clinique est, en général, tout différent ; telle, par exemple, l'observation de Desnos (1).

Compression. — La compression de ces organes par une tumeur, par un anévrysme de la basilaire ou de la vertébrale, est bien plus souvent l'origine d'accidents simulant la paralysie pseudo-bulbaire. L'allure est des plus variables : il peut y avoir des prodromes consistant surtout en étourdissements, céphalée occipitale, difficulté des

____

(1) DESNOS. Sur un cas d'hémorrhagie de la protubérance annulaire avec albuminurie et accompagnée de symptômes simulant ceux de l'urémie. *Union méd.*, fév. 1869.

mouvements de la tête. Le début lui-même est brusque et soudain ou bien se fait par poussées suivies de rémissions ; le syndrôme bulbaire moteur s'accompagne de divers autres phénomènes bulbaires, tels que glycosurie, accès de dyspnée avec irrégularité cardiaque et quelquefois même élévation thermique ; de paralysies dues à la lésion de la voie pyramidale ou à celle des nerfs bulbaires : dans ce dernier cas, on trouvera des paralysies localisées des cordes vocales, du trapèze et du sterno-cléido-mastoïdien par exemple, etc.; et ces paralysies pourront s'accompagner de contractures. Ces manifestations sont d'ailleurs si variables que nous ne pouvons qu'en citer quelques-unes ; mais leur existence indiquera tout au moins qu'il s'agit de lésions autres que celles de la paralysie pseudo-bulbaire.

On a enfin signalé un signe qui serait caractéristique des anévrysmes de la basilaire et des vertébrales ; c'est le symptôme de Gerhart : en auscultant au niveau de l'occiput et de l'apophyse mastoïde, on entend un bruit vasculaire.

Paralysie bulbaire aiguë de Leyden.— La paralysie bulbaire aiguë de Leyden ne prêtera guère à confusion. C'est une affection très rare, caractérisée au point de vue anatomique par de petits foyers miliaires de nécrobiose, mal circonscrits et disséminés dans le bulbe, notamment dans ses noyaux. L'évolution est très rapide : la paralysie envahit la langue, le voile du palais, les lèvres, etc., déterminant des troubles de la parole et de la déglutition ; les membres deviennent également faibles et la participation du pneumogastrique se manifeste par une dyspnée croissante.

Ordinairement la mort survient en quelques jours ; mais quelquefois les phénomènes perdent leur évolution rapide, arrivent à rétrograder et la guérison est possible. C'est, en somme, l'analogue d'une myélite aiguë. La marche progressivement et rapidement envahissante, l'intensité des troubles respiratoires feront établir le diagnostic.

A côté de ces diverses maladies ayant leur siège anatomique dans le bulbe, il en est d'autres encore qui peuvent rappeler plus ou moins complètement la paralysie pseudo-bulbaire.

Névrites bulbaires. — Il y a d'abord des névrites qui se localisent sur les nerfs crâniens et donnent des symptômes analogues à ceux dont nous nous occupons. Cette localisation n'est pas exclusive en général ; les membres ou d'autres parties sont atteints et on y observe des symptômes plus ou moins accusés de polynévrite (1).

Eisenlohr (2) a publié un cas de paralysie limitée aux nerfs bulbaires et due à des altérations des nerfs périphériques. Ces lésions consistaient, chez un leucémique, en hémorrhagies dans les gaines du facial, de l'hypoglosse, du glosso-pharyngien, du pneumogastrique, du spinal et du lingual, avec infiltration lymphatique et dégénérescence de ces nerfs. Nous avons observé dans le service du Dr Dejerine deux cas de paralysie bulbaire, probablement par névrite, et qui se sont terminés tous deux par la mort. Nous en donnons ici le résumé.

OBSERVATION XII

Aucune maladie antérieure.

A 40 ans, en mars 1898, troubles, très légers, de la déglutition et de la phonation : voix un peu nasonnée, mastication plus pénible qu'à l'ordinaire, déglutition légèrement gênée ; quelque temps après, sensation d'étouffement. En mai, aggravation subite et considérable des symptômes précédents qui s'atténuèrent ensuite lentement dans les mois suivants ; dyspnée continue d'abord, puis accès d'oppression. En septembre, l'amélioration était considérable.

Nouvelle aggravation subite, analogue à la première, en novembre 1898, mais sans troubles respiratoires aussi accentués. État actuel en novembre : dysarthrie extrême où prédomine la voix nasonnée ; déglutition très pénible ; état intellectuel absolument normal ; ni rire ni pleurer spasmodiques. Paralysie faciale bilatérale, comprenant le facial supérieur et prédominant sur l'orbiculaire des lèvres et sur l'orbiculaire des paupières. Langue parésiée, paraît atrophiée. Voile du palais immobile et insensible ; larynx normal.

Muscles masticateurs très atrophiés et excessivement faibles ; il en est de même des muscles de la nuque et du sterno-mastoïdien. Diminution de l'excitabilité électrique dans les muscles atrophiés ; anesthésie surtout des sensibilités thermique et douloureuse à la face, au cou, à la partie supérieure du thorax et du dos.

Évolution ultérieure. Diminution rapide, puis disparition presque complète

---

(1) DEJERINE. Névrite motrice généralisée à marche subaiguë avec paralysie des nerfs oculaires et bulbaires. *Sem. méd.*, 1891. — Mme DEJERINE-KLUMPKE. Th. Paris, 1889. — PIERSON, REMAK, etc.

(2) EISENLOHR. Neuropathol. Beobachtungen. I Leucœmia lienalis, lymphatica et medullaris mit multiplen Gehirnnervenlähmungen — *Virch. Archiv*, Bd 73-1878.

des troubles de la sensibilité. Les troubles moteurs s'améliorent aussi, mais bien plus lentement et l'atrophie reste à peu près stationnaire.

En mars 1899, nouvelle aggravation brusque; dyspnée très intense, mort par phénomènes pulmonaires en quelques jours.

AUTOPSIE. — Œdème pulmonaire intense, congestion des autres viscères Diminution très prononcée des racines antérieures des premiers nerfs rachidiens et des racines de l'hypoglosse et du spinal; pas de lésion manifeste des racines à la dissociation; mais les ramifications périphériques de l'orbiculaire des paupières, etc., contenaient des gaines vides. Muscles colorés par la méthode de Marchi et par l'hématoxyline et l'éosine; bulbe et protubérance fixés dans l'alcool picrique, coupés en série et colorés par la méthode de Nissl. Pas de lésion dans ces divers organes.

OBSERVATION XIII

Mère éthylique, serait atteinte de délire de la persécution.

Aucun antécédent personnel à noter.

A 15 ans, en juillet 1898, la voix devient tout à coup nasonnée, pendant que la malade chante. Ablation de végétations adénoïdes qui amène une amélioration passagère. Puis les troubles de la parole reprennent et s'accompagnent de difficulté de la déglutition ; le caractère devient plus irritable.

En novembre 1898, surviennent des accès d'étouffement suivis de palpitations et de céphalée.

État actuel en novembre 1898. — Les aliments avalés reviennent par le nez ; voix nasonnée, mastication normale. Paralysie faciale double atteignant assez peu le facial supérieur, et prédominant sur l'orbiculaire des lèvres ; paralysie marquée du voile du palais, avec abolition du réflexe pharyngien et conservation relative de la sensibilité. Pas d'atrophie musculaire apparente. Mouvements de la langue et de la mâchoire inférieure à peu près normaux ; rien aux membres.

Hémihypoesthésie avec points hystérogènes sous les seins.

Pendant une époque menstruelle la malade est prise tout à coup d'un accès de dyspnée qui prend une intensité formidable : au début il s'agit de manifestations à la fois pulmonaires et cardiaques.

Respiration artificielle, tractions rythmées de la langue, oxygène; le cœur fonctionne ensuite régulièrement et les accidents deviennent uniquement pulmonaires; la malade revient à elle au bout de deux heures. Dans la soirée nouvel accès, auquel elle succombe.

Autopsie. Écorce cérébrale de l'opercule rolandique, bulbe et protubérance fixés dans le sublimé et coupés en série, préparations au Nissl ; rien dans les cellules. Rien à la dissociation dans les racines nerveuses bulbaires. Les ramifications nerveuses terminales et les muscles n'ont pu être recueillis.

Remarques. — Dans le premier de ces deux cas, on peut presque affirmer qu'il s'agissait exclusivement de lésions des nerfs périphériques. Celles-ci, il est vrai, se sont montrées bien peu accentuées à l'autopsie, mais le fait, nous semble-t-il, peut s'expliquer de la façon suivante : quand la malade est morte, elle venait de passer par une période d'amélioration considérable et elle se croyait même presque guérie. Puis est survenue une aggravation subite à laquelle elle a succombé en quatre jours, et les lésions histologiques des nerfs peuvent très bien, pendant ce court espace, n'avoir pas eu le temps de devenir appréciables. Les racines de certains nerfs bulbaires et cervicaux étaient certainement très diminuées de volume, ainsi que le faisait constater l'examen macroscopique. Au microscope on ne trouvait aucune fibre dégénérée, mais les fibres fines étaient extrêmement nombreuses. Comme on les rencontre à l'état normal dans ces racines, on ne pouvait dire qu'il s'agissait là d'une lésion ; cependant, on peut supposer que bon nombre de ces fibres fines étaient des fibres en voie de régénération ; c'est la seule manière d'ailleurs, nous semble-t-il, d'expliquer ce contraste manifeste entre l'atrophie des racines bien évidente à l'œil nu et l'absence de dégénérescence au microscope.

Quant à la cause de cette affection et notamment de ces aggravations subites et considérables, nous n'avons pu la trouver.

Pour le second cas, l'examen anatomique a été beaucoup plus incomplet. L'analogie clinique qu'il présente avec le cas précédent, le fait que nous n'avons pu trouver d'altérations centrales, nous fait supposer qu'il s'agit, ici aussi, d'une névrite périphérique ; car on ne pouvait songer au syndrome d'Erb, les phénomènes de myasthénie faisant complètement défaut ; mais ce n'est évidemment qu'une simple hypothèse. La dissociation des racines nerveuses, ici aussi, ne nous a rien révélé, mais la maladie était encore à un stade peu avancé, la paralysie peu accusée, et dans ces conditions, c'est dans les ramifications terminales qu'il aurait fallu chercher les altérations de névrite périphérique. Malheureusement nous n'avons pu enlever que les centres nerveux, et une petite portion du voile du palais.

Paralysie bulbaire asthénique. — Il est une affection à symptomatologie bien spéciale dont l'aspect présente quelques analogies avec la paralysie pseudo-bulbaire : c'est la paralysie bulbaire asthénique désignée encore sous les noms de paralysie sans lésion anatomique, myasthénie grave pseudo-paralytique, syndrome d'Erb (1), etc. Il l'a, en effet, décrite le premier ; elle a ensuite été étudiée par Oppenheim, Goldflam, Jolly, Strümpell, etc. Elle est caractérisée par un phénomène tout particulier : la myasthénie ou amyosthénie et qui consiste en ceci : quand le malade est resté au repos pendant un long espace de temps, le matin par exemple après le réveil, la motilité est à peu près normale ; mais au bout de quelques mouvements à peine, survient une sensation de fatigue extrême, toute force disparaît du muscle qui vient de travailler et bientôt ce muscle ne peut plus exécuter aucun mouvement. Ce phénomène frappe tout particulièrement les muscles de la mastication, de la déglutition et de la phonation, mais ils ne sont pas les seuls atteints : le ptosis est fréquent, la nuque est prise habituellement et la tête roule sur les épaules ; enfin, les membres peuvent participer plus ou moins à l'affection. Au bout d'un certain temps surviennent des crises bulbaires qui peuvent emporter le patient. Si celui-ci survit, la maladie peut présenter des rémissions plus ou moins longues, ou même quelquefois guérir définitivement. L'atrophie musculaire n'a été observée qu'à titre exceptionnel. La fatigue qu'on observe quelquefois chez les pseudo-bulbaires dans certains organes parésiés, notamment dans la langue (obs. VII) après quelques mouvements, est loin de présenter des caractères aussi marqués que dans le syndrome d'Erb ; et surtout le phénomène n'est pas généralisé à un aussi grand nombre de muscles. D'ailleurs, plusieurs phénomènes sont propres à la paralysie asthénique et feront faire le diagnostic : participation de l'orbiculaire des paupières et des muscles de la nuque, crises bulbaires, marche irrégulière, etc.

Hystérie. — L'hystérie a quelquefois, rarement donné lieu à une symptomatologie rappelant, en général d'assez loin, le syndrome bulbaire.

Aphasie. — Enfin il faut pouvoir distinguer les troubles de la

(1) ERB. *Arch. für Psychiatrie*, Bd IX, 1878.

parole dus à la dysarthrie de l'aphasie. Dans les cas purs, la chose est ordinairement facile ; mais aphasie et paralysie pseudo-bulbaire se combinent souvent, et si avec cela le sujet présente un déficit intellectuel assez prononcé — ce qui est ordinairement le cas — on peut se trouver dans un grand embarras. C'est l'aphasie motrice corticale qui s'observe presque toujours ici, et c'est d'elle seule que nous nous occuperons. On fera parler le malade et on cherchera à se rendre compte s'il a y difficulté simple de prononciation, ou si au contraire le mot destiné à exprimer la pensée est mal choisi, impropre. On lui fera désigner des objets usuels qu'on lui montrera et dont il devra dire le nom, mal articulé sans doute, mais plus ou moins reconnaissable s'il n'y a pas d'aphasie. On cherchera à savoir s'il comprend quelques phrases qu'il vient de lire ou qu'on vient de prononcer devant lui. Toutes ces recherches ne seront possibles que si l'intelligence et la culture du sujet sont encore suffisantes. Il en est de même pour l'étude de l'écriture ; mais cette étude donnera quelquefois des renseignements précieux alors que les autres recherches auront été infructueuses. Chez un sujet dont la déchéance intellectuelle est plus ou moins manifeste, dont les membres sont plus ou moins maladroits et parésiés, l'écriture, sans doute, peut être fort altérée (obs. VIII), mais elle le sera également pour tous les modes : écriture spontanée, copiée ou dictée. Chez un aphasique, au contraire, il y aura des différences marquées entre ces divers modes : la copie sera relativement bien conservée, et s'il y a une différence entre les écritures spontanées et sous dictée, c'est cette dernière qui présentera l'altération la plus manifeste. Cela se conçoit : l'aphasique n'a plus à sa dispostion qu'un nombre de mots restreint ; quand il écrit spontanément il peut choisir ses expressions et par conséquent prendre le mot dont il a conservé la mémoire graphique ; dans l'écriture sous dictée, le mot lui est imposé.

CHAPITRE V

Historique.

Magnus (1) est le premier auteur qui ait rapporté une observation de paralysie de la déglutition et de la phonation d'origine cérébrale. La plupart des symptômes que nous avions étudiés chez les pseudo-bulbaires y étaient rapportés. Il s'agissait d'une femme de 25 ans, qui avait été frappée de deux attaques apoplectiques avec perte de la parole et hémiplégie gauche qui avait disparu dans la suite.

La paralysie faciale était complète et intéressait le facial supérieur, car la malade ne pouvait mouvoir ni la peau du front, ni les sourcils. L'occlusion volontaire des paupières était impossible ; cependant les yeux se fermaient dans les actes réflexes, pendant le sommeil.

La bouche était entr'ouverte et l'écoulement de salive abondant. On trouve signalée la paralysie des muscles masticateurs, de la langue qui ne retrouvait quelque mobilité que dans l'acte réflexe de la déglutition. Celle-ci était très pénible ainsi que la mastication, et l'anarthrie était à peu près complète. Enfin l'auteur signale aussi le rire spasmodique que présentait sa malade.

Celle-ci mourut du choléra, et l'autopsie a été brièvement rapportée par Froriep. « On trouva dans l'hémisphère droit du cerveau, dit-il, au bord externe, là où le lobe antérieur et le lobe moyen se confondent, un kyste hémorrhagique par lequel deux circonvolutions étaient détruites ; sa cavité pouvait contenir une petite noix ; sa face interne était tapissée par une membrane jaune. Le septum lucidum était épaissi.»

Cette observation, si complète au point de vue clinique, passa cependant inaperçue.

(1) Fall von Aufhebung des Willenseinflusses auf einige Hirnnerven. *Muller's Arch.*, 1837, p. 258.

Plus tard, Du ch enne (1) décrivait la paralysie bulbaire progressive, qui porte aujourd'hui son nom, et lorsque cette affection fut bien connue, l'attention fut attirée de nouveau sur les états morbides divers qui présentaient une symptomatologie analogue. On savait que le complexus symptomatique bulbaire pouvait être dû à des processus variés siégeant dans la protubérance et le bulbe et il s'agissait de différencier les uns des autres ces nombreux types.

On sépara tout d'abord les formes à marche rapide, mais on confondit avec la maladie de Duchenne des cas dans lesquels, après une phase aiguë apoplectique, l'évolution devenait plus lente et progressive.

C'est alors que parut la publication de J o ff ro y (2).

L'auteur commence par définir ce qu'il appelle paralysie labio-glosso-laryngée : c'est un syndrome caractérisé par « l'ensemble des troubles de la phonation, de la mastication et de la déglutition produits par la paralysie des muscles des lèvres, de la bouche, du pharynx et du larynx, quelle qu'en soit la cause, quelle que soit la lésion qui donne lieu à ces symptômes, et quel qu'en soit le siège ». Il se propose de rechercher dans quelles conditions ce syndrome s'observe et il en distingue plusieurs formes : la forme protopathique, qui n'est autre que la maladie de Duchenne ; la forme apoplectique, qui correspond à ce qu'on appelle aujourd'hui la paralysie bulbaire aiguë apoplectiforme ; et la forme par compression par une tumeur intra ou extra-bulbaire. Et il ajoute : « Enfin le même groupe symptomatique peut se rencontrer en dehors de toute lésion bulbaire, dans le cas de double lésion cérébrale. On aura, dans ce cas, la « paralysie labio-glosso-laryngée d'origine cérébrale ». M. J o ff ro y rapporte ensuite une observation de paralysie labio-glosso-laryngée apoplectique, donne les caractères différentiels entre cette affection et les autres formes qu'il vient d'énumérer ; puis, après avoir établi pour son cas le diagnostic d'embolie bulbaire, il insiste finalement sur la difficulté qu'il y a à distinguer cette forme de la paralysie labio-glosso-laryngée d'origine cérébrale.

La même année, J o ll y publiait un cas de sclérose en plaques avec paralysie pseudo-bulbaire.

(1) DUCHENNE. *Arch, gén.*, 1860, t. II, et *De l'électrisation localisée*, 2ᵉ édit., 1861
(2) JOFFROY. Sur un cas de paralysie labio-glosso-laryngée à forme apoplectique d'origine bulbaire. *Gaz. méd. de Paris*, 1872.

Mais il faut arriver au mémoire de Lépine pour voir ce type nosologique bien établi.

L'auteur donne à la maladie le nom qui lui est resté de paralysie pseudo-bulbaire (1) ; il rappelle le cas de Magnus, rapporte deux observations avec autopsie recueillies par Oulmont et une observation clinique personnelle. Dans les deux cas de Oulmont les lésions bilatérales ont atteint le noyau lenticulaire ; dans le premier la pyramide droite contient, en outre, des corps granuleux. Il existe donc des faits de lésions purement cérébrales provoquant la paralysie glosso-labiée ; déjà la lésion de la capsule interne, outre l'hémiplégie des membres, produit une paralysie unilatérale croisée du facial inférieur et de la langue, ainsi qu'une difficulté plus ou moins marquée de la déglutition et une déviation de la luette : il y a en somme toujours, dans l'hémiplégie ordinaire, une paralysie glosso-labiée unilatérale plus ou moins marquée. Si la lésion est bilatérale, ces troubles sont plus prononcés et on a le tableau complet de la paralysie glosso-labiée d'origine bulbaire.

L'étude des localisations cérébrales peut aussi faire comprendre la possibilité de cette paralysie : les centres des mouvements des lèvres et de la langue sont très voisins et siègent à la partie inférieure de la frontale ascendante.

A partir de cette époque les observations de paralysie pseudo-bulbaire se multiplient. Barlow (2) et Rosenthal (3) rapportent des cas dus à des ramollissements corticaux atteignant l'extrémité inférieure de la zone rolandique, notamment de la frontale ascendante.

Dans d'autres cas, les lésions étaient centrales et occupaient, en général, le noyau lenticulaire (Nothnagel, Ross, Füller et Browning, etc.) comme dans les cas de Oulmont, bien rarement elles siégeaient dans le noyau caudé et la couche optique (Eisenlohr) ou dans le noyau caudé et le centre ovale (Hahn (4), ou bien il s'agissait de vastes foyers centraux (Ochs (5), Berger, etc.).

(1) Lépine. Note sur la paralysie glosso-labiée à forme pseudo-bulbaire. *Rev. mens. de Méd. et de Chir*, 1877.

(2) Barlow. On a case of double hemiplegia with cerebral symmetrical lesions. *British medical Journal*, 1877, et dans *Revue mens. de méd. et de chir.*, 1878.

(3) Rosenthal. Beiträge zur Kenntniss der motorischen Rindencentren des Menschenhirnes. *Wiener med. Presse*, 1878.

(4) Hahn. Thèse Breslau, 1880.

(5) Ochs. Thèse Strasbourg, 1885.

Ces lésions étaient bilatérales sauf dans les observations de Magnus, de Nothnagel (1), de Kirchhoff (2), de Ross (3), et de Drummond (4).

Les lésions bulbaires ou protubérantielles, jusque-là, n'avaient été signalées que très accessoirement et les dégénérescences pyramidales étaient regardées, en général, comme peu importantes.

En 1886 et 1887, Oppenheim et Siemerling (5) publient deux mémoires sur la paralysie pseudo-bulbaire. Ils insistent sur l'intensité des troubles psychiques et sur la description du rire et du pleurer convulsifs qui n'avaient été que signalés avant eux et attribuent ce dernier phénomène à la destruction de faisceaux nerveux ayant une action d'arrêt sur les centres bulbaires. Ils décrivent chez les malades qu'ils ont observés des troubles respiratoires et circulatoires, survenant par accès d'une ou plusieurs heures, avec ou sans respiration de Cheyne-Stockes ou ascension thermique. Au point de vue anatomique ils disent avoir constaté, dans tous leurs cas, des foyers miliaires multiples dans le bulbe et la protubérance, et attribuent un grand rôle à ces derniers dans la pathogénie des phénomènes pseudo-bulbaires. Pour eux la paralysie labio-glosso-laryngée d'origine purement corticale existe incontestablement, mais est exceptionnelle ; presque toujours il s'agit de cas mixtes où sont associées les lésions cérébrales et les lésions bulbo-protubérantielles, et l'aspect symptomatique permet seulement de dire si l'une ou l'autre de ces deux catégories de lésions a une importance prépondérante. Il n'y a donc pas de distinction nette à établir entre la paralysie pseudo-bulbaire et la paralysie bulbaire apoplectiforme à foyers exclusivement ou presque exclusivement bulbaires, et dans cette dernière affection l'atrophie musculaire qu'on devrait s'attendre à rencontrer fréquemment, par suite de la lésion des noyaux d'origine des nerfs moteurs crâniens, ne s'observe, au contraire, qu'exceptionnellement. Il faut ajouter que dans une communication ultérieure Oppen-

(1) Nothnagel. *Traité clinique du diagnostic des maladies de l'encéphale.*

(2) Kirchhoff. *Arch. f. Psych.*, 1881, p. 132.

(3) Ross. *The Brain*, 1882, p. 150.

(4) Drummond. *The Lancet*, 1887, p. 12, obs. V.

(5) Oppenheim et Siemerling. *Berliner klinische Wochenschrift*, 1886, p. 79 et Die acute Bulbärparalyse und die Pseudobulbärparalyse. *Charité Annalen*, 1887, Bd XII.

heim (1) reconnaît que, depuis sa première publication, la fréquence de la paralysie bulbaire purement cérébrale, ou tout au moins exclusivement supra-nucléaire, a été bien établie.

En effet, déjà en 1890, Leresche (2), dans une thèse faite à Bicêtre dans le service de M. Dejerine, apporte deux observations dans lesquelles un examen microscopique minutieux du bulbe et de la protubérance ne décèle aucune altération de ces parties : les seules lésions étaient des foyers siégeant dans les deux noyaux lenticulaires. Reprenant les faits publiés avant lui, Leresche distingue deux catégories de lésions capables de déterminer la paralysie pseudo-bulbaire en absence de toute lésion bulbo-protubérantielle concomitante : des lésions corticales et des lésions portant sur les parties centrales des hémisphères. Les lésions corticales ont un siège en concordance avec ce que l'on sait déjà des localisations cérébrales : elles consistent en destruction bilatérale des centres moteurs de la face, du larynx et de la mastication, etc. Ces centres, qui siègent tous au niveau de l'opercule rolandique, ont, ainsi que l'ont démontré les recherches expérimentales de Horsley, Schafer, Semon, une action sur les muscles symétriques et leur destruction bilatérale est donc, en général, nécessaire pour produire des phénomènes de paralysie manifestes et durables dans les organes correspondants. Les lésions centrales (si on met de côté le cas d'Eisenlohr où le noyau caudé et le thalamus étaient seuls intéressés, mais où le syndrome pseudo-bulbaire était très incomplet) sont, ou bien de vastes lésions sous-corticales trop étendues et trop diffuses pour permettre une localisation physiologique ; ou bien des foyers occupant le noyau lenticulaire et en particulier le putamen. C'est donc en ce dernier point que serait placé le siège électif des lésions provoquant la paralysie pseudo-bulbaire, lésions presque toujours bilatérales. Par quel mécanisme alors se produiraient ces symptômes? Plusieurs hypothèses sont possibles, dit Leresche : ou bien dans tous ces cas, il existe des lésions concomitantes de la capsule interne, et ce sont ces dernières qui sont la cause des phénomènes paralytiques (hypothèse soutenue par Nothnagel et Ross) ; ou bien le putamen est un centre de coordination des mouvements de l'arti-

----

(1) OPPENHEIM. *Berliner Gesellschaft für Psych. und Nervenk*, séance du 10 décembre 1894, et *Neurol. Centralb.*, 1895, p. 40.

(2) LERESCHE. Thèse, Paris, 1890.

culation et de la déglutition; ou bien enfin, ce noyau donne passage
à des fibres qui s'étendent depuis l'écorce de l'opercule rolandique,
centre cortical des mouvements de la déglutition, de la mastication, de la face, etc., jusqu'au bulbe et à la protubérance. Leresche
rejette la première hypothèse : dans ses examens, il n'a pas trouvé
de dégénérescence des fibres pyramidales; quant aux deux autres,
elles peuvent être soutenues, et les faits militent les uns pour celle-
ci, les autres pour celle-là. Il penche, cependant, plutôt pour la
dernière.

Restent les faits de lésions unilatérales. Kirchoff avait déjà dit,
à leur sujet, qu'on devait expliquer la bilatéralité des symptômes,
dans ces cas, comme on explique les symptômes aphasiques. C'est à
peu près la même théorie que reprend Leresche : « Qu'il se produise,
dit-il, une anomalie de formation, ou qu'une partie d'un hémisphère
subisse un développement fonctionnel exagéré par rapport à l'autre
(comme cela arrive normalement pour le siège du langage articulé),
le centre et les fibres d'un seul côté entreprendront la conduction
physiologique, et si ces parties viennent à être détruites, il en résul-
tera une paralysie avec symptômes bilatéraux malgré l'unilatéralité
de la lésion. »

La même année, Brosset (1) publie un cas où la paralysie pseudo-
bulbaire, accompagnée de troubles de l'équilibre, serait due à une
lésion cérébelleuse; mais ce fait est resté unique, et il y a probablement des altérations autres qui ont passé inaperçues.

La revue générale de Boulay (2) donne un bon résumé des con-
naissances acquises à cette époque, sur ce sujet.

La thèse de Galavielle (3) donne un tableau complet des observations publiées, à cette époque, mais n'apporte aucun fait nouveau.

Cependant Bechterew (4) considérait la couche optique comme
le centre des mouvements coordonnés de la déglutition et de la mastication, ainsi que des mouvements de l'estomac et de l'intestin; en
outre (5), cette même couche optique participerait, d'après lui, comme

(1) BROSSET. *Lyon médic.*, avril 1890.
(2) BOULAY. Des pseudo-bulbaires. *Gaz. des hôp.*, 1891, p. 793.
(3) GALAVIELLE. *Des paralysies pseudo-bulbaires d'origine cérébrale.* Th. Montpellier, 1893.
(4) BECHTEREW. *Neurol. Centralbl*, XIII, 1894.
(5) BECHTEREW. *Arch. f. Psychiatr.*, XXVI.

centre secondaire d'association, aux mouvements de l'expression, aux mouvements respiratoires, etc., et par conséquent au rire et au pleurer, et une lésion interrompant les connexions de la couche optique avec la zone motrice corticale pourrait détruire l'action inhibitrice de l'écorce sur ce centre secondaire, d'où le rire et le pleurer spasmodiques qui se rencontreraient dans ces conditions.

Le professeur Brissaud (1) arrive à peu près à la même conception : il considère également la couche optique comme le centre de coordination réflexe du rire et du pleurer et, en général, de toutes les expressions affectives. C'est par le segment antérieur de la capsule interne, par ce qu'il a désigné sous le nom de faisceau psychique, que les connexions s'établissent entre la couche optique et l'écorce du lobe frontal. Ce faisceau contient, à la fois, des fibres volontaires d'excitation et des fibres d'arrêt. Si le segment antérieur de la capsule interne est détruit des deux côtés, la couche optique n'en continuera pas moins à fonctionner comme centre des mouvements en question, en agissant sur les noyaux bulbaires; mais son action ne sera plus soumise aux incitations psychiques venant de l'écorce et sera, par suite, complètement déréglée.

En outre, vers la même époque un des élèves de M. Brissaud, Halipré (2), reprend et développe cette conception qui fait du noyau lenticulaire, et plus particulièrement du putamen, un centre secondaire pour les mouvements de la phonation et de la déglutition et qui admet qu'une lésion bilatérale exclusivement localisée au putamen produit le syndrome pseudo-bulbaire.

Quelques années plus tard, Brissaud lui-même (3) revient sur ces idées en leur faisant subir de légères modifications. Certains muscles pourraient être mis en action par plusieurs centres. D'abord par des centres corticaux; « ces centres, dit M. Brissaud, représentent dans l'écorce du cerveau, certains groupements de muscles destinés à agir ensemble et méthodiquement en vue d'un résul-résultat physiologique précis. Mais les mêmes muscles sont destinés, parfois, à agir en vue d'un autre résultat : ils ont, alors, des combi-

(1) Brissaud. Le rire et le pleurer spasmodiques. *Revue scientif.*, 1894, et *Leçons sur les maladies nerveuses*. Paris, 1895.

(2) Halipré. *La paralysie pseudo-bulbaire d'origine cérébrale*. Th. Paris, 1894

(3) Brissaud. *Leçons sur les maladies nerveuses*. 2º série, 1899.

naisons synergiques différentes et ils sont gouvernés par d'autres centres d'association fonctionnelle ». Ces centres secondaires, intermédiaires comme situation et comme rôle physiologique entre l'écorce cérébrale et les noyaux bulbo-protubérantiels, siégeraient dans les noyaux gris centraux; ils seraient l'origine des mouvements coordonnés dans un but déterminé et appris par une longue éducation; ce seraient des « centres d'habitude ».

Pour les muscles de la phonation et de la déglutition en particulier, sans parler du rôle de la circonvolution de B r o c a qui est tout différent, il y aurait, d'abord, des centres corticaux siégeant au niveau de l'opercule rolandique et d'où dépendraient tous les mouvements volontaires des lèvres, de la langue, du voile du palais, etc. et un second centre qui n'entrerait en action que quand les mouvemets de ces divers organes doivent s'associer pour les actes spéciaux de l'articulation des mots ou de la déglutition. Où siégerait exactement ce second centre? H a l i p r é le localise dans le putamen; M. B r i s s a u d est moins précis et ne donne pas de localisation fixe entre le putamen, le noyau caudé et la couche optique. Mais ce ne serait toujours que des centres secondaires et leurs connexions sont ainsi comprises par ces auteurs : les fibres émanées des centres corticaux du facial, du larynx, de la langue, etc., passeraient, en partie, dans la voie pyramidale pour se rendre directement dans le bulbe et la protubérance, tandis que l'autre partie s'arrêterait dans les noyaux gris centraux. De ces masses partiraient d'autre part de nouvelles fibres qui se rendraient au bulbe par l'anse lenticulaire. Ceci étant donné, il est évident, d'après B r i s s a u d, qu'une lésion bilatérale destructive des masses opto-striées aura pour conséquence une paralysie pseudo-bulbaire, il est probable, cependant, mais pas certain, que les muscles de la phonation et de la déglutition pourront encore être innervés imparfaitement par des fibres corticales directes. D'autre part, une lésion corticale double amènera, elle aussi, des phénomènes paralytiques ; mais dans les deux cas, d'après B r i s s a u d, les symptômes observés présenteront quelques caractères différentiels.

Dans les cas d'origine corticale il y aura paralysie accusée des organes: face, langue, voile du palais, pharynx, larynx et muscles moteurs des mâchoires ; la motilité volontaire sera très diminuée, mais les actes réflexes s'effectueront encore avec facilité et les troubles fonctionnels de dysphagie et de dysarthrie seront relativement peu accusés. En outre, des phénomènes accessoires d'origine évidemment corticale pourront aider à faire le diagnostic du siège de la lésion : telles l'aphasie, les attaques d'épilepsie jacksonnienne, etc.

Dans les cas qui relèveront de lésions centrales, l'examen direct ne fera constater qu'un faible degré de paralysie pour les mouvements volontaires; mais les troubles fonctionnels pendant les actes de la phonation et de la déglutition, dont les mouvements ne seront plus coordonnés, seront au contraire très accusés et nullement en rapport avec les symptômes objectifs. En outre, dans le premier cas, il y aura plutôt un déficit intellectuel bien marqué et une dysarthrie évidente, tandis que l'intonation sera conservée. Dans le second, d'autre part, le rire et le pleurer spasmodiques seront très développés et l'intelligence relativement conservée ; et, en outre, la dysarthrie sera peu accentuée, mais le manque d'intonation (voix monotone), au contraire, sera prédominant, ainsi que l'altération des diverses autres manifestations de la mimique expressive.

Enfin, pour expliquer les paralysies pseudo-bulbaires par lésion unilatérale, Brissaud et Halipré émettent chacun leur hypothèse et attribuent aux fibres cortico-bulbaires, cortico-striées et strio-bulbaires, un trajet supposé à travers le centre ovale, le corps calleux, la capsule interne, etc. Une lésion volumineuse placée dans le centre ovale, près du pied de la couronne rayonnante, pourrait détruire, en grande partie, mais non pas tout à fait, les connexions de l'écorce de chaque côté avec le bulbe, et déterminer ainsi un syndrome glosso-labié, mais incomplet.

Ces hypothèses ne peuvent d'ailleurs expliquer les cas de paralysie pseudo-bulbaire très accusée consécutive à un foyer cortical unique, comme ceux de Magnus et Bamberger (1).

Dans une leçon faite à la Salpêtrière, M. Dejerine (2) émettait une conception bien différente. Pour lui, la paralysie pseudo-bulbaire est toujours due à une lésion bilatérale soit de l'écorce de l'opercule rolandique, soit des fibres de projection qui, de cet opercule, passent dans le faisceau géniculé pour aboutir aux noyaux bulbo-protubérantiels. Cette lésion peut d'ailleurs siéger en un point quel-

(1) BAMBERGER. *Jahrb. des wiener Krankenhaus.* 1893.
(2) DEJERINE. Des paralysies pseudo-bulbaires. *Méd. moderne*, juillet 1899.

conque du trajet de ces fibres, dans la protubérance même, et il y a des paralysies pseudo-bulbaires d'origine uniquement protubérantielle, ainsi que le prouve le cas rapporté par Halipré lui-même (obs. VIII de sa thèse, p. 56), où bien au niveau de la capsule interne, à la hauteur ou un peu en arrière du genou. Cette localisation concorde avec les résultats expérimentaux obtenus par Horsley et Beevor. « Ces auteurs ont montré, dit M. Dejerine, que les fibres qui passent *au niveau et un peu en arrière* du genou de la capsule interne sont celles qui viennent de l'opercule rolandique. Leur excitation dans cette partie de la capsule détermine, en effet, les mêmes mouvements que l'excitation de l'opercule rolandique correspondant. »

CHAPITRE VI

Discussion des théories pathogéniques.

En somme nous voyons, d'après ce qui précède, que deux cas sont à distinguer quand on veut expliquer la pathogenie des phénomènes pseudo-bulbaires : ou bien il s'agit de lésions corticales, ou bien les lésions sont centrales.

Les faits de lésions corticales sont les plus rares et encore, la plupart du temps, s'agit-il de ramollissements corticaux dans lesquels la substance blanche sous-jacente à l'écorce est toujours altérée sur une profondeur plus ou moins considérable (Rosenthal, Barlow, Jurkevisch, Garel et Dor). Ce n'est que dans quelques cas de paralysie pseudo-bulbaire infantile avec microgyrie (Bouchaud) que les phénomènes peuvent être considérés comme d'origine purement corticale.

Nous rapportons cependant un fait que nous a communiqué M. Dejerine, de paralysie pseudo-bulbaire très accusée, provoquée chez un vieillard par un processus exclusivement cortical d'atrophie cellulaire et de sclérose (obs. XIV).

Tous les auteurs sont d'accord sur la manière dont les accidents se produisent dans ces conditions : il s'agit d'une paralysie analogue à celle qui frappe les membres quand la lésion corticale se trouve située plus haut, sur les parties moyenne ou supérieure des circonvolutions rolandiques.

L'accord cesse, nous l'avons vu, pour la seconde catégorie de faits : quand la lésion est centrale, elle agit, d'après M. Dejerine, en détruisant purement et simplement les fibres cortico-protubérantielles et cortico-bulbaires, et son mode d'action est absolument le même que dans le premier cas. M. Brissaud pense, au contraire, qu'il s'agit d'une affection jusqu'à un certain point distincte de la première et due à la destruction d'un autre centre dont le rôle est différent de celui du centre cortical.

Seul l'examen très minutieux et fait au moyen de coupes sériées, rapprochées, sur toute l'étendue du trajet du faisceau géniculé, permettra de savoir si la voie pyramidale est atteinte dans tous les cas, et un examen négatif ne devra être accepté que si toutes les conditions précipitées ont bien été remplies pour ces recherches anatomiques.

Quant aux arguments qui ont fait considérer les noyaux gris centraux comme les centres secondaires de la phonation et de la déglutition, il nous faut maintenant les discuter et chercher à reconnaître leur valeur.

Rôle à attribuer aux différents noyaux gris centraux. — Et d'abord parmi ces noyaux, quel est celui qu'il faut mettre en cause ?

Couche optique. — Bechterew (voyez *Historique*) place dans la couche optique le centre des mouvements de la déglutition, de la mastication, du péristaltisme de l'estomac et de l'intestin, en un mot, de tous les mouvements du tube digestif qui doivent présider à l'alimentation ; on pourrait donc se demander si ce ne sont pas les lésions thalamiques qui sont la cause de la paralysie pseudo-bulbaire. Mais ces lésions, surtout bilatérales, sont bien loin d'être constantes dans cette affection, et si elles s'observent encore avec quelque fréquence, c'est que chez ces malades, frappés d'un athérome en général très prononcé, la partie centrale des hémisphères renferme la plupart du temps un grand nombre de petits foyers disséminés indifféremment. En outre, ces foyers thalamiques, quand ils existent, sont souvent petits, occupant dans le ganglion une place quelconque et ne présentent aucune localisation spéciale.

Corps strié. — Il n'en est pas de même pour le corps strié et si le noyau caudé a été rarement mis en cause, le noyau lenticulaire (et en particulier son segment externe ou putamen) a été depuis longtemps considéré par un grand nombre d'auteurs comme le siège de la lésion caractéristique des paralysies pseudo-bulbaires.

Plusieurs raisons en outre ont été invoquées pour attribuer au putamen le rôle qu'on désire lui faire jouer, elles sont séduisantes au premier abord, mais n'ont, ce nous semble, aucune valeur décisive.

C'est d'abord l'origine embryologique du putamen qui n'est autre chose qu'une émanation de l'écorce cérébrale. Plusieurs auteurs même, considérant que le noyau caudé a la même signification que lui, que tous deux ils ne constituent qu'une seule et même masse ganglionnaire incomplètement divisée par le segment antérieur de la capsule interne, attribuent aussi à ce noyau caudé, par analogie, le rôle que joue, pour eux, le putamen. Mais si une partie de l'écorce cérébrale s'est détachée de la masse principale pour aller former un organe spécial, rien ne prouve, bien que la structure histologique soit restée à peu près la même dans ses traits généraux, que cette différenciation morphologique n'ait pu être accompagnée d'une différenciation physiologique parallèle ; d'ailleurs le rôle de l'écorce cérébrale est tellement variable suivant les régions que, s'il n'en était pas ainsi, on ne pourrait encore prendre cet argument comme base pour attribuer au putamen un rôle déterminé dans les fonctions motrices. Rien ne prouve non plus — disons-le en passant et nous aurons à revenir sur ce fait — que cette partie détachée ait dû conserver des connexions directes et intimes avec l'écorce dont elle émane.

L'origine embryologique du putamen ne pourrait donc que fournir des vues intéressantes s'il était démontré que ce ganglion possède un rôle moteur spécial, mais elle ne peut contribuer à établir ce rôle et il faut chercher ailleurs les raisons qu'on peut avoir de le lui attribuer.

La physiologie expérimentale ne fournit pas non plus de renseignements bien précis sur ce point. Nothnagel (1) a bien obtenu chez le lapin, en détruisant les deux noyaux lenticulaires, un état de torpeur avec immobilité de l'animal, et Laborde (2), plus récemment, aurait obtenu des résultats analogues. Mais, ainsi que le font observer Carville et Duret (3), les parties environnantes, et notamment la capsule interne, peuvent avoir été atteintes et les désordres observés dépendre de ces dernières lésions. Cependant Nothnagel, à la suite de ses expériences, avait été amené à supposer que le noyau caudé est en rapport avec toutes les formes de mouvement qui, après avoir été

____

(1) Nothnagel. Experimentelle Untersuchungen über die Functionen des Gehirns. *Virchow's Arch.*, 1873 et 74.

(2) Laborde. *Traité de physiologie*.

(3) Carville et Duret. Fonctions des hémisphères cérébraux. *Arch. de phys.*, 1875.

excitées par un processus psychique, se continuent ensuite, pour ainsi dire automatiquement, sans nouvelle impulsion volontaire. Rezek plus récemment (1897) admettait cette opinion et pensait qu'il faut attribuer ce rôle également au putamen et qu'il s'agissait non seulement de la coordination des mouvements de locomotion, mais aussi de certains mouvements qui sont sous la dépendance des nerfs crâniens (1). Mais toutes ces hypothèses manquent encore de faits expérimentaux assez rigoureux venant les confirmer.

Les arguments cliniques qu'on a invoqués ont certainement plus de valeur que les considérations précédentes. On a fait observer en effet que souvent les troubles fonctionnels relativement prononcés de dysphagie et de dysarthrie n'étaient pas en rapport avec l'état parétique léger des organes de la déglutition et de la phonation. On a supposé alors que dans ces cas il n'y avait pas paralysie vraie, mais seulement manque de coordination des mouvements en vue des actes physiologiques spéciaux en question.

Ce manque de coordination serait dû à l'altération des centres coordinateurs ou de leurs voies conductrices, c'est-à dire, de chaque côté, du putamen et de l'anse lenticulaire. Dans les lésions corticales au contraire les mouvements volontaires pourraient être presque totalement abolis ; mais les mouvements réflexes seraient remarquablement conservés et il suffirait d'une excitation pour que la déglutition, par exemple, s'opérât.

Ce seraient là des arguments sérieux si ces faits étaient bien établis et ne pouvaient recevoir d'autre interprétation, et si les aspects cliniques correspondaient toujours aux lésions anatomiques.

Mais cette concordance des faits anatomiques et cliniques ne nous paraît pas constante. C'est ainsi que dans l'obs. XVI, dans laquelle la malade présentait une dysarthrie assez intense et des troubles de la déglutition très accusés, il n'y avait que des phénomènes parétiques légers du côté de la face, de la langue et du voile du palais : c'était en somme le type de la paralysie pseudo-bulbaire par lésion des putamens, d'après Brissaud. Or, à l'autopsie, ces ganglions étaient sains et il y avait plusieurs foyers disséminés dans la protubérance et sous l'écorce cérébrale.

(1) Voy. Soury. *Système nerveux central*, 1899, p. 925.

Dans l'obs. XIV où les lésions sont purement corticales, les troubles de la parole et de la déglutition sont aussi très accusés et la paralysie est plutôt moins complète que ne le feraient supposer les troubles fonctionnels ; seule la langue et surtout l'orbiculaire des lèvres présentent une parésie notable.

Enfin, chez la malade de l'obs. XXIV qui avait une destruction presque complète des deux putamens, le contraste entre les troubles fonctionnels et les phénomènes paralytiques ne nous semble pas bien évident.

Ce contraste quelquefois est bien réel cependant et s'observe dans des cas où, les phénomènes parétiques étant très minimes, la dysarthrie et la dysphagie sont assez accusées. Mais nous ferons remarquer que nos moyens d'investigation sont souvent assez grossiers et quand nous observons des mouvements un peu étendus de la langue et du voile, nous en concluons que la motilité de ces organes est normale. La déglutition et la phonation cependant demandent non seulement des mouvements étendus, mais aussi d'une grande précision.

Or, n'est-il pas fréquent chez les hémiplégiques de voir la motilité revenir peu à peu dans les membres ? Ceux-ci redeviennent capables d'exécuter volontairement des mouvements étendus et variés ; mais ils restent maladroits et, en ce qui concerne les membres supérieurs en particulier, les malades ne peuvent plus écrire, coudre comme ils le faisaient auparavant ou, tout au moins, ne le peuvent-ils qu'avec difficulté et imparfaitement. Chez les pseudo-bulbaires, la maladresse des mains, l'aspect figé avec lenteur des mouvements, la démarche à petits pas sont probablement, nous le pensons du moins, les restes de ces phénomènes parétiques du côté des membres, ils sont dus surtout à une hésitation, à un manque de précision dans les mouvements ; et la dysarthrie ainsi que la dysphagie ne seraient que la manifestation du côté de la langue, du voile, du larynx, etc., de phénomènes analogues.

D'autre part, chez certains malades qui présentaient une paralysie presque complète de ces organes on a constaté la persistance des mouvements réflexes coordonnés et le fait a été observé dans plusieurs cas où les lésions étaient corticales, notamment dans les observations de paralysie pseudo-bulbaire infantile avec microgyrie rapportées par Oppenheim et par Bouchaud. Souvent on note alors le fait suivant :

les aliments ne peuvent être amenés par la langue jusqu'à l'ishme du gosier, mais les malades les poussent avec une cuiller jusque dans cette région et dès lors le deuxième temps de la déglutition s'effectue par mouvements réflexes. Or il ne faut pas perdre de vue que ces mouvements réflexes sont très mal coordonnés, que les malades dans ces conditions rejettent par le nez ou à la suite de quintes de toux la moitié des aliments ainsi introduits et que ces réflexes imparfaits pourraient bien être simplement sous la dépendance des noyaux bulbaires. Laborde (1), en effet, dit que « si sur un jeune animal on enlève successivement le cerveau, le cervelet, la protubérance annulaire, c'est-à-dire toutes les parties de l'axe cérébro-spinal situées en avant de la moelle allongée, on peut voir les mouvements de déglutition s'accomplir encore par action réflexe ».

Les faits de paralysie pseudo-bulbaire congénitale semblent plutôt prouver, d'ailleurs, que cette action du bulbe, contrairement à ce que dit Halipré, n'est pas différente chez le jeune sujet de ce qu'elle est chez l'adulte.

De tout ce qui précède, nous croyons pouvoir conclure que les constatations cliniques n'apportent pas de preuves suffisantes à la théorie qui veut faire du putamen un centre de la déglutition et de la phonation. Certains faits lui sont contraires, même ; ce sont ceux dans lesquels, aucun phénomène pseudo-bulbaire persistant n'ayant été constaté pendant la vie, on trouve à l'autopsie une destruction bilatérale du segment externe du noyau lenticulaire.

Notre maître, M. Dejerine, nous a dit avoir vu plusieurs fois à Bicêtre, alors qu'il faisait systématiquement toutes les autopsies pour l'étude des lésions cérébrales, des lésions doubles des putamens, chez des adultes ou des vieillards, n'ayant pas provoqué de paralysie glosso-labiée ou du moins pas de phénomènes persistants. Il a retrouvé dans ses notes deux de ces cas qui n'ont été étudiés, ajoutons-le, que macroscopiquement et nous les a communiqués.

Le premier concerne un homme de 42 ans qui fut frappé d'hémiplégie droite avec participation de la face et légers troubles de la parole considérés comme de l'aphasie et qui disparurent totalement au bout de deux mois. Pas de dysphagie. Examiné un an après ces accidents, il présentait de la contracture dans le bras droit qui restait en

(1) LABORDE. *Traité de physiologie.*

demi-flexion, et de l'atrophie musculaire bien nette du deltoïde et des muscles scapulaires. Les réflexes tendineux étaient exagérés nettement. La jambe était moins prise, mais présentait aussi une exagération très notable du phénomène du genou. On ne constatait aucun phénomène de paralysie pseudo-bulbaire.

A l'autopsie on trouva à gauche, sur la coupe de Flechsig, un vaste foyer occupant toute la partie externe du noyau lenticulaire, coupant le segment antérieur de la capsule interne et détruisant une grande partie de la tête du noyau caudé ; à droite le foyer était plus restreint, mais occupait encore une portion étendue du putamen et coupait la capsule externe.

Le second fait concerne un homme à l'autopsie duquel on trouva sur la coupe de Flechsig la capsule externe et le noyau lenticulaire complètement détruits à gauche, et à droite une lésion analogue mais moins étendue. Pendant la vie on n'avait constaté qu'une hémiplégie droite.

CHAPITRE VII

Les connexions anatomiques du noyau lenticulaire et la voie pyramidale (1).

Les notions anatomiques récemment acqüises sur les rapports qu'affectent entr'eux et avec les parties voisines le noyau lenticulaire et le faisceau pyramidal ne sont pas non plus favorables à la théorie de Brissaud et de Halipré. Mais pour comprendre comment ces notions nouvelles peuvent modifier les conceptions qu'on avait admises jusqu'ici, il nous faut tout d'abord connaître les vues des anciens auteurs sur ces questions et suivre l'évolution qu'elles ont dû subir sous l'influence des découvertes successives.

Conceptions anciennes (2). — Les anciens anatomistes admettaient que de l'écorce cérébrale partaient des fibres d'irradiation qui se rendaient au corps strié ; de là partaient de nouveaux faisceaux qui allaient former en entier ou en majeure partie la pyramide. C'est l'opinion admise par Meynert qui distingue dans le nevrage trois ordres de fibres superposées : les premières s'étendraient de l'écorce cérébrale aux noyaux gris centraux et aux tubercules quadrijumeaux ; les secondes partiraient de ces ganglions pour se rendre aux cornes médullaires et aux noyaux crâniens en suivant deux voies distinctes : la voie de la calotte et la voie du pied du pédoncule cérébral. Enfin la troisième catégorie était constituée par les fibres étendues de la moelle et du bulbe à la périphérie.

Pour Meynert les fibres du noyau lenticulaire arrivaient au pied

(1) Nous avons fait de larges emprunts à l'anatomie des centres nerveux de M. et Mme DEJERINE, notamment au tome II, encore sous presse, et dont nous avons eu les épreuves à notre disposition. Nous ne saurions trop remercier notre maître de sa complaisance.

(2) Voyez : M. et Mme DEJERINE. *Anatomie des centres nerveux*, t. II.

du pédoncule en passant soit par la capsule interne, soit par l'anse
lenticulaire. Celle-ci formait la partie interne du pied du pédoncule,
descendait dans la protubérance où une partie de ses fibres croisait
la ligne médiane pour se rendre dans les noyaux des nerfs crâniens.
L'anse lenticulaire, en effet, était constituée par les fibres centrales
des nerfs bulbo-protubérantiels. L'autre partie des fibres de l'anse
lenticulaire formait la partie interne de la pyramide antérieure du
bulbe et descendait dans le cordon antérieur de la moelle, sans participer à l'entrecroisement moteur.

Gudden, Carville et Duret, Dejerine, Vulpian, montrent
que les lésines expérimentales ou pathologiques du gyrus sigmoïde
entraînent, chez le chien, une dégénérescence complète de la pyramide du bulbe.

Charcot est amené à admettre chez l'homme, dans le pied du
pédoncule, à coté des fibres indirectes striées, des fibres venant directement de l'écorce.

Flechsig, par l'étude du développement, est amené à reconnaître
qu'il existe, dans le pied du pédoncule, des fibres cortico-médul-
laires et cortico-protubérantielles directes, à cote d'un contingent
important de fibres striées.

C'est à M. Dejerine (1) qu'on doit la démonstration rigou-
reuse de ce fait : que toutes les fibres qui constituent le pied du
pédoncule viennent directement de l'écorce cérébrale.

En effet, elles dégénèrent en totalité à la suite de lésions corticales
très étendues, mais ne portant pas la moindre atteinte aux noyaux
gris centraux.

Connexions du corps strié. — Deux questions nous intéressent ici,
ce sont celle des connexions du corps strié avec la corticalité, et
celle de la terminaison de l'anse lenticulaire.

Connexions du corps strié avec la corticalité. — Nous avons vu
que l'origine embryologique commune n'était pas suffisante pour
admettre a priori des connexions directes et étendues entre l'écorce
et le corps strié ; les résultats fournis par la méthode de Golgi, par

(1) DEJERINE. *Soo de biol.*, 30 déc. 1898.

l'anatomie expérimentale et par l'étude des dégénérescences chez l'homme tendent tous, en effet, à faire rejeter l'hypothèse des anciens auteurs qui voulaient que l'écorce envoie directement des fibres au noyau caudé et au putamen. Ces fibres n'existent pas. Cependant le putamen, surtout à ses parties antérieure et supérieure, est traversé par quelques fibres éparses qui vont se rendre à la capsule interne et à la couche optique et ces fibres, dans leur passage, abandonnent à ce noyau de fines collatérales. Le globus pallidus, au contraire, reçoit par sa face postérieure quelques fibres de la corticalité, ainsi que l'ont établi M. et Mme Dejerine (1).

Enfin quelques auteurs admettent l'existence d'un faisceau d'association cortico-strié qui relierait le noyau caudé à certaines régions de l'écorce.

Ce sont ces connexions qu'admet également Brissaud pour établir le rôle qu'il veut faire jouer au putamen et au noyau caudé. Elles se feraient par l'intermédiaire du faisceau occipito-frontal. Or elles sont loin d'être établies et beaucoup d'auteurs les rejettent. M. et Mme Dejerine sont de ce nombre et disent que ce faisceau n'abandonne « au noyau caudé que de très rares fibres, ainsi que le montrent, non seulement les préparations par le Weigert-Pal, mais encore celles traitées par la méthode de Marchi. Le faisceau occipito-frontal ne doit donc pas être considéré comme un faisceau d'association cortico-striée dont les cellules d'origine siègent dans l'écorce cérébrale et dont les arborisations aboutissent au corps strié : mais bien comme un faisceau d'association intercortical reliant deux points plus ou moins éloignés du manteau cérébral » (2).

Trajet et terminaison de l'anse lenticulaire. — Brissaud et Halipré admettent encore la doctrine de Meynert qui, ainsi que nous l'avons vu, veut que l'anse lenticulaire contourne une partie du pied du pédoncule et se jette ensuite dans le bord antéro-interne de ce dernier. Or cette opinion est erronée : l'anse lenticulaire contourne complètement le bord antérieur du pied du pédoncule sans lui abandonner aucune fibre, ainsi qu'on le voit avec toute évidence par l'examen des coupes en série venant de cas dans lesquels le pied du pédoncule

(1) M. et Mme DEJERINE. *Anatomie des centres nerveux*, t. II.
(2) M. et Mme DEJERINE. *Loc. cit.*

était complètement degénéré dans sa portion antérieure et l'anse lenticulaire intacte. Il est vrai qu'un nombre assez considérable des fibres de ce faisceau pénètre dans l'extrémité antérieure de la capsule interne et se croise avec les fibres pyramidales, mais cela seulement, pour la traverser et non pour devenir verticales et se confondre avec la voie motrice. Les fibres de l'anse lenticulaire se rendent ensuite dans la partie antéro-inférieure de la couche optique et dans la capsule du noyau rouge (M. et Mme Dejerine).

Par conséquent s'il existe des connexions entre le noyau lenticulaire et les noyaux bulbo-protubérantiels, ce qui est très problématique, elles ne s'établissent certainement ni par l'anse lenticulaire ni par le pied du pédoncule.

La voie pyramidale et le faisceau géniculé en particulier. — Après avoir vu quelles sont les relations du corps strié avec les autres parties, il nous faut encore connaître le trajet des fibres émanées de l'écorce de l'opercule rolandique jusqu'au bulbe, pour pouvoir apprécier quelles sont les lésions capables de les atteindre.

Ces fibres font partie du système de projection du manteau cérébral. D'après M. et Mme Dejerine, tout le manteau cérébral émet par sa face profonde des fibres qui traversent, en disposition radiée, le centre ovale pour venir former la couronne rayonnante qui n'est elle-même que l'épanouissement de la capsule interne. Ces fibres radiées ont une disposition parfaitement régulière et définie de sorte qu'à chaque territoire de l'écorce correspond un territoire de la capsule interne.

Les fibres émanées du lobe frontal constituent le segment antérieur de la capsule interne et se jettent dans l'extrémité antérieure de la couche optique. Celles qui viennent de la zone rolandique forment le segment postérieur de la capsule interne qui descend dans le pied du pédoncule, le bulbe et la moelle et va constituer ainsi la voie pyramidale. Du lobe occipital vient le segment rétro-lenticulaire de la capsule interne; celui-ci constitue les radiations thalamiques et va se rendre au pulvinar, au corps genouillé externe et au tubercule quadrijumeau antérieur. Enfin, les fibres auxquelles le lobe temporal donne naissance constituent le segment sous-lenticulaire, segment qui se divise ensuite en deux faisceaux : le faisceau temporo-thalamique

d'Arnold qui se rend au pulvinar et le faisceau de Türck qui croise
la face supérieure de la bandelette optique, s'insinue entre les segments rétro-lenticulaire et postérieur de la capsule interne, s'accole
à l'extrémité postérieure de ce dernier, puis descend dans le pied
du pédoncule dont il occupe le quart externe et se termine enfin au
niveau du tiers supérieur de la protubérance dans la substance grise
du pont (M. et Mme Dejerine).

Revenons maintenant au segment postérieur de la capsule interne,
le seul qui nous intéresse.

Ses fibres, qui émanent de la zone rolandique et notamment des
frontale et pariétale ascendantes et du lobule paracentral, ont une
disposition parfaitement déterminée et occupent un point d'autant
plus reculé dans la capsule qu'elles prennent leur origine en un point
plus élevé de l'écorce.

Ainsi les fibres émanées du lobule paracentral et de l'extrémité
supérieure des frontale et pariétale ascendantes occuperont la partie
toute postérieure du segment postérieur de la capsule ; celles qui
viennent de l'opercule rolandique au contraire seront les plus antérieures, placées à la limite des segments antérieur et postérieur de la
capsule, occupant aux régions thalamiques moyenne et inférieure le
sommet du V formé par ces deux segments, c'est-à-dire le genou :
aussi constituent-elles le faisceau géniculé.

Du pied de la couronne rayonnante les fibres pyramidales descendent verticalement dans le segment postérieur de la capsule interne,
croisant à angle droit, sans se mélanger à elles, les fibres horizontales
qui forment les radiations strio-thalamiques et strio-sous thalamiques.
A la partie inférieure de la région sous-optique la voie pyramidale
reçoit, ainsi que nous l'avons vu, l'adjonction du faisceau de Türck.
Tout cet ensemble descend alors dans le pied du pédoncule qu'il constitue en entier et arrive au niveau de l'étage antérieur de la protubérance. Dans ce trajet verticalement descendant les fibres de la voie
motrice subissent une légère intrication, mais en gardant cependant
à peu près les mêmes rapports réciproques : les fibres antérieures du
segment postérieur de la capsule interne deviennent internes dans le
pied du pédoncule, etc.; et lorsqu'une région bien limitée de la capsule est dégénérée, on peut constater que le fascicule lésé reste bien

compact et ne se mélange que peu aux fibres saines ; on le suit ainsi jusqu'à la protubérance.

Là il n'en est plus absolument de même ; le faisceau compact formé par le pied du pédoncule est dissocié par les fibres transverses du pont en un grand nombre de petits fascicules ; ses fibres s'enchevêtrent considérablement et, par exemple, quand on suit par la méthode de Marchi une dégénérescence partielle, on constate que les grains noirs restés jusque-là bien localisés, se diffusent quand on arrive à la protubérance. Le faisceau se reconstitue à la partie toute supérieure de la protubérance et forme la pyramide. Celle-ci descend dans le bulbe et subit à l'extrémité inférieure de ce dernier un entrecroisement partiel, l'entrecroisement moteur.

Mais les fibres émanées de l'écorce ne suivent pas toutes ce trajet en entier : un grand nombre d'entre elles se terminent chemin faisant dans le thalamus, le noyau rouge, le locus niger et la substance grise du pont.

Trajet du faisceau géniculé. — Dans tout ce parcours, comment le faisceau émané de l'opercule rolandique, le faisceau géniculé, se comporte-t-il par rapport aux autres fibres pyramidales ?

Son trajet a été étudié par M. et Mme Dejerine (1), notamment dans un cas de monoplégie facio-linguale gauche avec troubles de la déglutition, datant de sept ans et provoquée par une porencéphalie acquise détruisant le cinquième inférieur de la zone rolandique (cas de Schweighoffer, Anat. des centres nerveux, t. II, p. 134 et p. 73). Les fibres rayonnantes émanées de l'opercule rolandique se dirigent en haut et en avant, d'abord dans le diverticulum de substance blanche qui occupe a partie centrale de l'opercule, puis dans la masse blanche du centre ovale.

Elles contournent alors le bord supéro-antérieur du putamen ; quelques-unes d'entre elles traversent même ce bord au lieu de le contourner ; puis elles pénètrent dans la couronne rayonnante au niveau de l'extrémité postérieure du segment antérieur de la capsule interne.

De là le faisceau géniculé se porte en bas et en arrière, occupe le

---

(1) DEJERINE. *Soc. de Biol.*, déc. 1893, et M. et Mme DEJERINE. *Anat. des centres nerveux*, t. II, p. 134.

genou de la capsule dans les régions thalamiques moyenne et inférieure et abandonne à cette hauteur des fibres aux noyaux interne et externe du thalamus. Dans la région sous-thalamique, il occupe la partie toute antérieure du segment postérieur de la capsule interne où il est contourné et traversé par les fibres de l'anse lenticulaire ; puis il vient constituer le quart interne du pied du pédoncule et, à partir de ce niveau, un grand nombre de ses fibres se dirige vers les parties profondes et s'épuise au moins partiellement dans le locus niger.

Il faut observer que le faisceau géniculé, dont le trajet vient d'être décrit, contient non seulement les fibres nées de l'opercule rolandique et de l'opercule frontal, mais aussi un petit nombre de fibres venant du lobe frontal, probablement du lobe orbitaire (M. et Mme Dejerine) ; qu'en outre, il n'est pas un faisceau fermé ne contenant qu'une seule catégorie de fibres, mais comprend à côté de fibres se terminant dans la couche optique et le locus niger, des fibres pyramidales, des fibres cortico-protubérantielles et des fibres cortico-bulbaires.

Le trajet de ces dernières dans la protubérance jusqu'aux noyaux bulbaires est moins bien connu. Après avoir parlé des fibres qui, à la partie inférieure du pied du pédoncule, s'enfoncent dans le locus niger, M. et Mme Dejerine ajoutent : « Il est probable qu'un grand nombre des fibres qui représentent les neurones encéphaliques des nerfs moteurs crâniens, en particulier des nerfs facial et hypoglosse, se portent en arrière, s'entrecroisent au niveau du raphé, puis descendent dans la calotte jusqu'aux noyaux des nerfs moteurs bulbo-protubérantiels. Leur trajet est encore peu élucidé. » D'autre part, Hoche [1] aurait vu dans la protubérance et le bulbe des fibres détachées de la portion interne de la pyramide se porter en arrière le long du raphé, croiser celui-ci et se prolonger jusqu'aux noyaux moteurs crâniens. Nous n'avons pu faire cette constatation, mais Long [2] a suivi, en effet, par la méthode de Marchi, à la suite de lésions de la

[1] HOCHE. Beiträge zur Anatomie der Pyramidenbahn und der oberen Schleife. *Arch. für Psychiatrie*, 1898.

[2] LONG. *Les voies centrales de la sensibilité générale*. Th. Paris, 1899, fig. 52, 228.

capsule interne, des fibres qui longeaient le raphé et passaient du côté opposé ; il n'a pu constater leur parcours ultérieur.

D'autres fascicules se détachent du pied du pédoncule passent par le stratum intermedium, vont s'accoler au ruban de Reil médian et se termineraient d'après Hoche dans les noyaux bulbo-protubérantiels moteurs des deux côtés. De ces fascicules, les uns occupent la partie externe et profonde du pied du pédoncule et avaient été décrits sous le nom de *pes lemniscus* par Meynert qui les considérait comme des dépendances du ruban de Reil ; ils sont constants. Les autres, inconstants, appartiennent au faisceau en écharpe de Féré et s'accolent à la partie interne du ruban de Reil. M. et Mme Dejerine désignent les premières sous le nom de *pes lemniscus profond* et les secondes sous celui de *pes lemniscus superficiel*. Or, les recherches de Dejerine et Long (1) montrent qu'en outre de petits fascicules se détachent aussi de l'étage antérieur de la protubérance pour s'accoler au ruban de Reil, mais que tous ces fascicules erratiques rentrent en partie dans la pyramide bulbaire, constituant des *fibres aberrantes du pied du pédoncule cérébral* (M. et Mme Dejerine). Ils n'ont pu voir, contrairement à ce qu'a avancé Hoche, de fibres se rendre aux noyaux des nerfs crâniens.

(1) DEJERINE et LONG. Sur quelques dégénérescence secondaires du tronc encéphalique de l'homme étudiées par la méthode de Marchi, etc. *Soc. de biol.*, juillet 1898.

CHAPITRE VIII

Observations avec autopsie.

Connaissant maintenant la disposition du faisceau pyramidal et en particulier celle du faisceau géniculé, il nous a paru nécessaire, pour savoir si leurs fibres étaient atteintes dans tous les cas, de faire un examen anatomique aussi rigoureux que possible, et dans ce but nous avons adopté la technique suivante :

Les fragments sont traités, suivant les circonstances, par la méthode de Pal-Weigert ou par celle de Marchi, mais dans tous les cas nous coupons en série le bulbe depuis l'entrecroisement moteur, la protubérance, puis pour chaque moitié le pédoncule cérébral et la région sous-optique. En ce qui concerne les hémisphères, nous détachons les parties antérieure et postérieure et ne conservons qu'un bloc qui comprend largement, sur la face externe, toute la zone rolandique. Ce bloc est inclus dans la celloïdine, coupé en série et coloré au Pal. Les fragments nous ont paru trop étendus pour y appliquer la méthode de Marchi.

En général les coupes étaient ou horizontales ou parallèles à la bandelette optique.

Nous pensons que ce n'est que par ce procédé, quelque long qu'il soit, qu'on doit faire l'étude des lésions anatomiques dans tous les cas où une localisation exacte est nécessaire ; et les coupes examinées doivent être suffisamment rapprochés les unes des autres car, ainsi que nous le verrons, on ne peut pas compter sur les dégénérescences pour déceler toutes les lésions ; dans certains cas les foyers primitifs n'en donnent pas d'apparentes. Ce fait, le plus souvent, est dû à la méthode employée : une lésion ancienne de sclérose ne sera vue par la méthode de Marchi que si cette sclérose est bien marquée et compacte, et par contre le Pal ne révèlera aucune dégénérescence dans un faisceau dont la destruction sera encore récente. Enfin il est une période de la lésion où, les corps granuleux étant pour la plupart résorbés et la sclérose n'étant encore qu'à ses débuts, aucune des deux méthodes ne donnera de résultats satisfaisants.

D'un autre côté, il n'est pas toujours nécessaire qu'un foyer vienne détruire lui-même les fibres d'un faisceau pour entraver les fonctions de celui-ci ; il est du moins très probable que dans la zone de sclérose qui entoure certains foyers, les fibres ne sont pas détruites et ne subissent pas de dégénérescence, mais qu'elles sont altérées et gênées dans leur rôle (voy. obs. XXIV).

Les principales lésions primitives et dégénérescences que nous avons observées ont été représentées sur des dessins ; nous avons pensé qu'il y avait là un double avantage : de permettre de suivre avec plus de facilité la description et de donner à cette dernière une précision qu'un simple texte était incapable de fournir.

Parmi ces dessins, les uns sont la représentation exacte des coupes et ont été exécutés avec son habileté toute spéciale par notre ami, M. Gillet.

Les autres sont de simples schémas dans lesquels les principaux contours ont été décalqués avec précision, la topographie des lésions représentée aussi exactement que possible.

Dans ces schémas les foyers primitifs sont marqués en noir ; les lésions de sclérose sont figurées par un grisé et enfin les grains noirs sont représentés par des points.

OBSERVATION XIV (1)

Syphilis. A 50 ans, gêne de la parole, puis de la déglutition ; attaques épilepti-formes amenant chaque fois une aggravation des symptômes ; déchéance intel-lectuelle. État actuel à 51 ans ; parole lente et traînante ; déglutition pénible ; salivation abondante. Paralysie complète de l'orbiculaire des lèvres ; parésie notable de la langue ; voile du palais à peu près intact. Maladresse des membres ; marche à petits pas. Dans la suite, les attaques épileptiformes deviennent de plus en plus fréquentes ; la déchéance s'accentue ; gâtisme ; demi-coma ; mort à 53 ans.

AUTOPSIE : *Sclérose cérébrale comprenant de chaque côté, dans son territoire, l'opercule rolandique.*

Le nommé F..., employé bijoutier, âgé de 51 ans, est entré le 24 février 1893 dans le service du Dr Dejerine, à l'hospice de Bicêtre.

Rien à noter d'intéressant dans ses antécédents héréditaires.

En 1863, il eut un « bouton » sur la verge, qui dura huit jours, dit-il. Il s'agit probablement là d'une infection syphilitique, car l'année suivante il était soigné à la Charité pour une adénopathie cervicale et trois ans après, en 1866, il entrait à Saint-Louis avec un mal de gorge violent, des plaques dans la bouche, en même temps que pour une bronchite et un érysipèle.

Cependant, marié quelques années après, il eut trois enfants dont l'un mort du croup, tandis que les autres sont bien portants.

Maladie actuelle. — La maladie actuelle a débuté d'une façon très insidieuse, au mois de janvier 1892, par une gêne de la parole, d'abord très légère, mais qui s'accusa d'une façon notable dans le mois d'octobre de la même année. C'est à cette époque qu'il eut sa première attaque épileptiforme, suivie d'hémiplégie droite et d'aphasie transitoire ; l'hémiplégie rétrocéda peu à peu, mais l'état général, les facultés intellectuelles restèrent en déchéance notable ; la dysarthrie s'accusa encore, et les troubles de la déglutition apparurent.

A partir de ce moment, le malade eut plusieurs autres ictus apoplectiformes suivis de parésies passagères et laissant à leur suite une nouvelle aggravation des symptômes qu'il présentait.

État actuel en mars 1893. — Le malade présente une diminution consi-dérable de l'*intelligence* et de la mémoire, et pleure parfois d'une façon un peu spasmodique ; son interrogatoire est très difficile, car il comprend mal ce qu'on lui demande et répond plus mal encore. Il parle continuellement, sans s'arrêter, avec certaines idées fixes.

La *parole* est lente, tremblante, hésitante, difficile à comprendre et rappelle celle du paralytique général ; l'articulation des mots s'accompagne d'un trem-

---

(1) Observation qui nous a été communiquée par notre maître, le Dr Dejerine.

blement des lèvres bien net, et toutes les lettres sont également altérées. La *déglutition* est pénible ; les parcelles alimentaires tombent souvent dans la glotte et déterminent de violentes quintes de toux et, en outre, les liquides bus reviennent quelquefois par le nez. La *mastication* n'est entravée que par l'absence de dents, mais il est impossible au malade de ramener avec sa langue les aliments sous les arcades dentaires, et il est obligé de les pousser avec les doigts.

Les lèvres constamment entr'ouvertes laissent échapper une abondante quantité de *salive* et souvent aussi les boissons s'échappent au dehors et coulent hors de la bouche.

Face. — Le facies est pleurard, hébété ; les sillons naso-labiaux abaissés ; la bouche présente un aspect tout particulier ; la lèvre inférieure est tombante, déjetée en avant, épaissie et fendue au milieu, et les deux lèvres réunies sont projetées comme chez quelqu'un qui fait la moue. Quand le malade fait effort pour obturer complètement la fente labiale, la lèvre inférieure s'applique au-devant de la supérieure qu'elle recouvre. Les muscles peauciers du front, l'orbiculaire des paupières fonctionnent bien : le nez est pincé par suite de la paralysie de l'élévateur de l'aile du nez ; les muscles canin et zygomatiques sont également parésiés, surtout à droite. Le malade ne peut siffler ou souffler, et il lui est également impossible de rire ; quand on le lui demande, il fait une grimace spéciale, mais ne peut écarter les commissures.

Muscles masticateurs. — Les muscles élévateurs de la mâchoire inférieure ont à peu près conservé leur énergie ; mais l'abaissement du maxillaire est limité et, pour obtenir un éloignement assez grand des arcades dentaires, il faut les écarter avec un instrument.

Les ptérygoïdiens sont paralysés et la diduction, la propulsion du menton en avant sont impossibles.

Le réflexe massétérin est normal.

Là *langue* n'est pas atrophiée, mais présente une parésie notable ; tous ses mouvements sont extrêmement lents : la propulsion s'accompagne d'un tremblement bien apparent ; les mouvements d'élévation ou de latéralité de la pointe sont très limités, et le malade ne peut qu'à peine mettre l'organe en forme de gouttière.

A l'examen somatique, le *voile du palais* fonctionne normalement : il s'élève bien pendant l'émission des sons, et le réflexe pharyngien est conservé.

L'*examen laryngoscopique* n'a pu être fait.

Les *membres supérieurs* sont atteints d'une impotence fonctionnelle assez prononcée, surtout à droite : les mouvements sont lents, tremblés, sans précision, et le malade ne peut plus se servir de ses mains pour les usages ordinaires ; il porte difficilement la main droite à la bouche. On ne constate cependant qu'une parésie incomplète et presque tous les mouvements, quoique sans force, peuvent être exécutés.

Les *membres inférieurs* également sont faibles, à droite surtout ; la station debout est fatigante, et la marche à petits pas est absolument caractéristique.

Ni contracture ni atrophie musculaire, mais parésie plus prononcée à droite. De ce côté, le malade a peine à lever la jambe au-dessus du plan du lit ; le réflexe patellaire est un peu exagéré à gauche, nul à droite.

L'examen de la *sensibilité-cutanée* revèle une hémianesthésie droite très nette, à tous les modes. De ce côté des organes des sens, nous trouvons une amblyopie assez accusée pour empêcher le malade de lire. La pupille droite est normale, mais la gauche est en myosis et ne réagit plus. La musculature externe de l'œil est intacte.

Le goût, l'odorat semblent diminués, et l'ouïe également, mais du côté gauche seulement.

Évolution de la maladie. — Les attaques épileptiformes que présentait le malade augmentèrent peu à peu de fréquence ; elles étaient absolument généralisées. L'état général au bout d'un certain temps baissa assez rapidement ; le malade devint gàteux, tomba dans un demi-coma et mourut le 24 décembre 1894.

AUTOPSIE. — L'autopsie fut faite vingt-six heures après la mort et révéla l'existence d'un processus d'atrophie et de sclérose ayant atteint certaines circonvolutions.

A gauche, le territoire lésé comprenait (fig. 6) : le cap, le pied de F^3, les

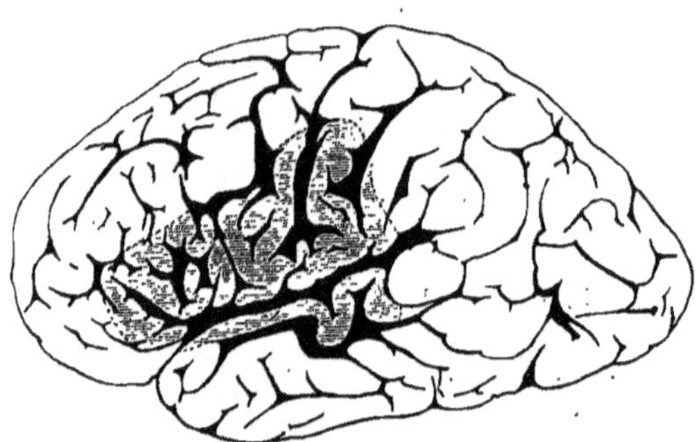

FIG. 6.

opercules frontal et rolandique, ainsi que la moitié inférieure des Fa et Pa et une petite portion de l'opercule pariétal ; puis elle s'étendait sur la région correspondante de T_1.

A droite, la lésion était moins étendue (fig. 7), mais comprenait encore le pied de F^3, la moitié inférieure des Fa et Pa, ainsi que l'opercule rolandique.

Il s'agissait là d'un processus d'encéphalite chronique, d'une lésion purement corticale, cellulaire, accompagnée de sclérose névroglique et dont le processus histologique a été étudié avec détails par M. Piperkoff (1).

(1) PIPERKOFF, *Arch. de Neurol.*, 1898, II, p. 433.

La substance blanche du centre ovale, de la capsule interne, ne présentait aucune altération, pas de dégénérescence appréciable par la méthode de Pal-Weigert, car toutes les parties étaient également colorées par l'hématoxyline.

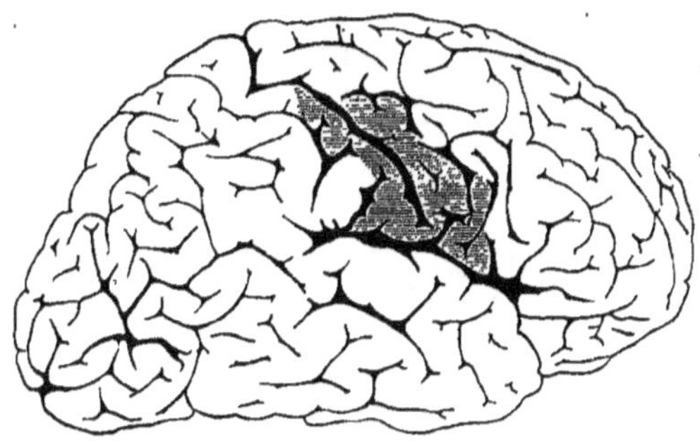

FIG. 7.

La zone motrice des hémisphères, le tronc cérébral en entier jusqu'à la partie inférieure du bulbe ont été coupés en série, colorés au Pal et aucune lésion n'a pu être notée, à part la lésion corticale dont nous venons de parler.

Remarques. — Nous avons vu la lésion corticale s'étendre à gauche au pied et au cap de F_3 ; cependant pendant la vie et tant que l'état général et l'état intellectuel du malade ont permis un examen, on n'a pas constaté de phénomène net d'aphasie motrice ; l'écriture présentait bien quelques particularités, la répétition des syllabes des mots, mais cela très rarement. Il est à remarquer d'ailleurs que quelque temps après son entrée à Bicêtre le malade est tombé dans une telle déchéance intellectuelle que tout examen dans le sens qui nous occupe est devenu impossible, et si l'extension des lésions à F_3 ne date que de cette époque, rien d'étonnant à ce qu'on n'ait pu constater d'aphasie.

En ce qui concerne les phénomènes de paralysie pseudo-bulbaire ce cas présente ceci de particulier qu'il s'agit d'un processus purement cortical sans aucune participation de la substance blanche sous-jacente.

Nous ne connaissons pas d'autre cas de paralysie pseudo-bulbaire par atrophie primitive des circonvolutions chez l'adulte, et cette observation est à rapprocher, au point de vue pathogénique, de celles de Bouchaud et d'Oppenheim de paralysie pseudo-bulbaire congénitale par microgyrie.

Enfin le siège des lésions était en rapport avec ce que nous savons des localisations cérébrales, puisque les deux opercules rolandiques étaient entièrement compris dans la lésion.

OBSERVATION XV

Peu de renseignements sur le début de la maladie. Dysarthrie intense; troubles de la déglutition manifestes mais bien moins prononcés cependant que la dysarthrie; parésie linguale; paralysie du voile du palais; affaiblissement intellectuel. Mort d'un cancer de l'estomac.

AUTOPSIE : *Foyers de ramollissement corticaux; à gauche, un de ces foyers occupe une grande étendue de la région rolandique et notamment l'opercule pariétal, et plus bas, un foyer occupe la partie interne du pied du pédoncule. A droite, un foyer de ramollissement cortical occupant la partie moyenne de la zone rolandique envoie des prolongements scléreux vers la profondeur, et ceux-ci atteignent la partie antérieure du pied de la couronne rayonnante.*

P..., âgée de 60 ans, entrée le 8 avril 1895, salle Pinel, à la Salpêtrière, service du Dʳ Dejerine. Tout ce qu'on a pu savoir sur ses antécédents, c'est que son affection a débuté brusquement, mais sans perte de connaissance ; elle serait malade depuis quatre ans.

État actuel au moment de son entrée. — La malade s'exprime avec la plus grande difficulté ; elle ne semble faire aucun effort pour trouver le mot désiré et ne paraît donc pas atteinte d'aphasie ; elle ne sait ni lire ni écrire, ce qui empêche de faire un examen complet à cet égard. Mais la *dysarthrie* est des plus prononcées : seuls les mots « oui » et « non » sont parfaitement reconnaissables ; quant au reste, les sons émis ressemblent plutôt à un grognement qu'à des paroles, et c'est à peine si on peut arriver à deviner quelques mots. La malade fait un grand effort pour tâcher d'articuler et chaque syllabe est prononcée à part, nettement séparée de la précédente.

La *déglutition* est pénible aussi, mais ces troubles ne sont pas à comparer comme intensité à la dysarthrie. Le réflexe patellaire est exagéré des deux côtés, et cependant on ne trouve pas de troubles appréciables de la motilité des membres supérieurs et inférieurs; mais il existe une paralysie du facial inférieur droit. La motilité de la *langue* n'est pas abolie, mais amoindrie seulement. La propulsion hors des arcades dentaires et possible, et pendant ce mouvement la pointe se dévie nettement vers la droite ; les bords peuvent se relever en gouttière. Les mouvements de latéralité de la pointe sont limités et le mouvement d'élévation est impossible.

Paralysie du *voile du palais.* Il y a exagération légère du réflexe massétérin et la malade n'exécute pas les mouvements de diduction de la mâchoire, mais il est probable que c'est parce qu'elle ne comprend pas ce qu'on lui demande.

L'état intellectuel est très amoindri. La sensibilité cutanée semble intacte.

Marche à petits pas.

La malade souffre depuis deux ans de troubles gastriques : douleurs et sensa-

C.

tion de pesanteur constante ; vomissements alimentaires, bilieux et parfois san-
guins. Elle a une teinte jaune paille et une légère bouffissure du visage.

Elle se cachectise de plus en plus et meurt le 10 août 1895.

AUTOPSIE. — A l'autopsie, on trouve des foyers multiples de ramollissement
cortical dans les deux hémisphères.

A droite, sur la face externe, le principal territoire lésé comprend le gyrus
supra-marginalis, la P_4 et une partié de la face externe du lobe occipital. Puis
la partie postérieure de T^2 est également lésée, ainsi que le lobule fusiforme et
la partie adjacente du lobule lingual.

A gauche l'altération porte sur la partie antérieure de l'insula et de la F'_3, sur
la face externe du lobe occipital et sur le lobule lingual et la scissure calcarine.

En ces divers points, les circonvolutions sont irrégulièrement affaissées et en
partie détruites.

Nous signalerons également des foyers qui, des deux côtés, ont atteint la
couche optique, surtout à gauche où le pulvinar est en partie détruit ; puis enfin
deux petits foyers, l'un placé sous l'épendyme du quatrième ventricule (fig. 13)
et qui a très légèrement atteint les deux faisceaux longitudinaux postérieurs ;
l'autre qui occupe (fig. 14) la cavité de l'olive gauche et détermine une dégénérescence (grains noirs) des fibres qui en occupent le centre, ainsi que de la
capsule. Cette dégénérescence se prolonge dans le faisceau central de la
calotte et remonte avec lui jusqu'à la partie moyenne de la protubérance (fig. 13)
où on la perd.

Restent les lésions pyramidales, tant corticales que centrales, que nous avons
laissées jusqu'à présent de côté pour les étudier toutes ensemble.

Lésions pyramidales gauches. — A gauche (fig. 8) la lésion corticale siégeant
dans la zone rolandique est très étendue : elle comprend la moitié inférieure des
F^a et P^a, les opercules rolandique et pariétal, une partie de P_2 et le gyrus
supra marginalis.

Sur les coupes, ces circonvolutions, ainsi qu'une partie assez étendue de la
substance blanche sous-jacente, ne se colorent pas par l'hématoxyline de
Weigert ; mais dans la couronne rayonnante ou dans la capsule interne la
méthode de Weigert ne permet de suivre aucune trace de dégénérescence
scléreuse.

Dans le pédoncule nous trouvons un nouveau foyer, assez important, qui
occupe le locus niger et détruit la portion interne du Reil médian (fig. 9).
Un peu plus bas (fig. 10) le foyer est descendu dans le pied du pédoncule et
s'est divisé en deux parties dont l'une occupe le tiers interne environ, tandis
que l'autre, moins importante, se trouve située à la portion moyenne.

Le nouveau foyer n'a pas donné non plus de dégénérescence visible par la
méthode de Pal-Weigert ; mais dans les régions protubérantielle et bulbaire
supérieure qui ont été traitées par le Marchi, on trouve des grains noirs assez
abondants uniformément répartis dans toute la voie pyramidale.

Lésions pyramidales droites. — Les lésions pyramidales à droite sont beaucoup
moins étendues.

D'abord les altérations corticales ne portent ici que sur la partie moyenne de F^a et sur le pied de F_2; l'opercule rolandique est donc respecté (fig. 11).

Sur les coupes colorées au Pal on voit, outre le ramollissement cortical (1, fig. 12), des traînées de sclérose (2 et 3, fig. 12) s'avancer assez loin, sous forme d'îlots, dans la substance blanche, et atteindre le pied de la couronne rayonnante en deux points: en regard de F_2 (3, fig. 12) et surtout en regard de la partie antérieure de F^a (2, fig. 12).

Nous ne rencontrons pas d'autre lésion primitive de la voie pyramidale et celle-ci paraît absolument normale jusqu'au niveau de la protubérance. Là, les pièces ayant été traitées par le Marchi et non plus par le Pal, on trouve une infiltration de grains diffuse, mais peu abondante, dans toute la pyramide (fig. 13 et 14).

Remarques. — Les lésions du côté gauche sont plus que suffisantes pour expliquer l'altération des fibres cortico-protubérantielles. Peut-on l'admettre aussi, avec ce que nous avons constaté, pour le côté droit? Nous le pensons, car les îlots de sclérose s'avancent dans le pied de la couronne rayonnante à sa partie antérieure, c'est-à-dire au niveau où les fibres géniculées y pénètrent pour gagner la capsule interne.

OBSERVATION XV.

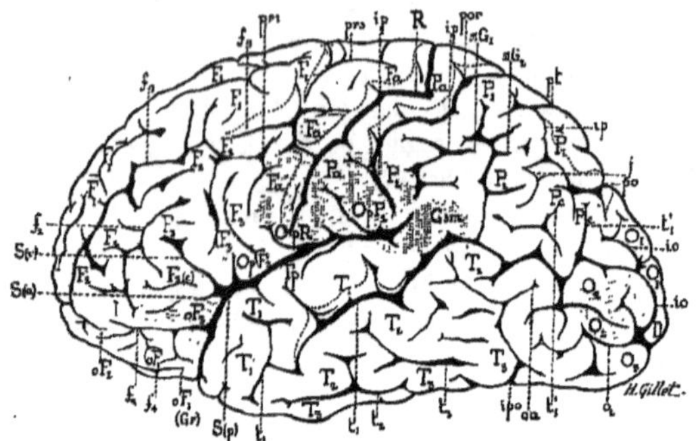

FIG. 8. — Le grisé représente les territoires de ramollissement.

(Voyez la légende de la fig. 11.)

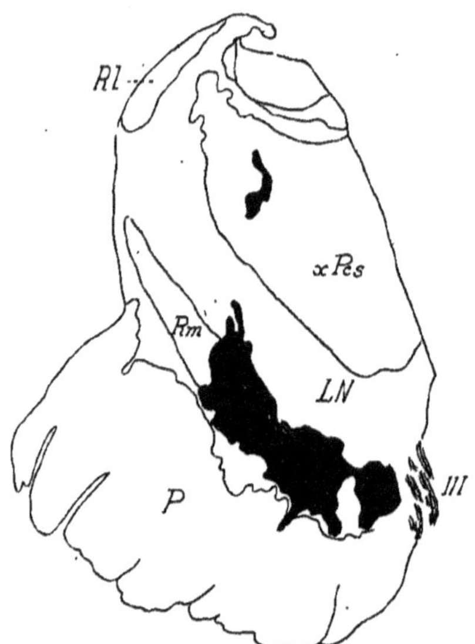

FIG. 9. — Coupe horizontale du pédoncule cérébral gauche passant par sa partie
inférieure. Méthode de Weigert-Pal.

LN. Locus niger. — *P.* Pied du pédoncule. — *Rl.* Ruban de Reil latéral. — *Rm.*
Ruban de Reil médian. — *x Pes.* Entrecroisement du pédoncule cérébelleux supérieur. — *III.* Nerf moteur oculaire commun.

OBSERVATION XV.

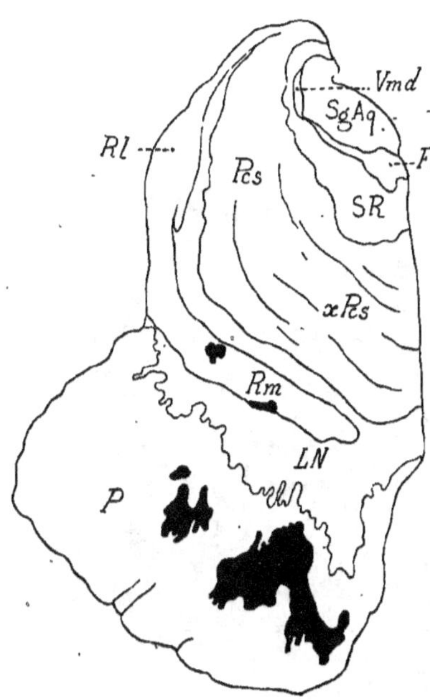

FIG. 10. — Coupe horizontale du pédoncule cérébral gauche, passant par sa partie inférieure. Méthode de Weigert-Pal.

Flp. Faisceau longitudinal postérieur. — *LN.* Locus niger. — *P.* Pied du pédoncule cérébral. — *Pcs.* Pédoncule cérébelleux supérieur. — *Rl.* Ruban de Reil latéral. — *Rm.* Ruban de Reil médian. — *Sg Aq.* Substance grise de l'acqueduc. — *SR.* Substance réticulée. — *Vmd.* Petite racine motrice descendante du trijumeau. — *xPcs* Entrecroisement du pédoncule cérébelleux supérieur.

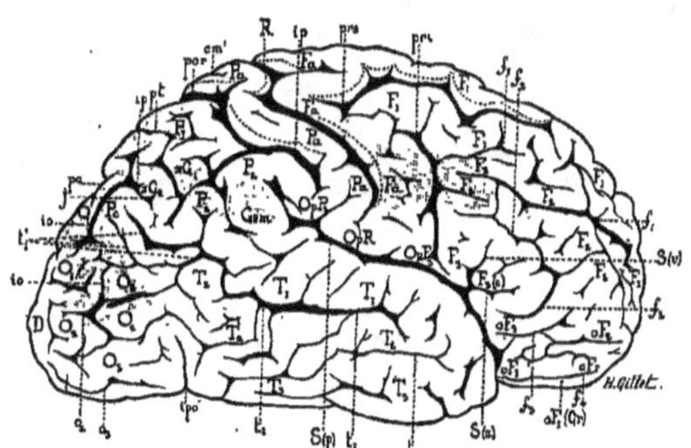

FIG. 11. — Le grisé représente les territoires de ramollissement.

Fa. Frontale ascendante. — *F₂.* Deuxième frontale. — *F₃.* Troisième frontale. — *F₃ (c).* Cap de la troisième frontale. — *Gsm.* Gyrus supra marginalis. — *oF.* Portion orbitaire de la troisième frontale. — *Op F₃.* Opercule frontal. — *Op P₂.* Opercule pariétal. — *OpR.* Opercule rolandique. — *O₁, O₂.* Première et deuxième circonvolutions occipitales. — *Po.* Pli courbe. — *P₁, P₂.* Première et deuxième pariétales.

OBSERVATION XV.

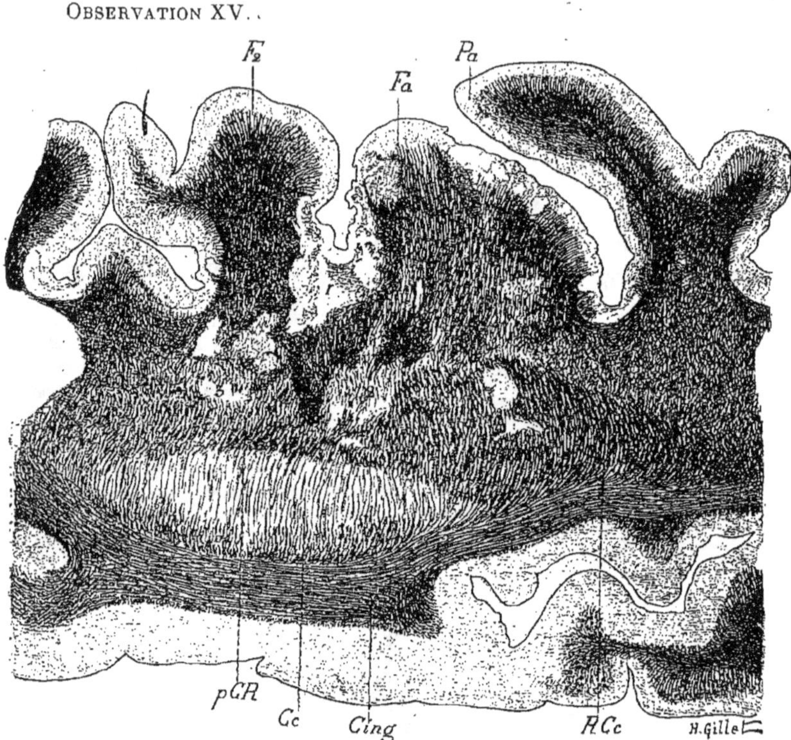

Fig. 12. — Coupe horizontale de l'hémisphère droit passant au-dessus du ventricule latéral. Méthode de Weigert-Pal.

Cc. Corps calleux. — Cing. Cingulum. — Fa. Frontale ascendante. — F₂. Deuxième frontale. — Pa. Pariétale ascendante. — pCR. Pied de la couronne rayonnante. — RCc. Radiations du corps calleux. — 1. Foyer de ramollissement cortical. — 2, 3. Ilots de sclérose envahissant le pied de la couronne rayonnante.

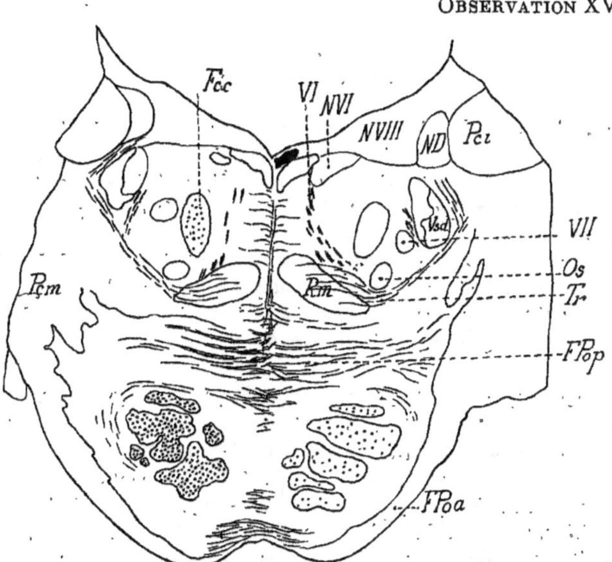

FIG. 13. — Coupe horizontale de la partie moyenne de la protubérance. Méthode de Marchi.

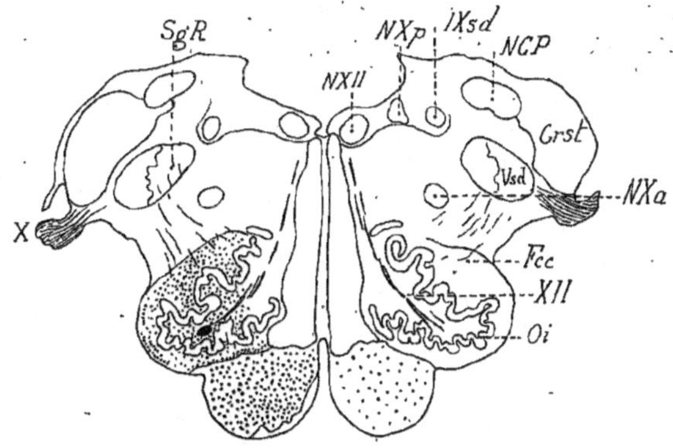

FIG. 14. — Coupe horizontale du bulbe passant par la partie moyenne de l'olive. Méthode de Marchi.

Crst. Corps restiforme. — *Fcc*. Faisceau central de la calotte. — *FPoa*. Fibres probubérantielles antérieures. — *NCP*. Noyau du cordon postérieur. — *ND*. Noyau de Deiters. — *NXa*. Noyau ambigu. — *NXp*. Noyau postérieur du pneumogastrique. — *NVI*. Noyau de la branche vestibulaire du nerf acoustique. — *NXII*. Noyaux des *VI*e, *XII*e paires — *Oi*. Olive inférieure.— *Os*. Olive supérieure. — *Pci*. Pédoncule cérébelleux inférieur. — *Pcm*. Pédoncule cérébelleux moyen. — *Rm*. Ruban de Reil médian. — *SgR*. Substance gélatineuse de Rolando. — *Tr*. Corps trapézoïde. — *Vsd*. Grosse racine sensitive descendante du trijumeau.

OBSERVATION XVI

A 70 ans, à la suite d'un ictus, troubles de l'équilibre et dysphagie extrêmement accusés ; dysarthrie prononcée. Pleurs spasmodiques et déficit intellectuel. Maladresse des membres, surtout à droite. Parésie légère de la langue et motilité du voile du palais presque intacte. Parésie de la corde vocale gauche. Cachexie progressive ; mort.

AUTOPSIE : *Foyers sous-corticaux ayant déterminé dans le pied du pédoncule une dégénérescence située en dehors du quart interne: celui-ci est respecté. Foyers protubérantiels atteignant de chaque côté quelques fascicules pyramidaux postérieurs. A gauche, lésions cérébelleuses légères.*

La nommée F..., âgée de 70 ans, est entrée à la Salpêtrière le 22 mars 1898 dans le service du Dr Dejerine. Rien d'intéressant à noter dans ses antécédents.

La maladie actuelle serait de date récente et aurait débuté, il y a au plus trois mois, par une attaque avec léger ictus consistant simplement en étourdissements et en une obnubilation passagère. Depuis, la malade est maladroite des membres supérieurs, surtout du droit, et ne peut plus marcher. En outre, elle a une grande difficulté pour parler et surtout pour déglutir : elle est très fréquemment prise de violentes quintes de toux en avalant, et souvent aussi rend une partie de ses aliments par le nez. Pleurs continuels, gâte dans son lit. A partir de ce moment, l'état est resté à peu près stationnaire.

État actuel à son entrée. — La *déglutition* est toujours aussi pénible et la *parole* est très bredouillée ; cependant on peut, avec peine, arriver à la comprendre. *Salivation* mais pas très abondante. Pleurer spasmodique et *déficit intellectuel* très prononcé.

Pas d'asymétrie faciale au repos, mais quand la malade parle, la *bouche* se dévie légèrement à gauche et la moitié gauche de l'orbiculaire des lèvres semble un peu contracturée.

Les mouvements de propulsion de la *langue*, de latéralité de la pointe sont normaux, mais celle-ci ne peut être portée en haut. La sensibilité est normale.

La motilité et la sensibilité du *voile du palais* sont également conservées ; cependant dans les mouvements d'élévation, la pointe de la luette se dévie légèrement à droite.

L'*examen laryngoscopique*, fait par le Dr Natier, a donné les résultats suivants : motilité normale de la corde vocale inférieure droite ; à gauche, le mouvement d'abduction de la corde vocale inférieure paraît limité et l'écartement de la ligne médiane n'est pas aussi prononcé que du côté opposé. Intégrité de la sensibilité de la muqueuse laryngée.

Les mouvements des *mains* sont affaiblis et maladroits, surtout à droite où on note également de la faiblesse du mouvement de flexion de l'avant-bras sur le bras et un peu d'exagération du réflexe tendineux du poignet. Un peu de raideur musculaire aux deux membres supérieurs qui sont amaigris sans qu'il y ait de véritable atrophie musculaire.

Du côté des *membres inférieurs* on note de l'exagération légère du réflexe patellaire, surtout à droite, et très peu de faiblesse musculaire, mais un certain degré de rigidité qui s'exagère beaucoup quand on met la malade debout.

Les *troubles de l'équilibre* sont des plus prononcés et la station debout est absolument impossible ; quand on la fait descendre de son lit, F... raidit les jambes, les tient écartées, penche légèrement le tronc en flexion sur les membres inférieurs et porte tout le poids du corps en arrière ; elle se bute obstinément dans cette position et, quand on la lâche un peu, une expression d'anxiété se peint sur son visage et elle tomberait immédiatement sur le dos si on ne la retenait pas. La malade a été examinée, pour ses troubles de l'équilibre, par M. Egger qui a constaté que, mise sur l'appareil rotatoire, elle se rendait bien compte des rotations vers la droite, mais que, à l'arrêt brusque, elle n'avait pas de sensation post-rotatoire en sens inverse comme à l'état normal. Réciproquement, le mouvement de rotation à gauche n'était pas senti, mais il existait une sensation bien nette en sens inverse, à l'arrêt.

Enfin les mouvements compensateurs des yeux étaient normaux.

Les yeux fermés, les mouvements des bras et des jambes sont hésitants et un peu incoordonnés et il semble y avoir quelques erreurs de position des membres, sans qu'on puisse l'affirmer car la malade ne comprend pas toujours bien ce qu'on lui demande.

L'état mental empêche également de faire une exploration bien précise de la sensibilité cutanée ; celle-ci semble normale, à part peut-être une sensibilité obtuse au toucher sur toute la surface du corps.

L'examen ophtalmoscopique a été fait par M. Rochon-Duvigneaud et a décelé une double cataracte au début. Le fond de l'œil, encore visible, est normal, et les réflexes pupillaires sont conservés. Pas de strabisme ; il est impossible de rechercher avec soin l'état des muscles moteurs de l'œil, car on ne peut faire comprendre à la malade qu'elle doit suivre du regard un objet qu'on promène devant elle.

A partir du moment de son entrée, les troubles de la déglutition s'amendèrent un peu ; mais la déchéance intellectuelle, le gâtisme s'accentuèrent progressivement, l'état général devint de plus en plus mauvais et la malade succomba le 14 janvier 1899.

Autopsie. — L'autopsie a été faite trente heures après la mort. Les centres nerveux ne présentaient extérieurement aucune anomalie digne de remarque ; les artères cérébrales étaient très athéromateuses. Pas de foyer apparent sur la coupe de Flechsig.

Les pièces ont été durcies dans le liquide de Muller additionné d'une petite quantité de formol ; puis le bulbe, la protubérance et, de chaque côté, le pédoncule et la région sous-optique ont été colorés par la méthode de Marchi, tandis que la zone rolandique des hémisphères cérébraux, ainsi que la portion thalamique de la capsule interne, ont été incluses dans la celloïdine et colorées au Pal.

Les lésions qui ont été constatées dans ce cas peuvent être distinguées en lésions du système pyramidal droit, lésions du système pyramidal gauche et de l'hémisphère cérébelleux gauche. Nous rapprochons l'étude des foyers protubérantiels de celle des lésions pyramidales correspondantes.

Lésions pyramidales droites. — Nous constatons d'abord la présence de plusieurs petits foyers sous-corticaux et nous ne ferons que citer en passant ceux qui se trouvent sous l'écorce de la Pa ou ceux qui atteignent à la fois le cingulum et le corps calleux. Mais nous attirons tout particulièrement l'attention sur deux petits foyers dont l'un occupe la partie profonde de la Fa et de la scissure de Rolando et de là s'étend en dedans jusqu'au pied de la couronne rayonnante ; et dont l'autre (le plus important sans doute) occupe la partie toute antérieure de ce pied de la couronne rayonnante, immédiatement en avant de Fa et en regard de F_3. On voit bien ces deux foyers sur les fig. (15, 16) représentant des coupes horizontales qui passent : la première par la partie supérieure de F_3 et l'union du quart inférieur des Fa et Pa avec les trois quarts supérieurs ; l'autre par la partie toute supérieure de l'opercule rolandique. Plus bas, on trouve dans la capsule interne, régions optique et sousoptique, une zone légèrement claire qui pourrait être attribuée à une dégénérescence provoquée par les foyers sous-corticaux précités, mais la chose est bien peu appréciable et on ne peut affirmer par la méthode de Weigert que cette dégénérescence existe réellement. Nous retrouverons au contraire une lésion dégénérative bien nette dans le pédoncule coloré par la méthode de Marchi. Sur toute la hauteur de celui-ci, en effet, on trouve dans le pied du pédoncule un petit amas de grains étoilés, dénotant par conséquent une lésion assez ancienne, parfaitement net et circonscrit. Il n'arrive pas tout à fait à la périphérie et se trouve situé au niveau de l'union du tiers interne avec les deux tiers externes du pied du pédoncule laissant intacte la partie interne de ce dernier (fig. 17). Il est à noter en outre qu'à mesure qu'on descend, les grains diminuent un peu de nombre et deviennent plus profonds ; dans la partie supérieure de la protubérance on les suit et constate qu'ils conservent toujours à peu près la même situation malgré la fragmentation du pied du pédoncule en fascicules secondaires (fig. 18) ; mais ils décroissent rapidement et disparaissent au niveau du tiers supérieur de la protubérance. Plus bas, de nouveaux foyers apparaissent et atteignent quelques fibres pyramidales. Vers l'union du tiers supérieur avec les deux tiers inférieurs de la protubérance ; un foyer, situé en majeure partie dans le stratum profundum, détruit cependant une partie du fascicule pyramidal le plus postéro-externe (fig. 24) et un foyer plus petit, plus ancien, situé en avant et en dedans du précédent est entouré d'une zone de sclérose qui atteint quelques fibres pyramidales (voy. même fig. et fig. 25). Cette dernière lésion ne donne pas de dégénérescence appréciable ; mais dans le fascicule atteint par la première et envahi partiellement, plus bas, par la sclérose qui entoure les foyers (fig. 25), on constate une dégénérescence marquée

par quelques grains qu'on suit (malgré leur dissémination, leur diminution graduelle et la division du fascicule en question) jusque vers le bulbe.

Lésions des fibres protubérantielles à droite. — Les foyers protubérantiels
déterminent, en outre, des lésions des fibres transverses du pédoncule cérébelleux moyen. Ces foyers sont les suivants : à la partie moyenne de la protubérance, deux foyers placés dans les fibres profondes, l'un près du raphé et l'autre,
plus petit, contre le ruban de Reil qu'il n'atteint pas (fig. 25). Plus haut ces
deux foyers se rapprochent, mais restent toujours dans la zone des fibres transverses profondes (fig. 24). Ils sont entourés d'une zone de sclérose et déterminent dans les fibres en question une dégénérescence marquée par des grains :
on suit ceux-ci surtout en dehors du foyer qui a provoqué la dégénérescence
(fig. 24), et on les retrouve dans la portion toute latérale du pédoncule cérébelleux moyen (fig. 25).

Plus haut, à la partie supérieure de la protubérance, un nouveau foyer apparaît, toujours dans les fibres profondes et détermine une dégénérescence analogue : sur la figure 18, ce foyer a presque complètement disparu, mais on voit
nettement la dégénérescence qu'il a déterminée dans les fibres protubérantielles.

Lésions pyramidales gauches. — Les lésions pyramidales à gauche sont très
analogues à celles que nous venons d'observer à droite : foyers sous-corticaux
d'abord, dont un assez étendu placé en regard du sillon de Rolando, arrivant à
un demi-centimètre environ de l'extrémité inférieure de ce sillon, c'est-à-dire
de l'opercule rolandique, puis s'étendant plus haut (fig. 20) ; d'autres foyers se
trouvent au-dessous de l'extrémité postérieure de la troisième frontale. Plus
bas, on trouve une zone un peu claire dans le segment postérieur de la capsule
interne, siégeant vers son extrémité antérieure et surtout à sa partie moyenne ;
mais ce sont là des lésions à peine un peu plus appréciables par la méthode de
Weigert qu'à droite (fig 19) ; en outre, un foyer récent s'étend de la partie posté-
reure du thalamus vers la capsule qu'il détruit à l'union de ses segments postérieur
et rétro-lenticulaire : il ne donne pas de lésion dégénérative appréciable par la
coloration de Weigert-Pal. A mesure que l'on descend, ces régions claires de
la capsule disparaissent et on ne trouve plus rien d'anormal dans toute la
portion qui est colorée par la méthode de Weigert-Pal. Au contraire les coupes
du pédoncule, traitées par le Marchi, nous montrent une dégénérescence sous
forme de grains étoilés, assez abondants, occupant le pied. A la partie supérieure du pédoncule, ces grains forment un amas placé superficiellement (fig. 21),
dont la limite externe s'arrête au niveau du quart externe du pied, et la limite
interne n'atteint pas ou à peine le tiers interne de la voie pyramidale. A l'union
du pédoncule avec la protubérance, cet amas se divise en deux secondaires : un
externe, et l'autre interne plus important (fig. 22-23).

Mais dès le tiers supérieur de la protubérance ces grains se disséminent dans
tous les fascicules pyramidaux d'une façon uniforme et on les suit ainsi (fig. 26-27)
jusque dans le bulbe.

Outre cela, des foyers protubérantiels viennent encore léser quelques fibres pyramidales. Dans le tiers supérieur de la protubérance, c'est un foyer récent qui détruit quelques petits fascicules placés tout en arrière et en atteint aussi un plus important (fig. 24) ; plus bas, un foyer ancien lacunaire, assez volumineux, est entouré d'une bande de sclérose qui envahit les fascicules pyramidaux les plus postérieurs (fig. 25). La première de ces lésions donne une dégénérescence descendante sous forme de grains ; mais ceux-ci se disséminent et se confondent bientôt avec ceux qui existaient déjà plus haut. Quant à la seconde lésion, elle ne donne pas de dégénérescence appréciable.

Lésions de fibres protubérantielles à gauche. — Mais, en outre, ces deux foyers atteignent les fibres transversales profondes de la protubérance ; le premier donne des lésions dégénératives de ces fibres, plus prononcées vers la partie externe (fig. 24) ; la seconde est trop ancienne pour que les grains puissent exister encore.

Lésion cérébelleuse. — Dans la masse centrale de l'hémisphère gauche du cervelet il existe plusieurs foyers : et d'abord trois d'entre eux sont placés immédiatement en dehors du corps dentelé, au niveau de sa partie la plus renflée. Le plus antérieur est ancien, lacunaire, tandis que les deux autres sont récents (fig. 28). Ces derniers déterminent d'abord une dégénérescence dans la masse centrale, tout autour d'eux : elle se présente sous forme d'infiltration diffuse par des grains noirs. De là on voit se détacher des traînées de grains dessinant des fibres demi-circulaires externes qui se dirigent en arrière et en dehors en contournant le corps dentelé, et arrivent à la partie postéro-interne de celui-ci. En ce dernier point on trouve encore quelques grains épars.

En outre, un quatrième foyer, situé à un niveau plus élevé que les précédents, atteint le corps dentelé lui-même par son extrémité inférieure ; puis, tandis que celui-ci diminue et disparaît, il gagne son côté externe et se place ensuite en dehors du pédoncule cérébelleux inférieur dans la substance blanche centrale, non loin de l'écorce. On voit ce dernier foyer sur la figure 28 représenté seulement sous la forme d'un amas compact de grains occupant la lame grise du corps dentelé et d'un amas moins dense placé un peu plus loin. De la face profonde de cette lame se détachent des fibres dégénérées qui partent de cette lame grise et se dirigent vers le centre de la cavité du corps dentelé ; là on les perd.

Un peu plus haut (fig. 27), ce foyer se présente toujours sous forme d'amas dense de grains, mais il est placé contre la face externe du corps dentelé dont il n'atteint plus la substance grise ; et plus haut encore le foyer bien constitué se trouve placé, ainsi que nous l'avons déjà dit, entre le pédoncule cérébelleux inférieur et l'écorce (fig. 26).

Dans ces différentes régions, il détermine en arrière et en dedans de lui une dégénérescence diffuse dans le système non différencié de la masse centrale du cervelet et des fibres qui constituent ce que M. et Mᵐᵉ Dejerine appellent le feutrage sous-lobaire ; de ce dernier se détachent des fibres dégénérées qu'on voit se diriger en rayonnant dans la substance grise de l'écorce, mais qu'on perd dès qu'elles y arrivent.

Enfin, plus en avant, on voit quelques traînées de grains dans les fibres semi-circulaires externes. Ces dernières fibres, que l'on voit dégénérées sur la figure 27, sont atteintes, en effet, par le foyer à un niveau un peu plus élevé, et sur des coupes intermédiaires à celles des figures 27-26, on voit d'une façon très nette leur section par le foyer qui a complètement quitté la paroi du corps dentelé.

Remarques. — Les lésions cérébelleuses semblent absolument insuffisantes pour expliquer les troubles de l'équilibre, si intenses, que présentait la malade. D'ailleurs, il est à remarquer que les résultats de l'examen qu'a fait M^r E g g e r peuvent faire penser à une lésion de l'oreille interne, puisque la malade ne sentait pas la rotation à gauche, et que, quand elle tournait à droite elle n'avait pas de sensation post-rotatoire.

Les phénomènes pseudo-bulbaires dont la malade était atteinte, présentaient un contraste frappant entre l'intensité des troubles fonctionnels et le léger degré de parésie du côté des organes de la phonation et de la déglutition. Ce contraste ne coïncidait pas, comme le voudrait la théorie de M. B r i s s a u d, avec les lésions du putamen.

Les symptômes pseudo-bulbaires peuvent en effet être rapportés à deux ordres de lésions : des lésions sous-corticales dont les unes siégent au-dessus de l'opercule rolandique et peuvent atteindre les fibres qui, de cet opercule, remontent dans la substance blanche sous-jacente, et dont les autres atteignent la partie antérieure du pied de la couronne rayonnante. Puis des foyers protubérantiels atteignant les fascicules pyramidaux postérieurs.

Les foyers sous-corticaux n'ont pour ainsi dire pas donné de dégénérescence bien appréciable par la coloration au Pal ; mais par la méthode de Marchi on voyait des deux côtés dans la partie moyenne du pied du pédoncule des grains qui en dedans s'avançaient jusqu'au quart interne du pied, mais en respectant ce quart. Ceci ferait penser que les fibres en rapport avec les mouvements d'articulations et de déglutition passent par la partie moyenne du pied du pédoncule, enchevêtrées avec les fibres pyramidales proprement dites. La chose nous paraîtrait certaine s'il n'existait pas dans la protubérance de petits foyers auxquels on peut attribuer, au moins en partie, les phénomènes de paralysie pseudo-bulbaire.

Observation XVI.

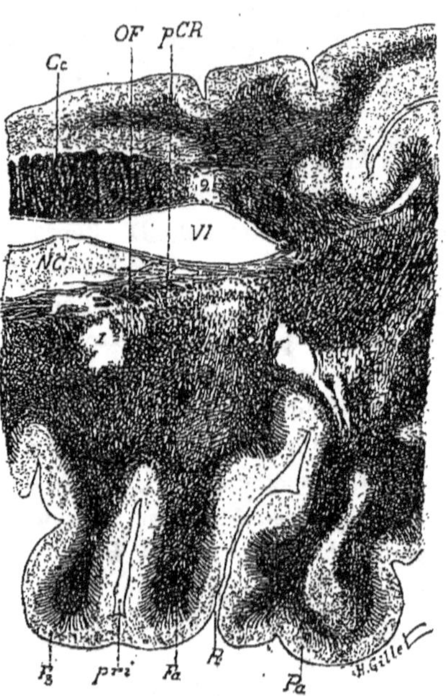

Fig. 15.

Fig. 15 et 16.

Coupes horizontales de l'hémisphère droit passant : fig. 15, par la partie moyenne de la troisième frontale ; fig. 16, immédiatement au-dessus de l'opercule rolandique. Méthode de Weigert-Pal.

Cc. Corps calleux. — Fa. Frontale ascendante. — F_3. Troisième frontale. — NC. Noyau caudé. — OF. Faisceau occipito-frontal. — Pa. Pariétale ascendante. — P_2. Deuxième pariétale. — pCR. Pied de la couronne rayonnante. — pri. Sillon prérolandique inférieur. — R. Scissure de Rolando. — Vl. Ventricule latéral.

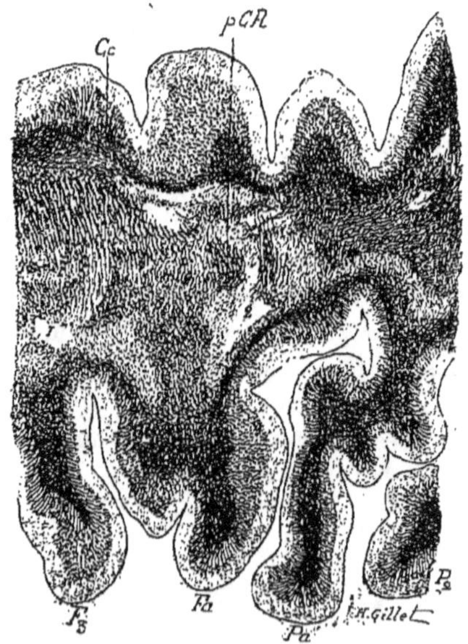

Fig. 16.

OBSERVATION XVI.

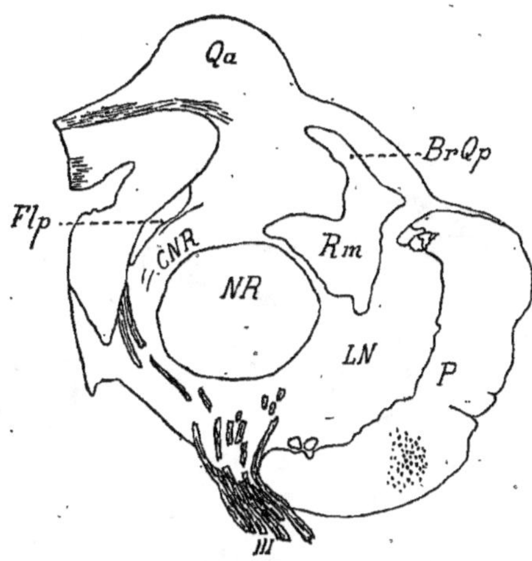

FIG. 17.

FIG. 17 et 18.

Coupés parallèles à la bandelette optique passant : fig. 18,
par la partie supérieure de
la protubérance (moitié
droite) ; fig. 17, par la partie
supérieure du pédoncule
cérébral droit. Méthode de
Marchi.

BrQp. Bras du tubercule
quadrijumeau postérieur. —
CNR. Capsule du noyau
rouge. — *Flp*. Faisceau
longitudinal postérieur. —
LN. Locus niger. — *NR*.
Noyau rouge. — *P*. Pied
du pédoncule cérébral. —
Pcs. Pédoncule cérébel-
leux supérieur. — *Qa*. Tubercule quadrijumeau antérieur. — *Rm*. Ruban de
Reil médian. — *xPcs*. Entrecroisement du pédoncule
cérébelleux supérieur.

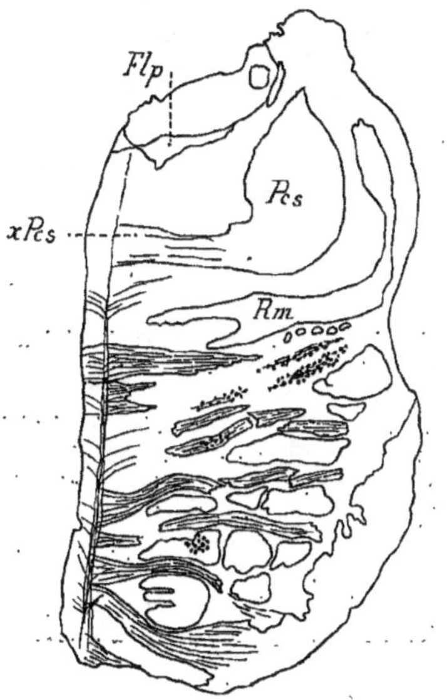

FIG. 18.

OBSERVATION XVI.

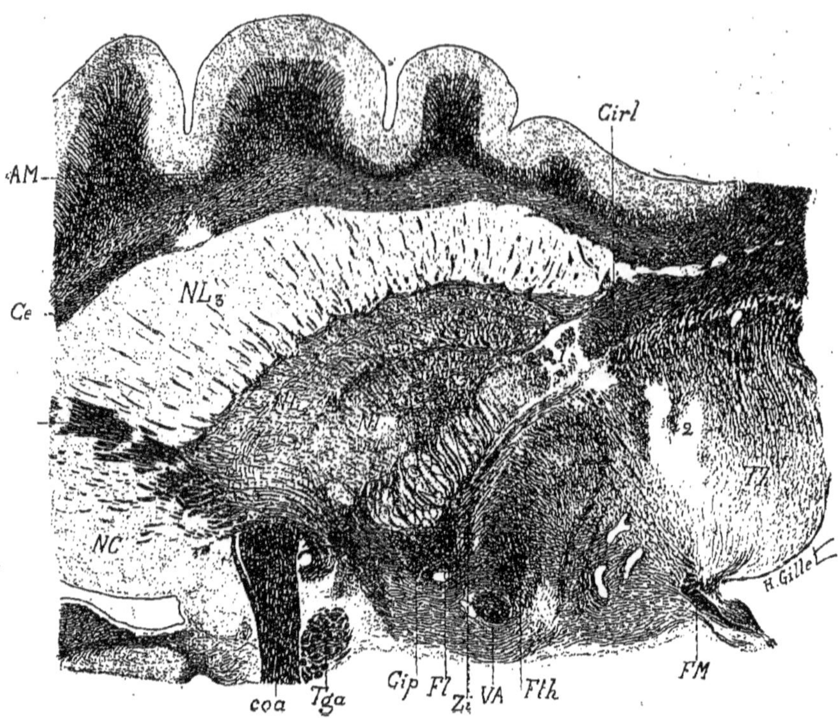

FIG. 19. — Coupe horizontale de l'hémisphère gauche, passant par la région thalamique moyenne. Méthode de Weigert-Pal.

AM. Avant-mur. — *Ce.* Capsule externe. — *Cirl.* Segment rétro-lenticulaire de
la capsule interne. — *Cip.* Son segment postérieur. — *coa.* Commissure antérieure. — *Fl.* Faisceau lenticulaire de Forel. — *FM.* Faisceau rétroflexe de
Meynert. — *Fth.* Faisceau thalamique de Forel. — *NC.* Tête du noyau caudé.
— *NL₁, NL₂, NL₃.* Les trois segments du noyau lenticulaire. — *Tga.* Pilier
antérieur du trigone. — *Th.* Thalamus. — *VA.* Faisceaux de Vicq-d'Azir. — *Zi.*
Zona incerta. — *1.* Foyer tout récent dans la capsule interne. — *2.* Foyer thalamique. On remarquera la faible coloration du segment postérieur de la capsule
interne.

OBSERVATION XVI.

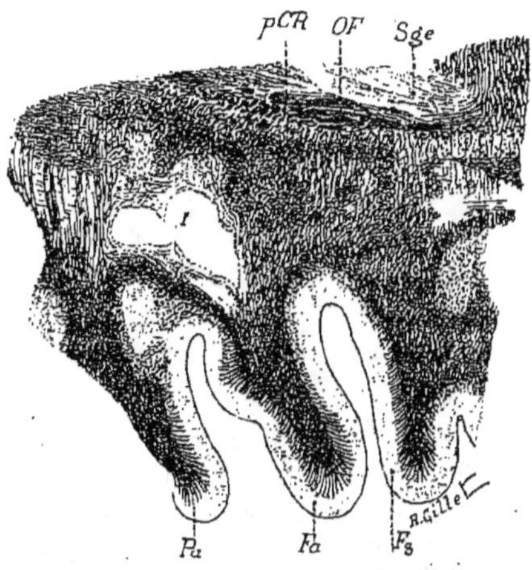

Fig. 20. — Coupe horizontale de l'hémisphère gauche passant au-dessus de l'opercule rolandique. Méthode de Weigert-Pal.

Fa. Frontale ascendante. — F_3. Troisième frontale. — *OF*. Faisceau occipito-
frontal. — *Pa*. Pariétale ascendante. — *pCR*. Pied de la couronne rayonnante.
— *Sge*. Substance grise sous-épendymaire. — *1*. Foyer dont l'extrémité inférieure
arrive à 1/2 centim. au-dessus de l'opercule rolandique.

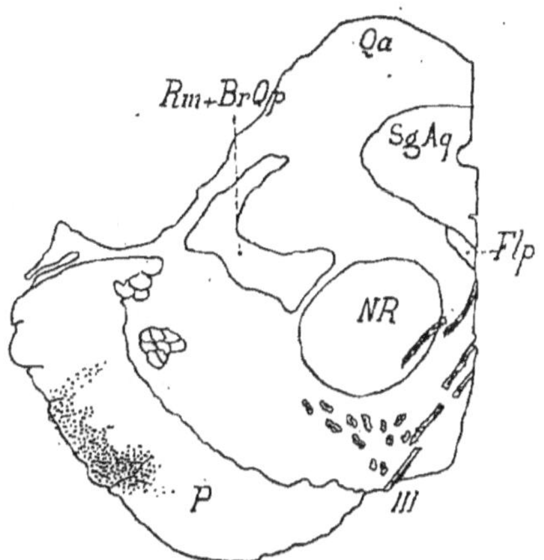

Fig. 21. — Coupe parallèle à la bandelette optique passant par la partie supérieure
du pédoncule gauche. Méthode de Marchi.

Flp. Faisceau longitudinal postérieur. — *NR*. Noyau rouge. — *P*. Pied du pédoncule cérébral. — *Qa*. Tubercule quadrijumeau antérieur. — $Rm + BrQp$. Ruban
de Reil médian et bras du tubercule quadrijumeau postérieur. — *SgAq*. Substance grise de l'aqueduc. — III. Nerf moteur oculaire commun.

C.   9

OBSERVATION XVI.

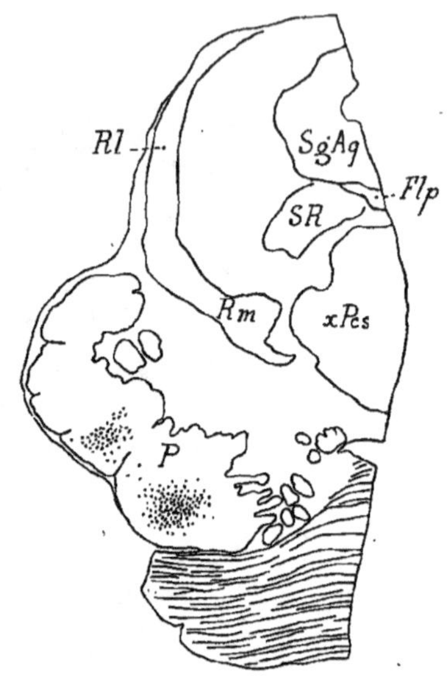

FIG. 22 et 23.

Coupes parallèles à la bandelette optique passant par le pédoncule cérébral et la partie toute supérieure de la protubérance. Méthode de Marchi.

Flp. Faisceau longitudinal postérieur. — *NQp.* Noyau du tubercule quadrijumeau postérieur. — *P.* Pied du pédoncule cérébral. — *Rl.* Ruban de Reil latéral. — *Rm.* Ruban de Reil médian. — *SgAq.* Substance grise de l'aqueduc. — *SR.* Substance réticulée. — *xPcs.* Entrecroisement du pédoncule cérébelleux supérieur.

FIG. 22.

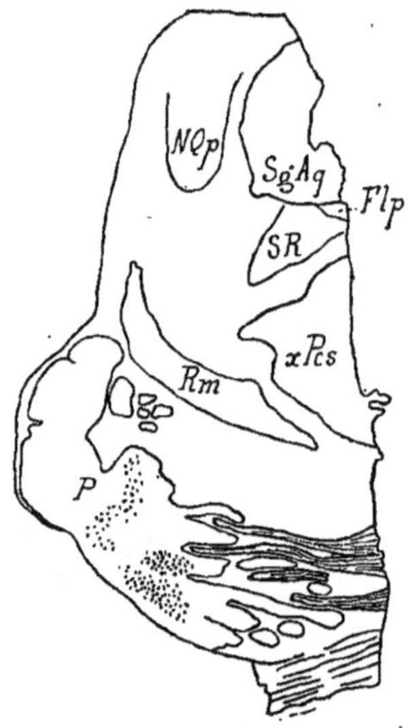

FIG. 23.

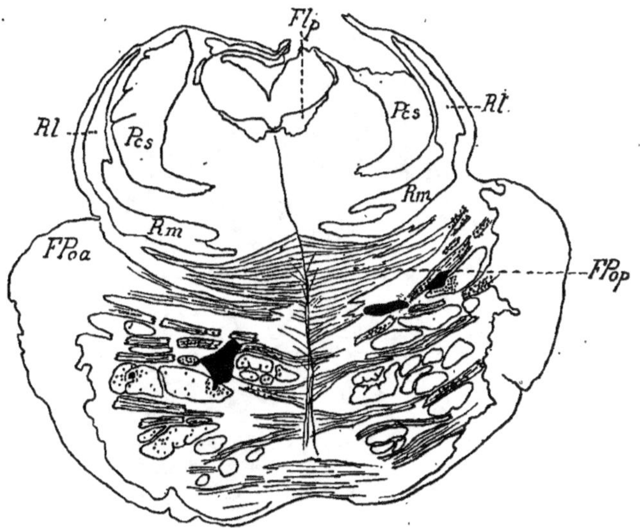

FIG. 24. — Coupe horizontale passant par la partie supérieure de la protubérance
Méthode de Marchi.

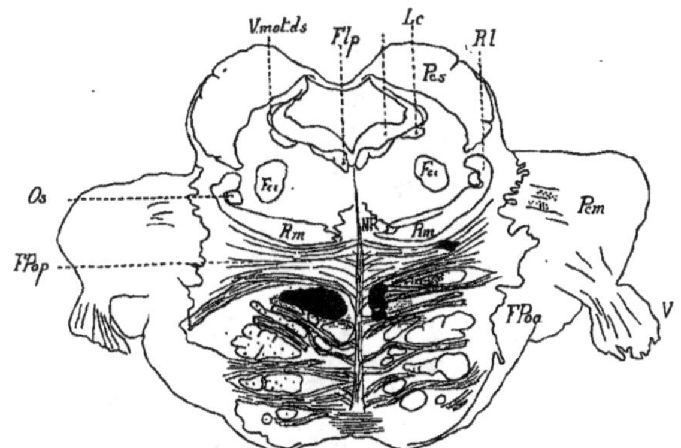

FIG. 25. — Coupe passant un peu au-dessous de la précédente.

(Pour la légende, voy. à la fig. 28.)

OBSERVATION XVI.

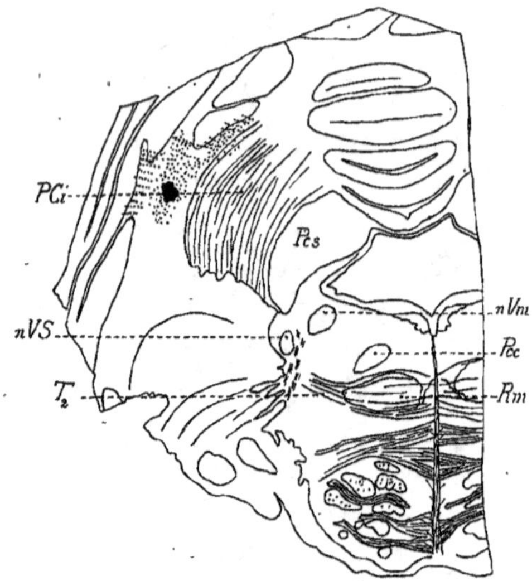

FIG. 26. — Coupe horizontale de la partie moyenne de la protubérance (moitié gauche). Méthode de Marchi.

(Voy. la légende de la fig. 28.)

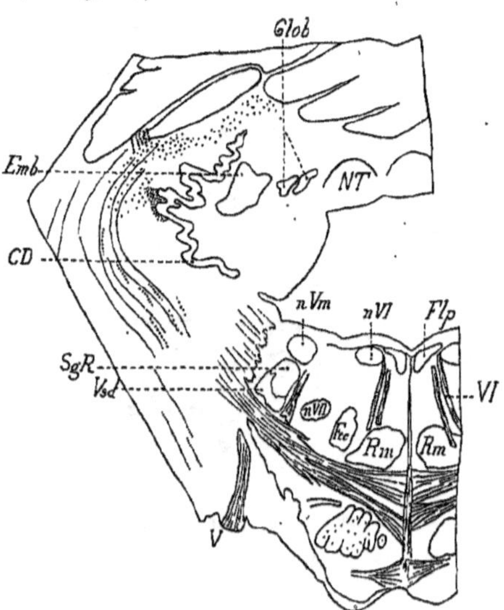

FIG. 27. — Coupe horizontale passant un peu au-dessous de la précédente Méthode de Marchi.

(Voy. la légende de la fig. 28.)

OBSERVATION XVI.

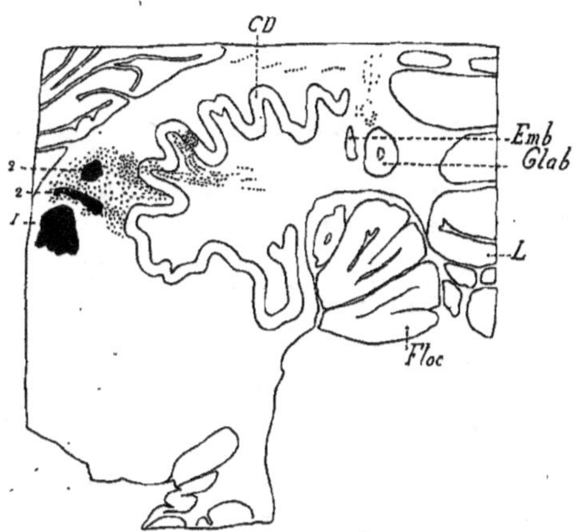

FIG. 28.— Coupe horizontale comprenant le vermis et la partie adjacente de l'hémisphère cérébelleux gauche, et passant par la partie moyenne du corps dentelé.
Méthode de Marchi.

CD. Corps dentelé. — *Emb.* Embolus. — *Fcc.* Faisceau central de la calotte.
— *Floc.* Flocculus. — *Flp.* Faisceau longitudinal postérieur. — *FPoa.* Fibres
protubérantielles antérieures. — *FPop.* Fibres protubérantielles postérieures. —
Glob. Globulus. — *L.* Luette. — *Lc.* Locus cæruleus. — *NR.* Noyau réticulé.
— *NT.* Noyau du toit. — *nVm.* Noyau masticateur. — *nVs.* Noyau sensitif du
trijumeau. — *nVI.* Noyau du moteur oculaire externe. — *nVII.* Noyau du
facial. — *Os.* Olive supérieure. — *Pci.* Pédoncule cérébelleux inférieur. — *Pcs.*
Pédoncule cérébelleux supérieur. — *Rl.* Ruban de Reil latéral. — *Rm.* Ruban
de Reil médian. — *SgR.* Substance grise de Rolando. — *Tr.* Corps trapézoïde.
V. — Trijumeau. — *Vmd.* Petite racine motrice descendante du trijumeau. —
Vsd. Grosse racine sensitive descendante du trijumeau. — *VI.* Nerf moteur
oculaire externe.

*A. 46 ans, hémiplégie droite atteignant surtout le membre inférieur. Guérison
presque complète. A 57 ans, hémiplégie gauche et syndrome pseudo-bulbaire;
dysphagie légère; dysarthrie assez accusée; déficit intellectuel. Contracture de la
moitié gauche de l'orbiculaire des lèvres; langue presque indemne; voile du palais
ne présente qu'un peu de paresse du réflexe pharyngien; mouvements alternatifs
et continuels des cordes vocales et parésie de la corde vocale gauche. Parésie des
membres prédominant à gauche. — Évolution : à 66 ans, nouvelle hémiplégie
gauche et augmentation de la dysarthrie. Station debout impossible; devient
gâteuse; déchéance progressive et mort trois mois après sa dernière attaque.*
*AUTOPSIE. — A gauche, foyers sous-corticaux et foyers placés dans le pied de la
couronne rayonnante. Au Marchi, dégénérescence placée immédiatement en arrière
du quart ou du tiers antérieur du pied du pédoncule; foyer à la partie supérieure
de la protubérance, semblant atteindre surtout les fibres du faisceau de Türck. A
droite, foyer atteignant légèrement la couronne rayonnante et autre lésion siégeant
à la partie supérieure et postérieure du segment antérieur de la capsule interne;
enfin, foyers protubérantiels multiples et assez étendus.*
*Lésions du pédoncule cérébelleux supérieur droit, du noyau de Deiters droit et de
la masse blanche du cervelet des deux côtés.*

Marie F..., âgée de 66 ans, piqueuse de bottines, entrée le 22 mars 1898 à la
Salpêtrière, salle Barth, service du Dr Dejerine. Son père est mort poitrinaire;
sa mère avait eu dix enfants dont cinq sont morts probablement tuberculeux et
elle-même a eu trois enfants qui étaient marins et dont deux seraient morts
« de refroidissement ». Cependant elle n'a jamais toussé. Elle n'a jamais fait de
fausse couche et on ne trouve chez elle aucune trace de syphilis.

Maladie actuelle. — Il y a 20 ans, elle a eu une attaque et est restée paralysée
pendant cinq à six ans de la jambe droite; le bras droit, d'après ce qu'elle dit,
n'aurait pour ainsi dire rien eu.

Il y a 9 ans, elle a eu une seconde attaque : c'était pendant la journée; elle
est restée seulement un peu obnubilée quelque temps et, après avoir repris ses
sens, s'est aperçue que son bras et sa jambe gauches étaient paralysés, mais
incomplètement. L'hémiplégie s'améliora rapidement et trois ou quatre jours
après l'attaque, la malade pouvait marcher un peu. Mais en même temps que
cette paralysie des membres, étaient survenus des symptômes d'un autre ordre.
Sa bouche était fortement déviée à droite, la salive coulait au dehors; la parole
était des plus difficiles et peu compréhensible; la déglutition se faisait avec peine
et très souvent des parcelles d'aliments tombaient dans la glotte et déterminaient
de violentes quintes de toux. Jamais le manger ne remontait dans les fosses
nasales.

Dans la suite, l'état de la malade s'améliora, mais l'hémiplégie s'atténua bien plus que les troubles pseudo-bulbaires. Le membre inférieur toutefois resta beaucoup plus pris que le supérieur. C'est après cette amélioration que F... entra dans le service.

État actuel au moment de l'entrée. — Les *troubles de la déglutition* sont peu marqués maintenant, mais la *dysarthrie* est assez prononcée ; les consonnes sont mal articulées, et surtout certaines d'entre elles, telles que le *v*, *f*, *t* qu'elle prononce *d* ; *c* et *s* qu'elle prononce *z*. Il y a du *déficit intellectuel* et un peu de pleurer spasmodique.

Face. — La bouche est souvent entr'ouverte et laisse échapper un peu de salive, surtout pendant les pleurs. Au repos on note de la contracture de la moitié gauche de l'orbiculaire des lèvres et ce côté de la bouche est comme rétracté, la lèvre inférieure est pendante. Le sillon labio-génien est plus prononcé à gauche qu'à droite. Dans le rire, le parler, il y a une légère déviation à droite. La malade ne peut siffler, souffler ou faire la moue.

Langue. — Les mouvements de la langue sont assez bien conservés : propulsion, mouvements de latéralité et même élévation de la pointe vers la voûte palatine. La sensibilité de la muqueuse au toucher est normale.

Voile du palais. — Il en est de même pour le voile du palais ; cependant le réflexe pharyngien est un peu diminué et un peu lent à se produire. Il n'y a pas de paralysie du voile qui s'élève pendant l'émission des sons, mais pendant ce mouvement d'élévation, la luette se dévie très légèrement à gauche.

Larynx. — L'examen laryngoscopique, fait par le D\u02b3 Natier, a donné des résultats intéressants. Pendant la respiration tranquille, la corde vocale inférieure droite est animée de mouvements rythmiques d'abduction et d'adduction et ne reste pas un seul instant au repos ; elle est certainement atrophiée, mais n'est cependant pas complètement recouverte par la bande ventriculaire du même côté. A gauche, la bande ventriculaire au contraire recouvre et masque complètement la corde vocale inférieure qu'on ne peut apercevoir pendant l'inspiration ; cette corde est également atrophiée. Pendant la phonation, on n'arrive qu'exceptionnellement à voir les deux cordes vocales en totalité ; d'habitude la corde vocale gauche n'arrive pas tout à fait jusque sur la ligne médiane et on n'en aperçoit que le quart postérieur environ, le reste étant toujours caché par la bande ventriculaire. Cette paralysie de l'adduction donne à la glotte une direction oblique en arrière et à gauche.

Muscles masticateurs. — Les mouvements du maxillaire inférieur se font bien et le réflexe massétérin n'est pas exagéré.

Membres inférieurs. — Il existe une raideur assez notable des deux membres inférieurs avec conservation des mouvements volontaires, qui sont seulement un peu lents, et de la force musculaire. Le réflexe patellaire est exagéré, principalement à gauche, et après avoir vaincu la rigidité musculaire, on obtient le phénomène du pied des deux côtés. La marche est très difficile et la malade se sert habituellement d'une béquille à cause de la raideur de sa jambe gauche.

Membres supérieurs. — Les membres supérieurs sont bien moins paralysés qué les inférieurs et la malade dit en avoir recouvré complètement l'usage. Cependant les mouvements sont un peu lents et hésitants, il existe des deux côtés un peu de rigidité musculaire avec exagération du réflexe tendineux du poignet, et la force est légèrement diminuée dans le bras gauche.

Pas d'erreur de position des membres.

La sensibilité cutanée est normale ; enfin, depuis un mois environ, il existe-rait quelques troubles vésicaux. La nuit, la malade urine dans son lit sans s'en apercevoir et, le jour, elle a des mictions impérieuses.

Rien à noter du côté des organes des sens, sauf un peu de surdité ; emphysème pulmonaire avec quelques râles aux bases. Les autres organes sont sains.

Évolution de la maladie. — Le 31 octobre, la malade, qui n'était restée dans le service que quelques semaines, rentre à l'infirmerie parce qu'elle a eu un nouvel ictus ; elle est dans le coma, avec température élevée (39°,4) et respi-ration stertoreuse. Hémiplégie gauche. Les jours suivants, la température tombe, la malade reprend connaissance et se rétablit peu à peu. Au bout d'un mois, l'hémiplégie a bien diminué ; mais la parole reste très embrouillée, à peu près incompréhensible ; les troubles de la déglutition au contraire sont assez peu marqués.

Le 10 janvier, F... passe dans les divisions. Elle peut maintenant se servir un peu de ses deux mains, mais est très maladroite ; elle ne quitte plus le lit et la station debout lui est impossible. Les réflexes sont exagérés aux quatre membres, surtout au bras gauche. Le déficit intellectuel est très prononcé, mais il n'y a pour ainsi dire pas de pleurer ou de rire spasmodiques ; la dys-phagie est toujours peu accusée, mais la dysarthrie, bien qu'elle ait diminué un peu, reste nettement plus accusée qu'avant la dernière attaque. Gâteuse depuis sa rentrée.

A partir de ce moment, la malade s'affaisse progressivement, et meurt le 9 février 1899, à 1 heure du matin.

AUTOPSIE. — L'autopsie a été faite trente-six heures après la mort et, outre un athérome prononcé des artères de la base, a déjà fait constater sur la pièce fraîche l'existence de foyers protubérantiels.

Le bulbe, la protubérance, les pédoncules cérébraux et la région sous-optique ont été préparés au Marchi ; le reste de la zone motrice au niveau des hémi-sphères, a été inclus dans la celloïdine, coupé et coloré suivant la méthode de Weigert-Pal.

L'examen de ces préparations nous a révélé l'existence de lésions multiples et nous aurons à passer successivement en revue les altérations du faisceau pyramidal gauche, du faisceau pyramidal droit, du cervelet et des pédoncules cérébelleux ; enfin d'autres lésions moins importantes atteignent le ruban de Reil médian droit, le moteur oculaire commun gauche et le thalamus.

Lésions de la voie pyramidale gauche. — Nous trouvons d'abord à la partie supérieure de l'hémisphère, des foyers sous-corticaux. La figure 29 nous en montre deux : un situé au-dessous de P_2 au voisinage de *Pa;* l'autre, formé par une zone irrégulière de sclérose, répond à la scissure de Rolando.

Il est situé en un point élevé, au niveau de la partie supérieure du pied de F_2.

Un autre foyer de sclérose, situé un peu plus bas, se trouve placé dans le pied de la couronne rayonnante, toujours en regard de la scissure de Rolando (fig. 30).

Ces diverses lésions ne donnent aucune dégénérescence appréciable sur les coupes colorées au Pal.

Dans les régions thalamiques moyenne et inférieure, qui ont été préparées par la méthode de Marchi, on trouve au contraire deux petit groupes de grains noirs : l'un est placé à la partie toute postérieure des fibres pyramidales, immédiatement en avant du faisceau de Türck ; l'autre, peut-être un peu plus abondant, occupe la partie antérieure du tiers moyen. Ce sont des grains assez gros et étoilés, relativement anciens (fig. 31-32).

Dans la région sous-optique on voit ces grains diminuer (fig. 33), puis disparaître à la partie toute supérieure du pédoncule.

Plus bas, à la partie supérieure de la protubérance, un autre foyer ancien, situé principalement dans les fibres transverses profondes en avant du Reil médian, vient en outre détruire un certain nombre des fibres verticales les plus reculées du pied de la protubérance dans la portion externe (fig. 36).

On ne suit pas de dégénérescence descendante, car ces fibres appartiennent au faisceau de Türck, et cette absence de dégénérescence confirme le fait que ce dernier faisceau s'arrête dans le tiers supérieur de l'étage antérieur du pont.

On peut suivre au contraire une petite dégénérescence ascendante sous forme de sclérose d'abord, puis de grains qui diminuent et se perdent à la partie moyenne du pédoncule ; elle occupe en faible partie la région la plus profonde du pied du pédoncule et surtout les fascicules du stratum intermedium qui lui sont immédiatement sous-jacents entre le pied et le pes lemniscus profond (fig. 34-35).

Lésions de la voie pyramidale droite. — A droite nous trouvons également dans l'hémisphère des foyers sous-corticaux, mais ils sont élevés et placés près de la face interne ; ils ne peuvent donc intéresser les fibres venant de la zone rolandique inférieure. D'autre part, au niveau de F_3 (partie supérieure) un foyer de sclérose placé dans le corps calleux empiète sur le pied de la couronne rayonnante, en regard du sillon pré-rolandique inférieur (fig. 37). Mais on ne suit pas de sclérose descendante.

Enfin un autre foyer de sclérose placé au niveau de la région thalamique supérieure occupe la partie postérieure du segment antérieur de la capsule interne (fig. 38). Il donne naissance à une sclérose descendante peu accentuée, mais qu'on peut suivre cependant quelque temps sous forme d'une zone un peu moins colorée que les parties environnantes. A la région thalamique moyenne, cette zone un peu claire occupe le genou ; et plus bas (quand le segment antérieur de la capsule interne a disparu) les fascicules qui sont directement en contact avec l'anse lenticulaire ; ils restent bien distincts des fibres de cette dernière qui est au contraire très colorée.

Dans les parties inférieures traitées par le Marchi cette sclérose peu accentuée ne se distingue pas. A la partie supérieure de la protubérance on voit apparaître encore deux foyers qui sont représentés tous deux sur la figure (fig. 40), l'un récent (1) est venu léser les fascicules pyramidaux antérieurs; l'autre ancien (2), représenté par une lacune entourée d'une large bande de sclérose, occupe la partie moyenne du pied du pédoncule, au point où il est dissocié par les fibres transverses de la protubérance.

Les deux foyers donnent une dégénérescence ascendante peu importante et une dégénérescence descendante bien accusée.

Dans le sens ascendant la sclérose qu'on voit dans quelques fascicules, tout près du foyer, disparaît bientôt; cependant on note qu'au point correspondant, le pied du pédoncule est rétréci et cela jusqu'à la partie supérieure du pédoncule ; ce rétrécissement semble dû à l'atrophie d'un certain nombre de fibres. En outre, le foyer récent donne une dégénéresceuce très.nette sous forme de grains diminuant de nombre à mesure que l'on remonte et disparaissant à la partie inférieure de la région sous-optique (fig. 39).

Dans le sens descendant on suit les deux lésions : sclérose et grains noirs. D'abord bien séparées, occupant des territoires distincts, elles tendent, par suite de l'intrication des fibres, à empiéter l'une sur l'autre dès la partie supérieure de la protubérance (fig. 42, 43, 44) et à se confondre ; cependant la sclérose occupe principalement les fascicules postéro-internes, les grains, les fascicules antérieurs, tandis que les postéro-externes restent sains ainsi que quelques petits fascicules placés tout en avant.

Dans les parties moyenne et inférieure de la protubérance (fig. 45, 46) la fusion se fait graduellement et à la partie toute supérieure du bulbe (fig. 47) elle est complètement effectuée. La sclérose et les fibres normales sont alors mêlées de manière à présenter une région très claire, mais dans laquelle on retrouve encore une assez grande abondance de fibres dont les gaines de myéline sont colorées en gris-brun par l'acide osmique. Ce champ montre en outre quelques grains noirs épars.

Plus bas, la pyramide devient peut-être un peu plus claire et on suit la lésion du faisceau pyramidal au-dessous de l'entrecroisement moteur.

Lésions du cervelet et des pédoncules cérébelleux. — De nombreuses lésions atteignent le cervelet, ses pédoncules et le noyau de Deiters.

Et d'abord les foyers protubérantiels, outre les fibres pyramidales, détruisent un certain nombre de fibres transverses du pont, surtout dans le stratum profondum (fig. 43, 42), mais un certain nombre de fibres protubérantielles antérieures et moyennes sont également lésées, notamment à la partie supérieure de la protubérance, par les foyers récents ou anciens que nous avons vus atteindre aussi les fibres pyramidales (fig. 40, 36).

Quelques-uns de ces foyers, quand ils sont assez récents, donnent bien une dégénérescence sous forme de grains dans les fibres du pédoncule ; mais ces grains se perdent rapidement. On en retrouve cependant quelques-uns à droite (fig. 42) et à gauche (fig. 43) au niveau où le pédoncule cérébelleux moyen se constitue ; mais ils sont très peu abondants.

Deux autres foyers se trouvent placés dans la masse centrale du cervelet; l'un à droite, l'autre à gauche. Celui de droite est assez ancien, on trouve à son niveau une sclérose bien évidente et des grains irréguliers, étoilés ; aussi la dégénérescence qu'il provoque est-elle peu nette et s'arrête-t-elle bientôt (fig. 46, 45) ; le foyer de gauche est plus récent (2 fig. 46, 45, 44), il donne une dégénérescence des fibres de la masse blanche non différenciée du cervelet et en outre une lésion des fibres semi-circulaires externes dont on suit les grains en arrière et en dedans (fig. 46).

Mais il y a encore d'autres foyers qui atteignent le noyau de Deiters et le pédoncule cérébelleux supérieur du côté droit.

D'abord un foyer récent descend presque verticalement en arrière de la racine sensitive du trijumeau, entre ce nerf et le bord antéro-externe du quatrième ventricule, et, par son extrémité inférieure au niveau de la portion supérieure du bulbe, vient détruire les noyaux de Deiters et de Bechterew (fig. 47).

Cette lésion détermine une dégénérescence de l'acoustique qui renferme des grains en abondance ; on voit en outre une autre traînée de grains se diriger en sens opposé, vers le corps dentelé et l'extrémité inférieure du pédoncule cérébelleux supérieur. Ces grains, qui sont dus à la dégénérescence de fascicules appartenant au système des fibres semi-circulaires internes, vont se confondre en arrière avec une autre lésion atteignant le pédoncule cérébelleux supérieur.

C'est à cette double atteinte qu'est due la dégénérescence bien nette sur la fig. 46, des fibres semi-circulaires internes au moment où elles traversent le pédoncule cérébelleux supérieur : on voit en effet des traînées de grains longer le bord externe du pédoncule, puis se diriger directement vers la ligne médiane sans toutefois l'atteindre.

Enfin deux foyers déterminent des lésions du pédoncule cérébelleux supérieur droit.

L'un, ancien, se présentant sous la forme de lacune et de sclérose, est placé dans la masse blanche du cervelet et détruit la partie toute inférieure du corps dentelé (fig. 41) ; l'autre, récent. est situé plus haut au niveau du bord antérieur du hile du corps dentelé et de l'émergence du pédoncule hors de ce hile (fig. 47, 46) : le bord antérieur du pédoncule se trouve ainsi détruit.

A la partie inférieure et moyenne du pédoncule, les deux lésions se distinguent nettement l'une de l'autre (fig. 46, 45, 44), le bord antérieur étant occupé par des grains abondants et la partie moyenne par une zone de sclérose avec quelques grains épars. Mais à mesure que l'on monte, la sclérose diminue et finit même par disparaître (fig. 43), tandis que les deux amas de grains tendent à se confondre. La dégénérescence, confondue en une seule lésion représentée seulement par des grains noirs, se suit alors jusqu'au niveau du tubercule quadrijumeau postérieur ; là s'effectue l'entrecroisement des deux pédoncules (fig. 40) et on voit les grains, par traînées, passer du côté opposé. Nous les retrouverons en effet sur la fig. 36 et plus haut (fig. 35, 34), lorsque l'entrecroisement est effectué ; les grains occupent la partie antéro-externe du pédoncule. Ils arrivent ainsi dans le noyau rouge et passent de là dans le champ de Forel (fig. 32) et (fig. 33) dans les radiations de la calotte, formant dans ces dernières des traînées très nettes et abondantes. Plus haut, ces grains deviennent moins nombreux et surtout extrêmement fins, difficiles à distinguer. On peut cependant constater qu'ils s'éparpillent dans le thalamus et occupent surtout le noyau médian et le noyau externe (fig. 33, 32, 31). On ne peut d'ailleurs les suivre plus haut avec certitude, car ces grains se confondent alors avec la dégénérescence provoquée par quatre petits foyers miliaires situés dans le pulvinar et dans les noyaux externe et interne.

Lésions accessoires. — Outre les lésions dont nous venons de parler de la *couche optique droite*, il nous reste à mentionner deux petites lésions : l'une qui atteint le ruban de Reil médian droit ; l'autre qui intéresse les fibres d'émergence du moteur oculaire commun gauche.

Un foyer placé dans les fibres profondes (fig. 43) de la protubérance, vers son tiers supérieur, détruit la partie toute interne du *Reil médian droit.*

Ce foyer ancien détermine une sclérose bien nette à son niveau, mais cette sclérose se perd rapidement quand on s'éloigne de lui, dans le sens ascendant ou dans les sens descendant.

Un autre petit foyer assez récent (fig. 35) se trouve situé dans le pédoncule gauche, au niveau du tubercule quadrijumeau antérieur et du noyau du *moteur oculaire commun*, entre la substance réticulée et le pédoncule cérébelleux supérieur qu'il effleure à peine.

Il coupe les fibres radiculaires du nerf tout près de leur origine, et en raison du trajet obliquement ascendant de ces fibres, on suit très nettement dans les coupes supérieures (fig. 34) la dégénérescence très prononcée de ces fibres; cela jusqu'à leur émergence du sillon interpédonculaire.

Remarques. — Les altérations multiples qui frappent le pédoncule cérébelleux supérieur, le cervelet et le noyau de Deiters pourraient faire penser que pendant la vie il y a eu des troubles manifestes de l'équilibre. Or, nous n'avons pas constaté ces troubles dans l'examen que nous avons fait de la malade à son entrée. Mais nous ferons remarquer que la malade, après être restée fort peu de temps à l'infirmerie de la Salpêtrière, a été envoyée dans les divisions et que nous ne l'avons revue que lors de sa dernière attaque : à ce moment elle était confinée au lit et ne pouvait se tenir debout. Or, la plupart des lésions que nous avons observées du côté du cervelet, etc., sont récentes et ont dû se produire postérieurement à notre premier examen.

Au point de vue anatomique, il est intéressant d'avoir pu suivre la dégénérescence du pédoncule cérébelleux supérieur, à travers le noyau rouge et les radiations thalamiques, jusque dans le centre médian de Luys et dans le noyau externe du thalamus.

A quelles lésions faut-il attribuer les symptômes de paralysie pseudo-bulbaire que présentait la malade ? A droite, les lésions sont assez étendues, au niveau de la protubérance, les unes anciennes et les autres récentes correspondant sans doute aux deux attaques d'hémiplégie gauche qui se sont succédé. Elles pourraient être suffisantes, ce nous semble, pour être considérées comme ayant provoqué (en ce qui concerne le côté où elles siègent) le syndrome. Mais il existe aussi d'autres foyers dans l'hémisphère qui peuvent avoir atteint les fibres émanées de l'opercule : notamment le foyer qui occupe, à la région thalamique supérieure, la partie postérieure du segment antérieur de la capsule interne ; ce foyer a entraîné une dégénérescence du genou de la capsule interne, qui peut être suivie dans la partie antérieure du segment postérieur de la région sous-thalamique, où la zone dégénérée est en contact avec les fibres saines de l'anse lenticulaire. — A gauche, il n'y a dans la protubérance qu'un foyer qui siège en arrière et en dehors au niveau du faisceau de Türck. Il est peu probable, ce nous semble, que dans cette situation il atteigne des fibres cortico-bulbaires et c'est alors aux foyers des hémisphères qu'il faudrait attribuer l'altération de ces fibres.

Or ces foyers ont déterminé des dégénérescences dans la partie moyenne du pied du pédoncule (fig. 33).

OBSERVATION XVII.

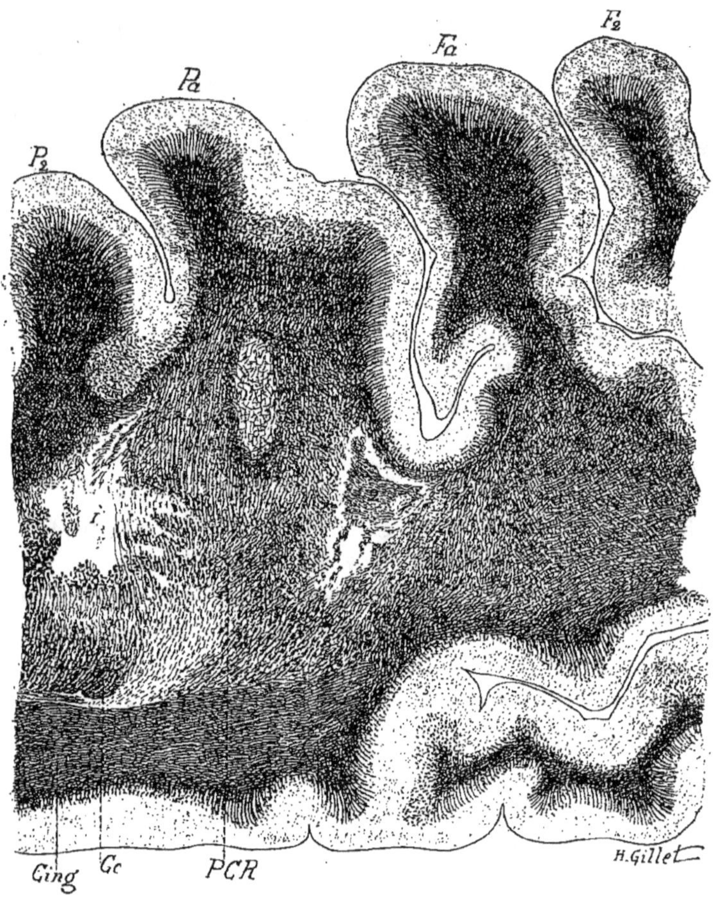

FIG. 29. — Coupe horizontale de l'hémisphère gauche passant par le pied de la deuxième frontale.

Ce. Capsule externe. — *Cing.* Cingulum. — *Fa.* Frontale ascendante. — *F₂.* Deuxième frontale. — *Pa.* Pariétale ascendante. — *PCR.* Pied de la couronne rayonnante. — *P₂.* Deuxième pariétale. — *1.* Foyer sous-cortical. — *2.* Ilot de sclérose placé au-dessous de la scisssure de Rolando.

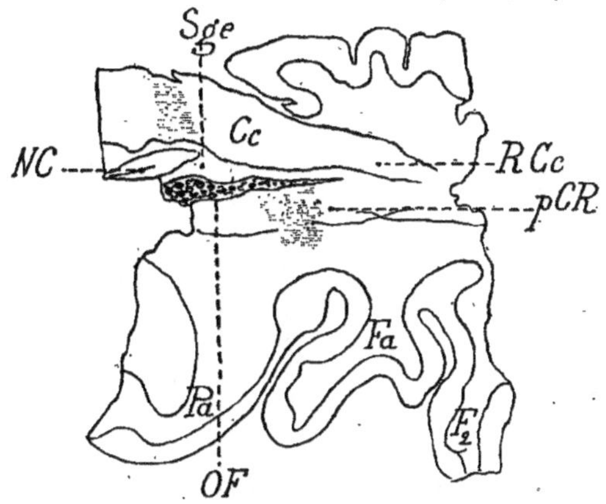

FIG. 30. — Coupe horizontale de l'hémisphère gauche passant un peu au-dessous de la précédente. Méthode de Weigert-Pal.

Cc. Corps calleux. — *Fa*. Frontale ascendante. — F_2. Deuxième frontale. — *NC*. Noyau caudé. — *OF*. Faisceau occipito-frontal. — *Pa*. Pariétale ascendante. — *pCR*. Pied de la couronne rayonnante. — *RCc*. Radiations du corps calleux. — *Sge*. Substance grise sous-épendymaire.

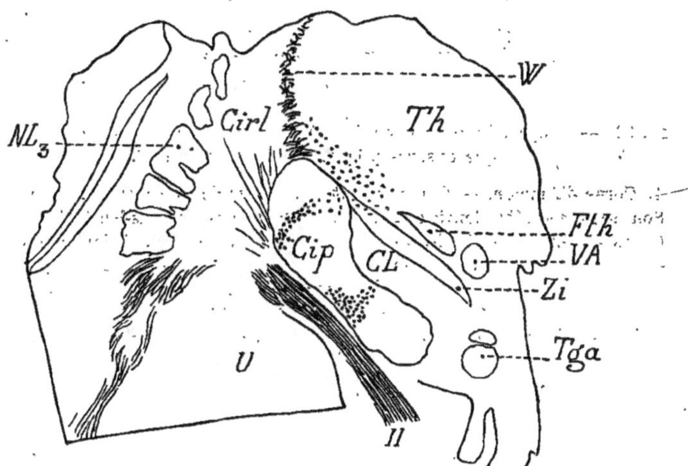

FIG. 31. — Coupe très oblique en bas et en avant passant par les régions thalamique et sous-thalamique. Méthode de Marchi.

(Pour la légende, voyez la figure suivante.)

OBSERVATION XVII.

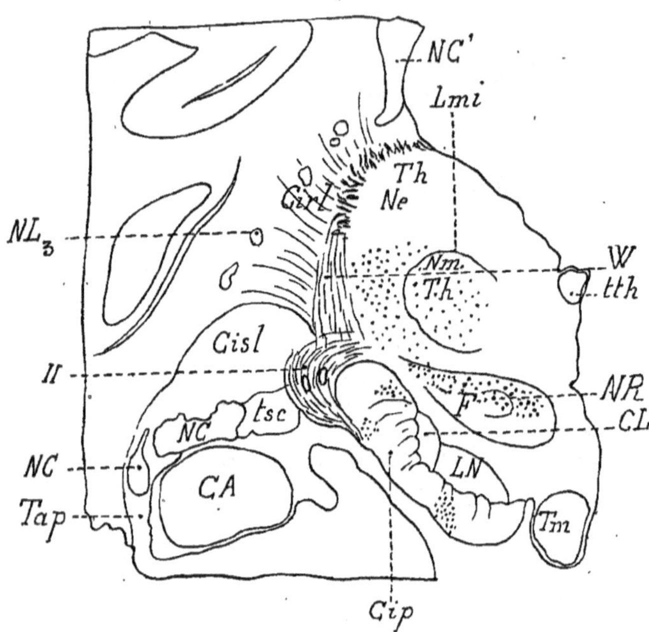

FIG. 32. — Coupe très oblique en bas et en avant passant par les régions optique et sous-optique. Méthode de Marchi.

CA. Corne d'Ammon. — *Cip.* Segment postérieur de la capsule interne. — *Cirl.*
Son segment rétro-lenticulaire. — *Cisl.* Son segment sous-lenticulaire. — *CL.*
Corps de Luys. — *F.* Champ de Forel. — *Fth.* Faisceau thalamique de Forel.
— *Lmi.* Lame médullaire interne. — *LN.* Locus niger. — *NeTh.* Noyau externe
du thalamus. — *NC.* Queue du noyau caudé. — *NL₃.* Putamen. — *NmTh.*
Noyau médian du thalamus. — *NR.* Noyau rouge. — *Tap.* Tapetum. — *Tga.*
Pilier antérieur du trigone. — *Th.* Thalamus. — *Tm.* Tubercule mamillaire. —
tth. Tænia thalami. — *U.* Circonvolution du crochet. — *VA.* Faisceau de Vicq-
d'Azyr. — *W.* Zone de Wernicke. — *Zi.* Zona incerta. — *II.* Bandelette optique.

OBSERVATION XVII.

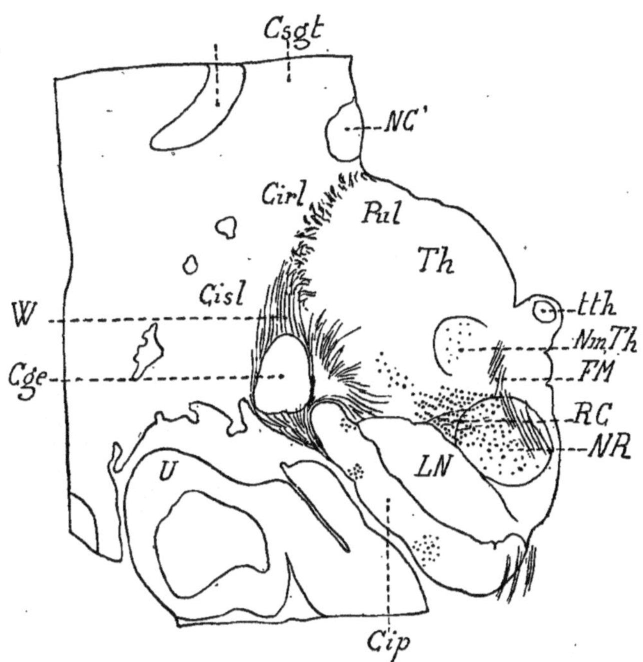

FIG. 33. — Coupe très oblique en bas et en avant passant par les régions thalamique inférieure et sous-thalamique. Méthode de Marchi.

Cge. Corps genouillé externe. — *Cip*. Segment postérieur de la capsule interne.
— *Cirl*. Son segment rétro-lenticulaire. — *Cisl*. Son segment sous-lenticulaire.
— *FM*. Faisceau de Meynert. — *LN*. Locus niger. — NC_1. Queue du noyau
caudé. — *NmTh*. Noyau médian du thalamus. — *NR*. Noyau rouge. — *Pul*.
Pulvinar. — *RC*. Radiations de la calotte. — *Th*. Thalamus. — *tth*. Tænia
thalami. — *U*. Circonvolution du crochet. — *W*. Zone de Wernicke.

OBSERVATION XVII.

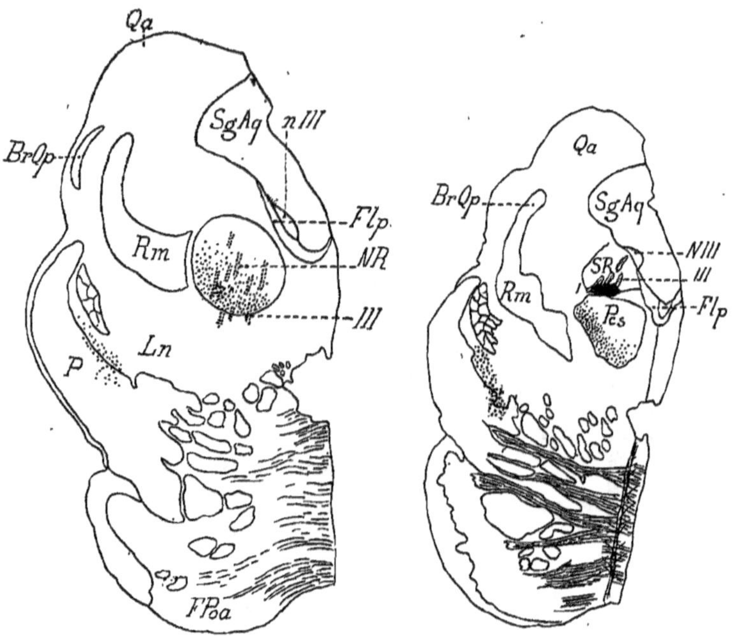

FIG. 34.   FIG. 35.

Coupes très obliques en bas et en avant passant : fig. 34, par le pédoncule cérébral ;
fig. 35, par le pédoncule et la protubérance. Méthode de Marchi.

BrQp. Bras du tubercule quadrijumeau postérieur. — *Flp.* Faisceau longitudinal
postérieur. — *FPoa.* Fibres protubérantielles antérieures. — *Ln.* Locus niger.
— *NR.* Noyau rouge. — *nlII.* Noyau de la troisième paire. — *P.* Pied du pédoncule. — *Pcs.* Pédoncule cérébelleux supérieur. — *Qa.* Tubercule quadrijumeau
antérieur. — *Rm.* Ruban de Reil médian. — *SgAq.* Substance grise de l'aqueduc
— *SR.* Substance réticulée. — *III.* Nerf moteur oculaire commun. — *1.* Foyer
représenté par un îlot de sclérose) qui amène la dégénérescence du nerf moteur
commun.

OBSERVATION XVII.

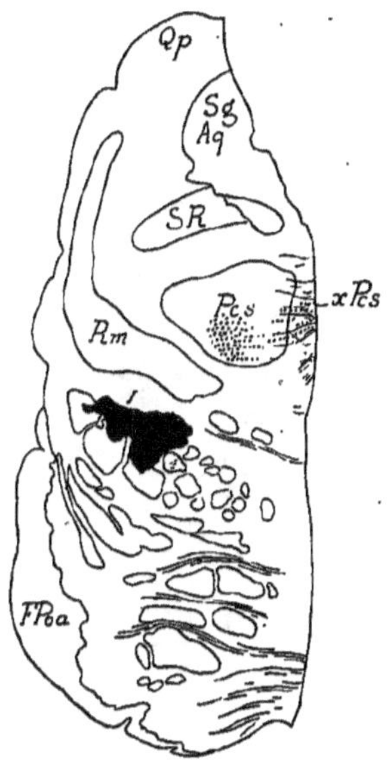

FIG. 36. — Coupe très oblique en bas et en avant de la partie supérieure de la protubérance. Méthode de Marchi.

FPoa. Fibres protubérantielles antérieures. — *Pcs.* Pédoncule cérébelleux supérieur. — *Qp.* Tubercule quadrijumeau postérieur. — *Rm.* Ruban de Reil médian. — *Sg Aq.* Substance grise de l'aqueduc. — *SR.* Substance réticulée. — *xPcs.* Entrecroisement du pédoncule cérébelleux supérieur.

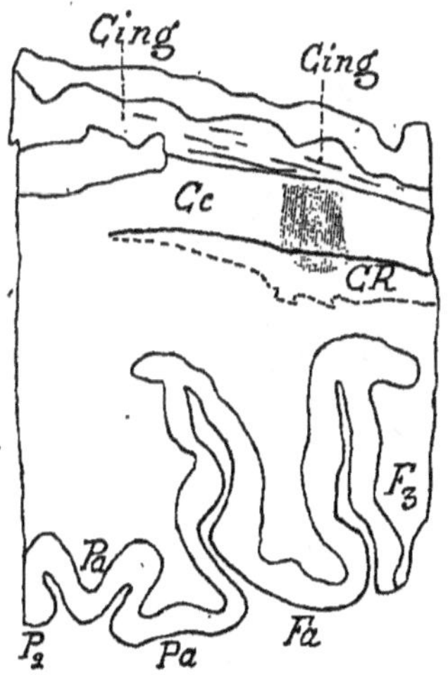

FIG. 37. — Coupe horizontale de l'hémisphère droit passant par la partie supérieure de la troisième frontale. Méthode de Weigert-Pal.

Cc. Corps calleux. — *Cing.* Cingulum. — *CR.* Couronne rayonnante. — *Fa.* Frontale ascendante. — *F₃.* Troisième frontale. — *Pa.* Pariétale ascendante. — *P₂.* Deuxième pariétale.

Observation XVII.

Fig. 38. — Coupe horizontale
de l'hémisphère droit passant par la région thalamique supérieure. Méthode de
Weigert-Pal.

AM. Avant-mur. — *Ce*. Capsule interne. — *Cia*. Segment antérieur de la capsule
interne. — *Cip*. Son segment
postérieur. — *NC*. Tête du
noyau caudé. — *NC'*. Sa
queue. — NL_3. Putamen. —
RTh Fli. Radiations thalamiques et faisceau longitudinal inférieur. — *Th*. Thalamus.

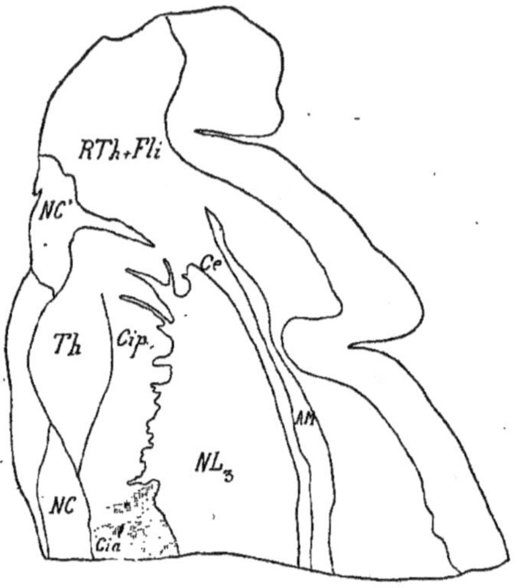

Fig. 39. — Coupe parallèle à la
bandelette optique passant par
la partie supérieure du pédoncule. Méthode de Marchi.

BrQp. Bras du tubercule quadri-
jumeau postérieur. — *Flp*. Fais-
ceau longitudinal postérieur. —
LN. Locus niger. — *NIII*.
Noyau de la troisième paire. —
P. Pied du pédoncule cérébral.
— *Pcs*. Pédoncule cérébelleux
supérieur. — *Qa*. Tubercule
quadrijumeau antérieur. — *Rm*.
Ruban de Reil médian. — *Sg Aq*.
Substance grise de l'aqueduc. —
SR. Substance réticulée. — *III*.
Nerf moteur oculaire commun.

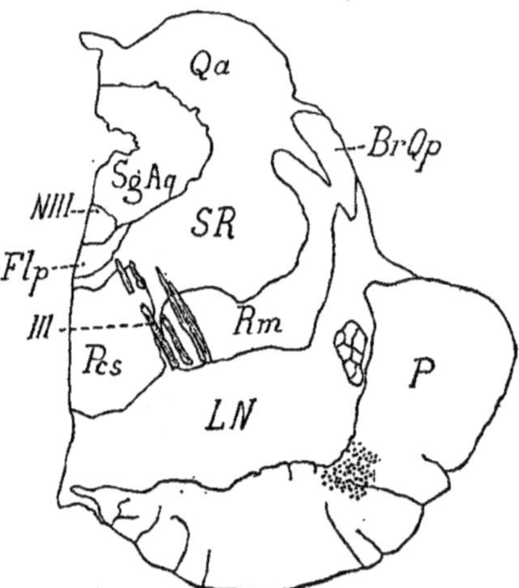

OBSERVATION XVII.

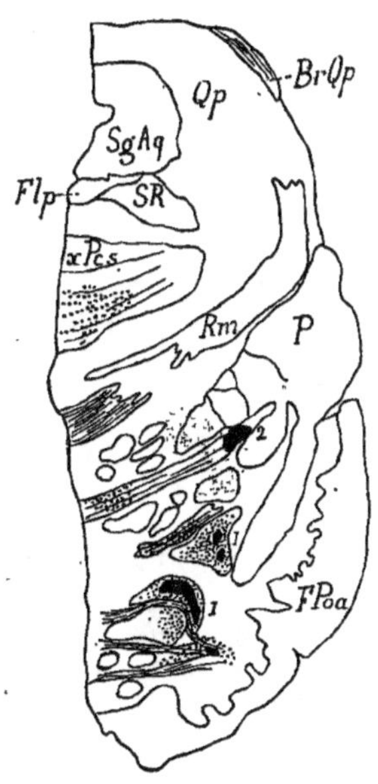

FIG. 40. — Coupe parallèle à la bandelette optique passant par le pédoncule cérébral et la protubérance. Méthode de Marchi.

BrQp. Bras du tubercule quadrijumeau postérieur. — *Flp*. Faisceau longitudinal postérieur. — *FPoa*. Fibres protubérantielles antérieures. — *P*. Pied du pédoncule cérébral. — *Qp*. Tubercule quadrijumeau postérieur. — *Rm*. Ruban de Reil médian. — *SgAq*. Substance grise de l'aqueduc. — *xPcs*. Entrecroisement du pédoncule cérébelleux supérieur. — 1. Foyer récent. — 2. Foyer ancien.

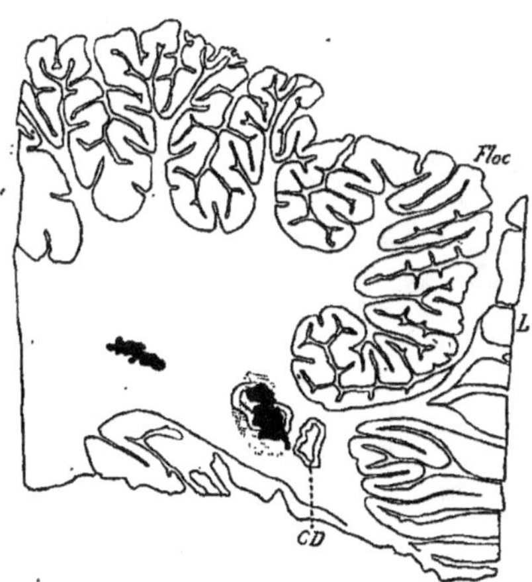

FIG. 41. — Coupe horizontale comprenant le vermis et la partie adjacente de l'hémisphère cérébelleux droit. Méthode de Marchi.

CD. Corps dentelé. — *Floc*. Flocculus. — *L*. Luette.

OBSERVATION XVII.

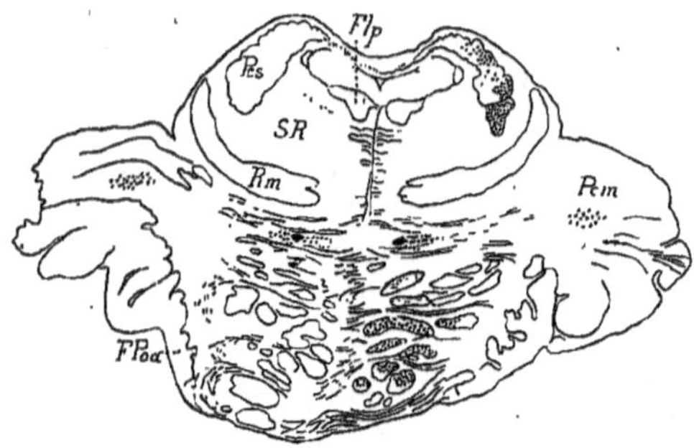

FIG. 42. — Coupe horizontale passant par la partie supérieure de la protubérance.
Méthode de Marchi.

Flp. Faisceaux longitudinal postérieur. — *FPoa.* Fibres protubérantielles antérieures.
— *Pcm.* Pédoncule cérébelleux moyen. — *Pcs.* Pédoncule cérébelleux supérieur.
— *Rm.* Ruban de Reil médian. — *SR.* Substance réticulée.

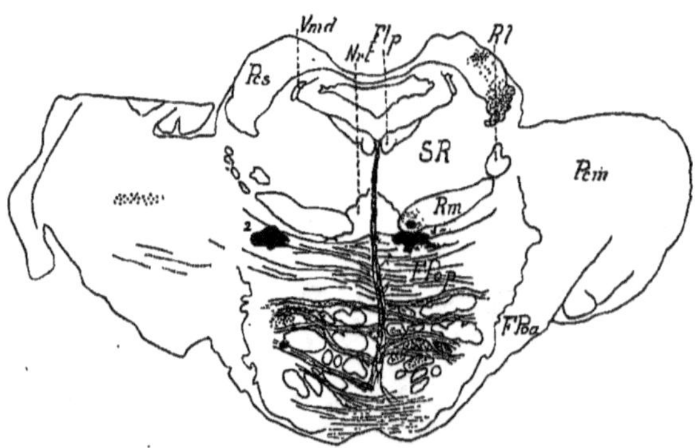

FIG. 43. — Coupe horizontale passant par le tiers supérieur de la protubérance.
Méthode de Marchi.

Flp. faisceau longitudinal postérieur. — *FPoa.* Fibres protubérantielles antérieures.
— *FPop.* Fibres protubérantielles postérieures. — *Nrt.* Noyau réticulé. — *Pcm.*
pédoncule cérébelleux moyen. — *Pcs.* Pédoncule cérébelleux supérieur. — *Rl.*
Ruban de Reil latéral. — *Rm.* Ruban de Reil médian. — *SR.* Substance réticulée. —
Vmd. Petite racine motrice descendante du trijumeau.

OBSERVATION XVII.

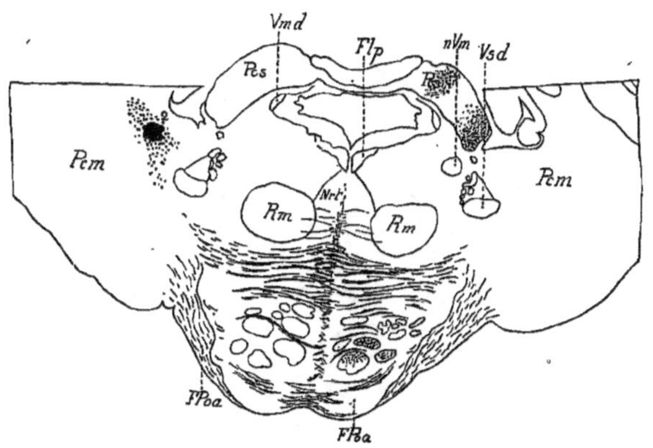

FIG. 44. — Coupe horizontale de la protubérance. Méthode de Marchi.

(Voir la légende avec celles des fig. 46 et 47.)

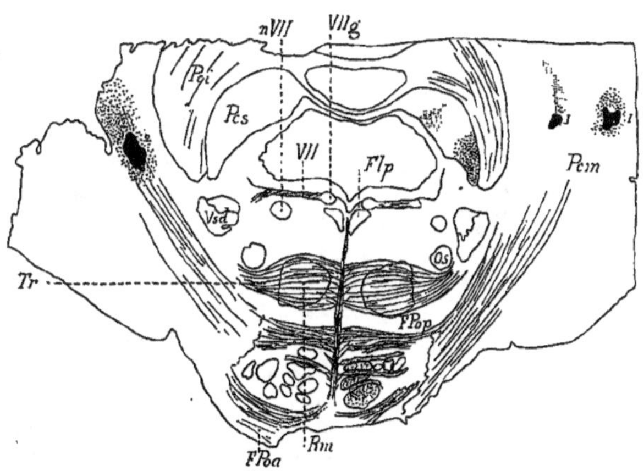

FIG. 45. — Coupe horizontale de la protubérance à sa partie moyenne. Méthode de Marchi.

(Voir la légende avec celle des fig. 46 et 47.)

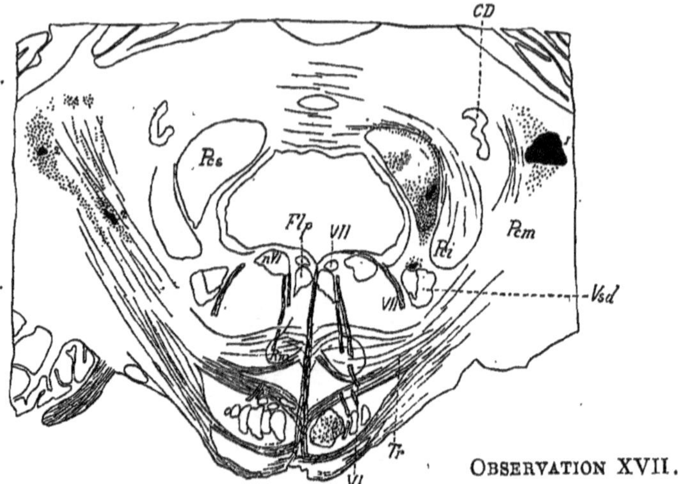

FIG. 46. — Coupe horizontale de la partie inférieure de la protubérance. Méthode
de Marchi.

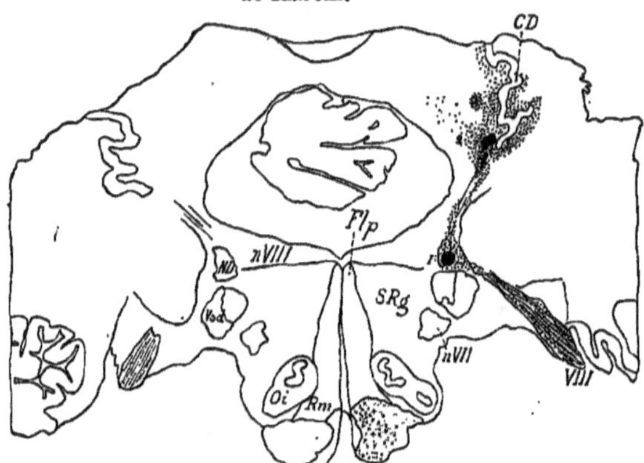

FIG. 47. — Coupe horizontale de la partie supérieure du bulbe. Méthode de Marchi.

CD. Corps dentelé. — *Flp.* Faisceau longitudinal postérieur. — *FPoa.* Fibres protubérantielles antérieures. — *FPop.* Fibres protubérantielles postérieures. — *ND.*
Noyau de Deiters. — *Nrt.* Noyau réticulé. — *nVm.* Noyau masticateur. — *nVI.*
Noyau du moteur oculaire externe. — *nVII.* Noyau du facial. — *nVIII.* Noyau
de la branche vestibulaire du nerf acoustique. — *Oi.* Olive inférieure. — *Os.* Olive
supérieure. — *Pci.* Pédoncule cérébelleux inférieur. — *Pcm.* Pédoncule cérébelleux moyen. — *Pcs.* Pédoncule cérébelleux supérieur. — *Rm.* Ruban de Reil
médian. — *SRg.* Substance réticulée grise. — *Tr.* Corps trapézoïde. — *Vmd.* Petite
racine motrice descendante du trijumeau. — *Vsd.* Racine sensitive du trijumeau.
— *VI.* Moteur oculaire externe. — *VII.* Facial. — *VIIg.* Genou du facial. —
VIII. Acoustique.

A 54 ans, hémiplégie droite très accusée, persistante, avec contracture et atrophie musculaire; sans aphasie, mais avec syndrome pseudo-bulbaire qui disparaît au bout d'un an.

A 65 ans, le syndrome pseudo-bulbaire réapparaît progressivement et s'accompagne d'une déchéance intellectuelle très marquée : gâtisme, rire et pleurer spasmodiques; dysphagie légère et dysarthrie plus accusée; phénomènes paralytiques minimes du côté de la face, de la langue, du voile du palais et des masticateurs.

A 66 ans, coma progressif; mort.

AUTOPSIE. — *Foyer occupant à gauche la partie postérieure du segment postérieur de la capsule interne et les régions environnantes (thalamus, putamen); sclérose secondaire très prononcée. Foyers sous-corticaux des deux côtés et foyers protubérantiels.*

La nommée Joséphine C..., âgée de 66 ans, ayant exercé la profession de demoiselle de magasin, est entrée à la Salpêtrière, salle Louis, le 19 juillet 1898 dans le service du docteur Dejerine.

Rien à noter d'intéressant dans ses antécédents héréditaires.

Elle-même a eu la rougeole étant enfant, la variole vers l'âge de 30 ans; elle n'a jamais eu de grossesse et on ne trouve chez elle aucune trace de syphilis.

Maladie actuelle. — La maladie actuelle a débuté il y a douze ans, à l'âge de 54 ans, et sans qu'il y ait jamais eu auparavant aucune manifestation paralytique, par une attaque d'apoplexie avec perte de connaissance pendant une dizaine de minutes et suivie d'hémiplégie droite. En même temps ont apparu des mictions fréquentes et des troubles de la déglutition et de la phonation; ceux-ci consistaient en dysarthrie et à aucun moment il n'y aurait eu d'aphasie. Enfin le caractère avait changé à la suite de cette attaque; la malade était devenue irascible et avait des crises de colère fréquentes. Mais elle n'avait ni rire ou pleurer spasmodiques, ni déficit intellectuel bien notable.

L'hémiplégie ne rétrocéda guère et resta toujours très accusée, ne permettant ni la marche ni le moindre usage du bras droit; les mictions devinrent de plus en plus impérieuses et, trois ou quatre ans après l'attaque, la malade commença à uriner de temps en temps sous elle.

Les troubles de la phonation et de la déglutition, au contraire, diminuèrent : au bout d'un mois ils n'étaient plus que légers et au bout d'un an ils avaient totalement disparu.

Pendant longtemps la malade resta dans cet état, n'ayant pas d'affaiblissement intellectuel ni de perte de la mémoire. Elle avait appris à écrire de la main gauche et écrivait avec facilité.

Il y a un an seulement qu'a commencé une recrudescence progressive des symptômes pseudo-bulbaires. Sans nouvel ictus ni nouvelle attaque de paralysie, l'intelligence s'est mise à baisser peu à peu, la mémoire a diminué et les troubles de la parole d'abord, puis de la déglutition ont réapparu et ont augmenté d'une façon lente et progressive. Actuellement le déficit de l'intelligence et de la mémoire est très prononcé ; la malade gâte complètement et se barbouille souvent avec ses matières ; rit ou surtout pleure presque continuellement, ou bien chuchote entre ses dents ; elle demande toujours à lire, mais ne lit rien et reste toute une journée sur une même page. Elle mange gloutonnement et est prise quelquefois en mangeant de violentes quintes de toux ; mais la chose est encore très rare. La dysarthrie est plus accusée quoiqu'on comprenne encore assez facilement la malade ; la parole est diffuse, bredouillée ; les consonnes sont prononcées avec difficulté, et surtout certaines d'entre elles, telles que les *f* et les *r ;* les dentales, au contraire, sont dites à peu près comme à l'état normal. La salive coule souvent de la bouche qui reste ordinairement entr'ouverte.

État actuel à son entrée. — La bouche, au repos, est un peu déviée à gauche ; mais cette déviation s'exagère dans les mouvements de physionomie, le rire ou le pleurer. Le rapprochement des commissures labiales pour siffler ou souffler est impossible.

Tous les mouvements de la *langue* s'exécutent avec la plus grande facilité, absolument comme à l'état normal.

Le voile du palais est symétrique et s'élève comme à l'état normal pendant l'émission des sons ; la sensibilité de la muqueuse semble intacte et le réflexe pharyngien est conservé.

La mastication est un peu pénible ; cependant les mouvements d'élévation et d'abaissement du maxillaire se font bien et ont conservé une force très notable.

Le membre supérieur gauche est normal au point de vue de la mobilité ; on note bien une arthropathie indolente de l'épaule caractérisée par des craquements articulaires et un épanchement assez abondant dans la synoviale, mais cette arthropathie ne gêne presque pas les mouvements qui s'exécutent bien.

Le membre supérieur droit, au contraire, est complètement paralysé ; aucun mouvement spontané n'est possible et les muscles sont un peu atrophiés si on les compare à ceux du côté opposé, surtout ceux de l'éminence thénar et de l'avant-bras. La contracture et les rétractions tendineuses empêchent même les mouvements passifs et le membre reste fixé, le bras appliqué contre la face latérale du thorax, l'avant-bras en flexion à angle droit, la main en supination forcée et les quatre derniers doigts fléchis dans la paume. On ne peut provoquer de réflexe tendineux.

Le membre inférieur gauche nous présente, lui aussi, une arthropathie qui siège au niveau du genou. Les condyles fémoraux sont épaissis, la synoviale contient du liquide et les mouvements, limités d'ailleurs, qu'on peut imprimer à la jambe, provoquent des craquements articulaires. Les muscles de la cuisse sont atrophiés. Le membre inférieur droit nous présente une atrophie musculaire notable et généralisée, de la contracture et quelques rétractions tendineuses qui empêchent d'étendre complètement le genou ou de relever complètement le pied à angle droit sur la jambe. Le réflexe patellaire est exagéré et on obtient facilement la trépidation épileptoïde ; spontanément, la malade lève un peu le membre au-dessus du lit, fléchit la jambe sur la cuisse, mais elle ne peut mouvoir le pied. Ce dernier est en équin varus très accusé et cette position ne peut être réctifiée qu'en partie quand on a vaincu la contracture musculaire.

L'état mental de la malade ne permet guère de faire une exploration sérieuse de la sensibilité. Tout ce qu'on peut dire, c'est que les sensibilités thermique et douloureuse semblent diminuées dans tout le côté droit du corps ; quant à la sensibilité tactile, il est impossible d'en rechercher les modifications.

Évolution de la maladie. — Dans le service, l'état mental continua à baisser d'une façon lente et progressive et la malade finit par ne plus reconnaître sa sœur qui venait la voir souvent. Les symptômes pseudo-bulbaires s'accusèrent, principalement la dysarthrie. Le 2 novembre, pendant qu'elle mangeait, elle fut prise tout à coup d'étouffements, de suffocation et on lui retira du pharynx des aliments qu'elle n'avait pu avaler. La suffocation cessa, mais à partir de ce moment la malade resta dans le demi-coma, ne parlant plus du tout, ne réagissant plus aux excitations extérieures. Aucun phénomène paralytique apparent surajouté à ce qui existait déjà. L'état comateux s'accentua de plus en plus, la respiration finit par s'embarrasser et la malade mourut le 7 novembre, à 9 heures du soir.

AUTOPSIE, trente-six heures après la mort. — Surface corticale saine. A la coupe de Flechsig, on trouve à droite un foyer qui détruit la partie postérieure du thalamus, de la capsule interne et du putamen. On voit aussi des foyers protubérantiels.

L'examen des coupes en série nous a révélé l'existence de foyers dans les fibres profondes du pont et de lésions des voies pyramidales de chaque côté.

Lésions du faisceau pyramidal droit. — A droite, nous trouvons d'abord de nombreux foyers sous-corticaux placés sous l'écorce de la face interne ou sous la partie supérieure de *Fa*. Enfin un foyer situé plus bas, près du pied de *F³* et en regard du sillon prérolandique inférieur, occupe le faisceau arqué et la substance blanche sous-corticale (fig. 48). C'est tout ce qu'on constate depuis l'hémisphère jusqu'à la région protubérantielle. A la partie supérieure de la protubérance (fig. 52), un foyer lacunaire atteint les fascicules pyramidaux internes et moyens, et détermine une dégénérescence (sclérose) qu'on suit (fig. 51-52-53) jusqu'à la partie inférieure de la protubérance.

Signalons enfin à droite l'existence de foyers lacunaires dans le thalamus.

Lésions pyramidales gauches. — A gauche, nous rencontrons encore, outre de petits foyers sous-corticaux peu intéressants, une lésion placée au-dessous du pied de *F³* (fig. 49) et plus bas un foyer, celui que nous avions aperçu à l'état frais sur la coupe de Flechsig, qui occupe les parties postérieures de la couche optique, du segment postérieur de la capsule interne et du putamen.

Au même niveau un foyer plus récent occupe la partie antérieure du thalamus (fig. 50).

Le foyer principal détermine dans la capsule interne une sclérose ascendante qui se suit dans la substance blanche qui entoure le ventricule latéral (fig. 49), et une sclérose descendante des plus nettes qu'on suit dans la capsule interne et dans le pied du pédoncule ; là (fig. 50 *bis*), elle se trouve placée immédiatement en dedans du faisceau de Türck ; puis dans la protubérance elle occupe (fig. 51 et 52) un certain nombre de fascicules postérieurs. A mesure qu'on descend, ces lésions deviennent plus diffuses, moins denses, puis se généralisent finalement à tout le faisceau pyramidal (fig. 53), et dans le bulbe (fig. 54) la pyramide est atrophiée et sclérosée.

Remarques. — La lésion bien nette que nous venons de décrire explique l'hémiplégie droite si intense dont a été frappée la malade, mais elle ne saurait, nous semble-t-il, être la cause des phénomènes de paralysie pseudo-bulbaire. Ceux-ci, ainsi que le déficit intellectuel, doivent être plutôt attribués aux foyers sous-corticaux que nous trouvons de chaque côté ; peut-être les foyers protubérantiels jouent-ils aussi un certain rôle.

Nous trouvons ici ce contraste sur lequel insiste M. Brissaud entre les phénomènes paralytiques et les troubles fonctionnels ; nous ferons observer qu'ici le putamen n'est lésé que d'un seul côté et que pendant près de neuf ans cette lésion, après disparition des premiers symptômes, avait persisté sans dysphagie ni dysarthrie.

OBSERVATION XVIII.

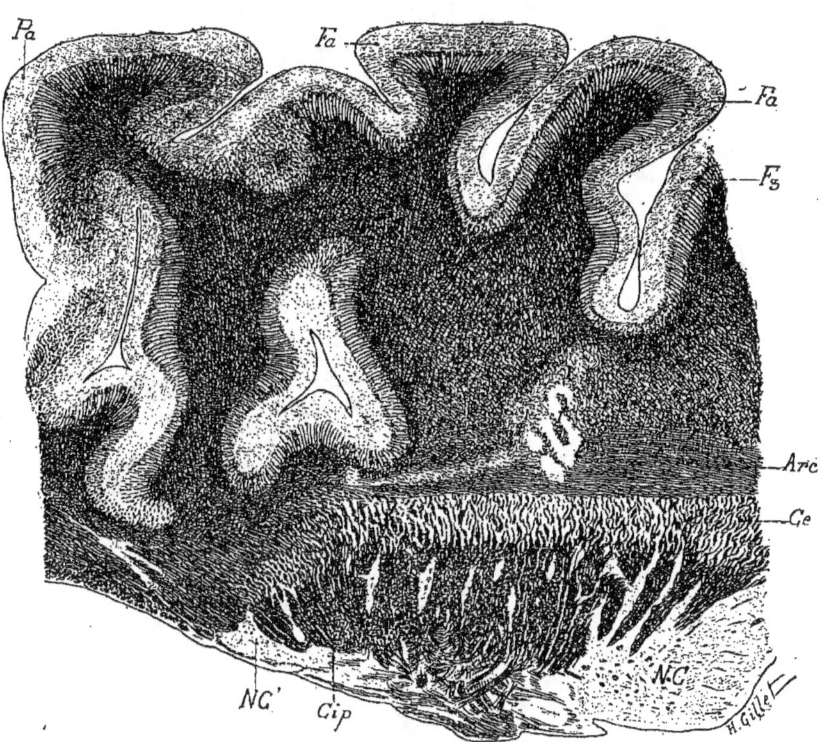

FIG. 48. — Coupe horizontale de l'hémisphère droit passant au-dessus de la région thalamique. Méthode de Weigert-Pal.

Arc. Faisceau arqué. — *Ce.* Capsule externe. — *Cip.* Segment postérieur de la capsule interne. — *Fa.* Frontale ascendante. — *F₃.* Troisième frontale. — *NC.* Noyau caudé. — *Pa.* Pariétale ascendante.

Observation XVIII.

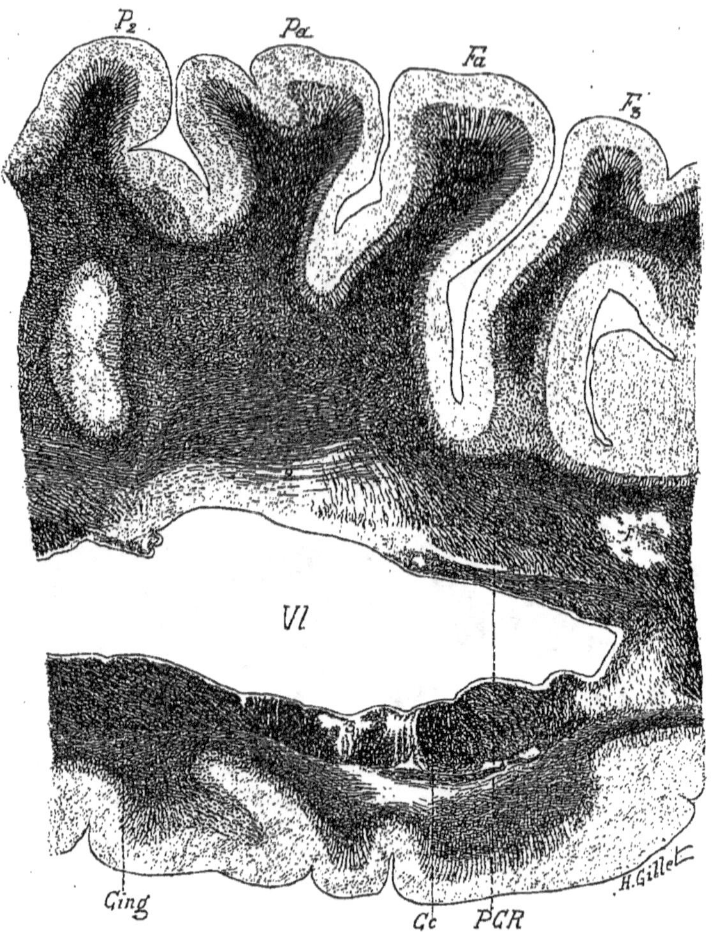

Fig. 49. — Coupe horizontale de l'hémisphère gauche passant par la partie supérieure de la troisième frontale. Méthode de Weigert-Pal.

Co. Corps calleux. — Cing. Cingulum. — Fa. Frontale ascendante. — F₃. Troisième frontale. — Pa. Pariétale ascendante. — Vl. Ventricule latéral. — 1. Foyer sous-cortical. — 2. Sclérose due à un foyer situé plus bas.

OBSERVATION XVIII

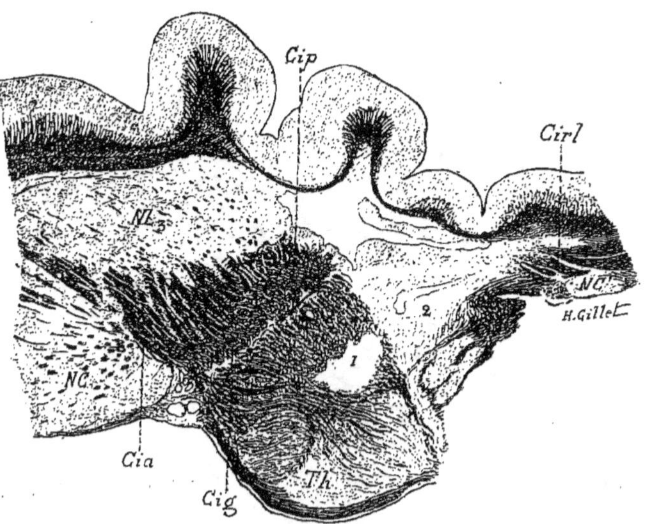

FIG. 50. — Coupe horizontale de l'hémisphère gauche passant par la région thalamique moyenne. Méthode de Weigert-Pal.

Cia. Segment antérieur de la capsule interne. — *Cig.* Son genou.— *Cip.* Son segment postérieur. — *Cirl.* Son segment rétro-lenticulaire. — *NC.* Tête du noyau
caudé. — *NC'.* Sa queue. — NL_3. Putamen. — *Th.* Thalamus. — *1.* Foyer thalamique. — *2.* Foyer qui atteint la capsule interne.

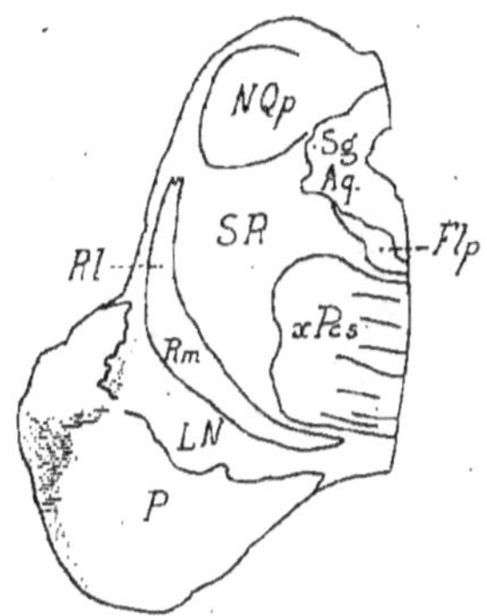

FIG. 50 *bis.* — Coupe horizontale du pédoncule. Méthode de Weigert-Pal.
(Voir la légende qui suit la fig. 54.)

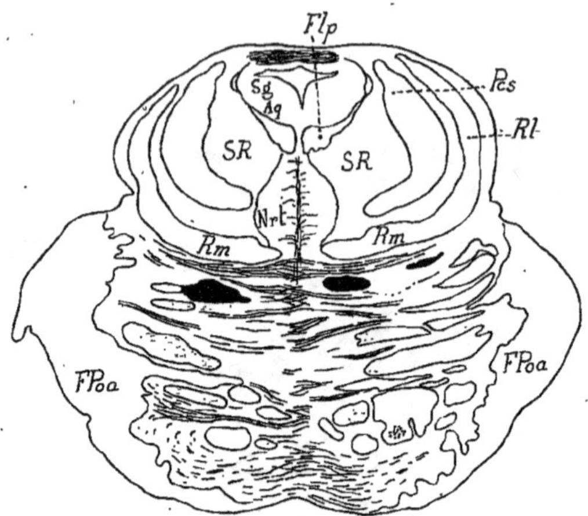

FIG. 51. — Coupe horizontale de la partie supérieure de la protubérance. Méthode de Marchi.

(Voir la légende qui suit la fig. 54.)

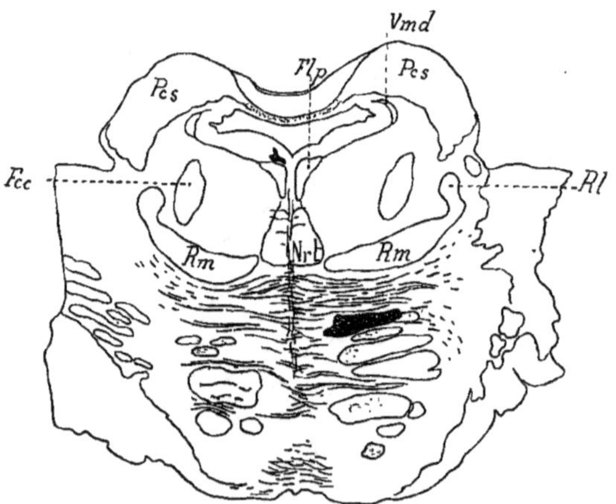

FIG. 52. — Coupe horizontale de la partie supérieure de la protubérance. Méthode de Marchi.

(Voir la légende qui suit la fig. 54.)

OBSERVATION XVIII.

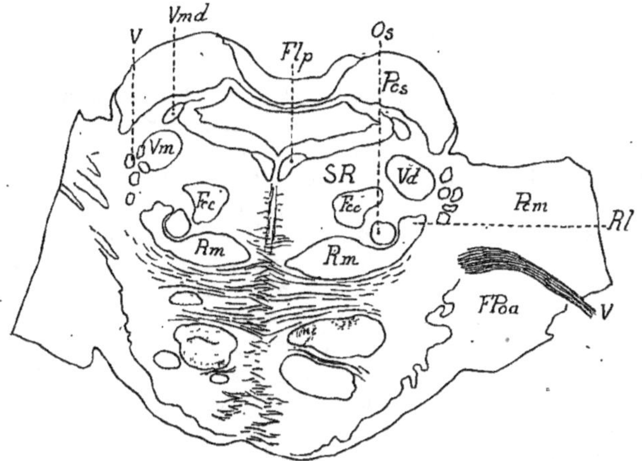

FIG. 53. — Coupe horizontale de la partie moyenne de la protubérance. Méthode
de Marchi.

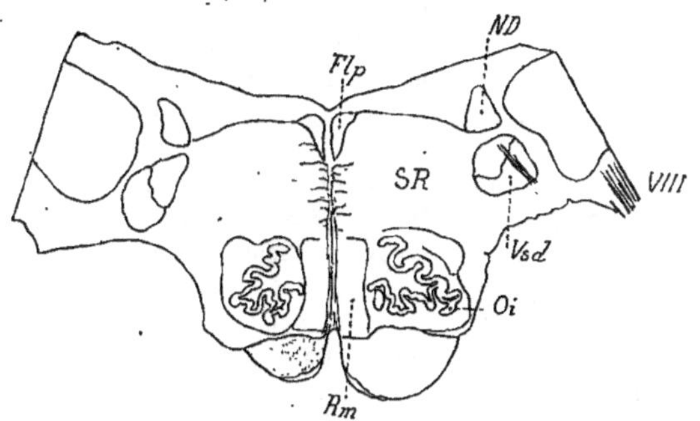

FIG. 54. — Coupe horizontale du bulbe. Méthode de Marchi.

Fcc. Faisceau central de la calotte. — *Flp*. Faisceau longitudinal postérieur. —
FPoa. Fibres protubérantielles antérieures. — *LN*. Locus niger. — *ND*. Noyau
de Deiters. — *NQp*. Noyau du tubercule quadrijumeau postérieur. — *Nrt*. Noyau
réticulé. — *Oi*. Olive inférieure. — *Os*. Olive supérieure. — *P*. Pied du pédoncule cérébral. — *Pcs*. Pédoncule cérébelleux supérieur. — *Rl*. Ruban de Reil
latéral. — *Rm*. Ruban de Reil médian. — *SgAq*. Substance grise de l'aqueduc.
— *SR*. Substance réticulée. — *V*. Trijumeau. — *Vmd*. Racine motrice descendante du trijumeau. —*Vsd*. Racine sensitive descendante du trijumeau. — *VIII*.
Acoustique.

C.   11

OBSERVATION XIX (1).

« Jean S..., 36 ans, chauffeur, entré le 19 février 1896, à l'hôpital de Lari-
boisière, dans le service de M. le Dr Dreyfus-Brisac, baraquement, lit n° 6.

« Les *antécédents héréditaires et personnels* de ce malade sont donnés par son
frère ; son père est bien portant, sa mère est très nerveuse, le malade a toujours
été lui-même très émotif. Il y a un an il fit une chute de bicyclette (blessure à
la tempe sans gravité et fracture des côtes) ; depuis lors il a changé de caractère, il est devenu emporté et a eu, il y a quelque temps, une « attaque de nerfs » ;
il n'a jamais fait de grave maladie, et il dit n'avoir jamais eu la syphilis.

« Le lundi 14 février, à la suite d'une discussion avec un de ses supérieurs,
la parole s'est embarrassée et il a senti son bras droit s'affaiblir. Pendant la
journée suivante le bras droit est resté paralysé, mais le malade pouvait encore
marcher. Dans la nuit du mardi au mercredi, en voulant se lever il sent sa jambe
droite fléchir et remonte avec peine sur son lit, la parole est presque impossible.
Il entre à l'hôpital le mercredi matin.

État actuel. — « Motilité : Le malade présente les symptômes d'une hémiplégie droite avec un état de contracture très marquée.

« *Face.* — La bouche est déviée à gauche ; impossibilité de rire ou de souffler ; la joue droite et la commissure latérale droite restent presque immobiles.
L'orbiculaire palpébral n'est pas pris. La langue reste presque immobile et
déviée vers le côté droit, elle ne peut être tirée hors de la bouche, ni mobilisée
dans le sens transversal. La déglutition des liquides est encore possible. La
mastification est impossible, les masséters sont en état de contracture. Le
voile du palais remue à peine quand on fait dire *a* au malade.

« Le réflexe pharyngien est aboli. *Membre supérieur* inerte et en état de
contracture ; on ne peut mobiliser qu'avec difficulté la main et l'avant-bras, les
mouvements actifs sont également abolis.

« Le *membre inférieur* est en état de contracture ; lorsque le malade est
couché sur son lit, il fléchit assez bien la jambe sur la cuisse, mais avec lenteur.
Dans les mouvements passifs on éprouve une grande résistance. La marche est
presque impossible, la jambe reste en extension complète et le pied, qui est en
équin varus, traîne sur le sol.

« *Parole.* — Le malade peut lire et comprend tout ce qu'on lui dit, mais il
parle avec peine, il est dysarthrique par suite de la paralysie et de la contracture
des muscles de la phonation. Cette dysarthrie n'est d'ailleurs pas régulière ; il
lit par exemple assez exactement sur un journal le sous-titre : journal quotidien,

(1) Nous empruntons cette observation à la thèse de notre ami le Dr LONG (*Les
voies centrales de la sensibilité générale*, 1899) qui a bien voulu mettre à notre disposition les pièces et les préparations concernant ce malade. Nous le remercions de
son obligeance.

politique, littéraire ; les mots sont bredouillés, mais encore intelligibles. Puis un instant après la dysarthrie augmente, il lit *apasie* pour *invalide, patetoton* pour *maître d'hôtel*.

« Il y a, en outre, chez lui, un *état mental* anormal ; à son entrée dans le service il répondait aux questions qu'on lui posait sur ses antécédents et sa maladie, puis bientôt il est devenu plus silencieux et ne répond que par des monosyllabes. »

Sensibilité générale. — La sensibilité générale présente des altérations, et surtout une hémianalgésie droite totale.

Évolution de la maladie. — « Aggravation rapide et progressive.... La contracture des membres droits devient de plus en plus intense. La face remue à peine, la langue est immobile, la mâchoire ne peut être abaissée et le malade ne peut plus avaler qu'à grand'peine quelques aliments liquides. Après avoir parlé de plus en plus difficilement, il est arrivé au mutisme absolu. »

Puis l'état s'aggrave encore ; contracture généralisée ; le 18 mars, respiration stertoreuse, cyanose, mort.

AUTOPSIE. — Outre un foyer de ramollissement siégeant à droite, au niveau du lobule fusiforme, on trouve les lésions suivantes :

Côté gauche. — L'écorce cérébrale, qui, sur la pièce fraîche, paraissait saine, présente notamment au niveau de la zone motrice, un très grand nombre de petits foyers et dans la substance blanche sous-jacente on en rencontre encore d'autres dont un, beaucoup plus volumineux et mesurant environ 2 centim. dans son plus grand diamètre, se trouve situé sous la partie moyenne de *Fa*. Ces lésions ne donnent pas de dégénérescence visible sur les préparations faites au Pal ; sur les coupes au Marchi, on trouve (protubérance annulaire) des grains abondants infiltrant toute la voie pyramidale. Certaines fibres qui appartiennent au *pes lemniscus* profond vont s'appliquer à la face antérieure du ruban de Reil.

Côté droit. — Du côté droit, plusieurs foyers atteignent le pied de la couronne rayonnante et la partie supérieure de la capsule interne, et sur les préparations au Marchi on peut suivre exactement la dégénérescence que donne chacun de ces foyers.

Il existe en outre (fig. 55) quelques foyers sous-corticaux mais beaucoup moins nombreux qu'à gauche.

Sur la fig. 56 se trouve représenté le foyer le plus élevé qui atteigne le pied de la couronne rayonnante ; il répond à la partie moyenne de cette dernière.

Sur la figure suivante (fig. 57) la partie antéro-moyenne du segment postérieur de la capsule est occupée par un amas compact de grains qui représente la dégénérescence correspondant au premier foyer. Puis en outre on rencontre un foyer postérieur placé à la limite des radiations thalamiques et du segment postérieur de la capsule, qui a déjà provoqué une dégénérescence ascendante visible, fig. 56, et un foyer antérieur qui occupe le segment antérieur et se prolonge dans le noyau caudé.

A la région thalamique supérieure (fig. 58) la lésion du segment antérieur de la capsule donne des grains disséminés dans l'extrémité antérieure du thalamus; on retrouve toujours la dégénérescence placée un peu en avant de la partie moyenne du segment postérieur ; et enfin le foyer postérieur existe toujours. Plus bas, il reste donc deux groupes distincts de grains noirs dans la capsule interne; il en est de même à la région sous-optique (fig. 59) où le groupe postérieur est refoulé en avant par le faisceau de Türck ; mais en outre les grains tendent à se fusionner. La fusion est effectuée à la partie inférieure du pédoncule où la dégénérescence est placée dans les régions profondes de la partie moyenne du pied, en dehors du quart interne, mais respectant ce quart.

Dans la protubérance enfin, les grains se disséminent d'un façon uniforme et sont beaucoup moins nombreux qu'à gauche. Mais on les suit jusqu'à la partie inférieure du bulbe (1).

Remarque. — Ce cas, pour les lésions du côté droit surtout, nous montre l'importance des foyers corticaux et sous-corticaux dans la pathogénie du syndrome pseudo-bulbaire.

A droite, les lésions sous-corticales ont provoqué une dégénérescence dont les grains occupent la partie moyenne du pied du pédoncule et s'arrêtent à la limite de son quart antéro-interne (fig. 59 et 60). Or, comme il n'y a pas de lésion protubérantielle, il faut bien admettre que des fibres cortico-bulbaires passent en dehors de ce quart.

Un foyer, à gauche, siégeait dans le putamen et la capsule externe, mais restait éloigné des voies pyramidales. Nous ne pensons pas qu'il ait un rôle à jouer dans la production des phénomènes pseudo-bulbaires que présentait le malade.

(1) Dans ce cas, nous n'avons noté que les lésions intéressant la voie pyramidale.

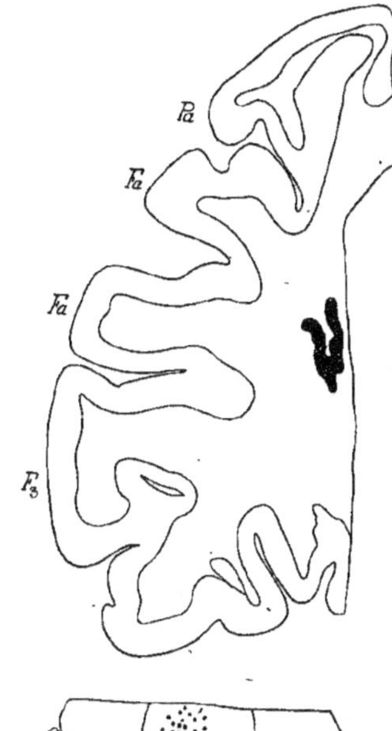

FIG. 55. — Coupe verticale de l'hémisphère droit. Méthode de Weigert-Pal.

Fa. Frontale ascendante. — F_3. Troisième frontale. — *Pa*. Pariétale ascendante.

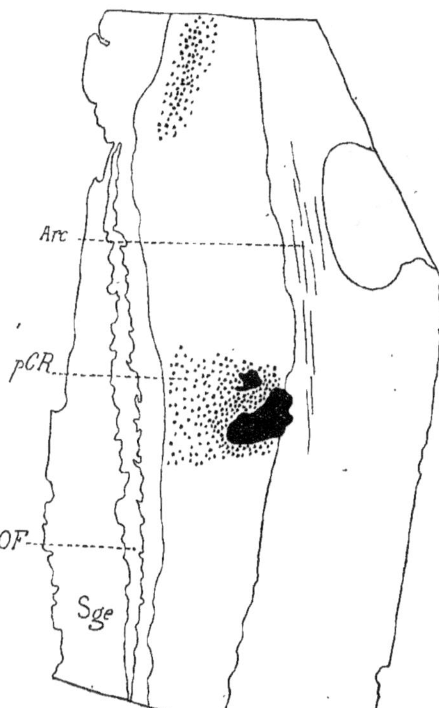

FIG. 56. — Coupe horizontale passant par le pied de la couronne rayonnante. Méthode de Marchi.

Arc. Faiseau arqué. — *OF*. Faiseau occipito-frontal. — *pCR*. Pied de la couronne rayonnante. — *Sge*. Substance grise sous-épendymaire.

OBSERVATION XIX.

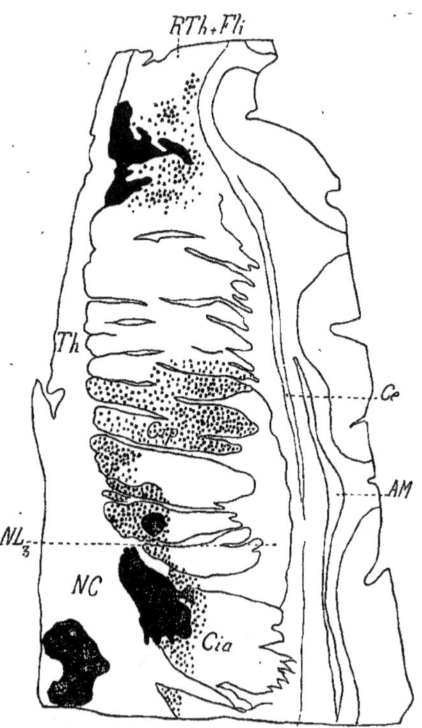

FIG. 57. — Coupe horizontale passant par la partie supérieure de la capsule interne.
Méthode de Marchi.

AM. Avant-mur. — *Ce*. Capsule externe. — *Cia*. Segment antérieur de la capsule interne. — *Fli*. Faisceau longitudinal inférieur. — *NC*. Noyau caudé. — *NL₃*. Putamen. — *RTh*. radiations thalamiques.

OBSERVATION XIX.

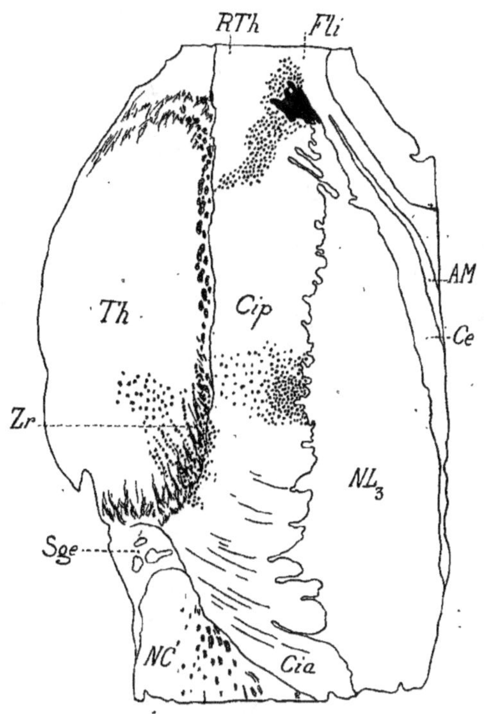

FIG. 58. — Coupe horizontale passant par la région thalamique supérieure. Méthode de Marchi.

AM. Avant-mur. — *Br Qa.* Bras du tubercule quadrijumeau antérieur. — *Ce.* Capsule externe. — *Cge.* Corps genouillé externe. — *Cia.* Segment antérieur de la capsule interne. — *Cig.* Son genou. — *Cip.* Son segment postérieur. — *CL.* Corps de Luys.— *CNR.* Capsule du noyau rouge.— *Fli.* Faisceau longitudinal inférieur. — *Flp.* Faisceau longitudinal postérieur. — *FT.* Faisceau de Türck. — *NC.* Noyau caudé. — *NL₃.* Putamen. — *NR.* Noyau rouge. — *Qa.* Tubercule quadrijumeau antérieur. — *RC.* Radiations de la calotte. — *RTh.* Radiations thalamiques. — *Sge.* Substance grise sous-épendimaire. — *Tga.* Pilier antérieur du trigone. — *Th.* Thalamus. — *II.* Bandelette optique.

OBSERVATION XIX.

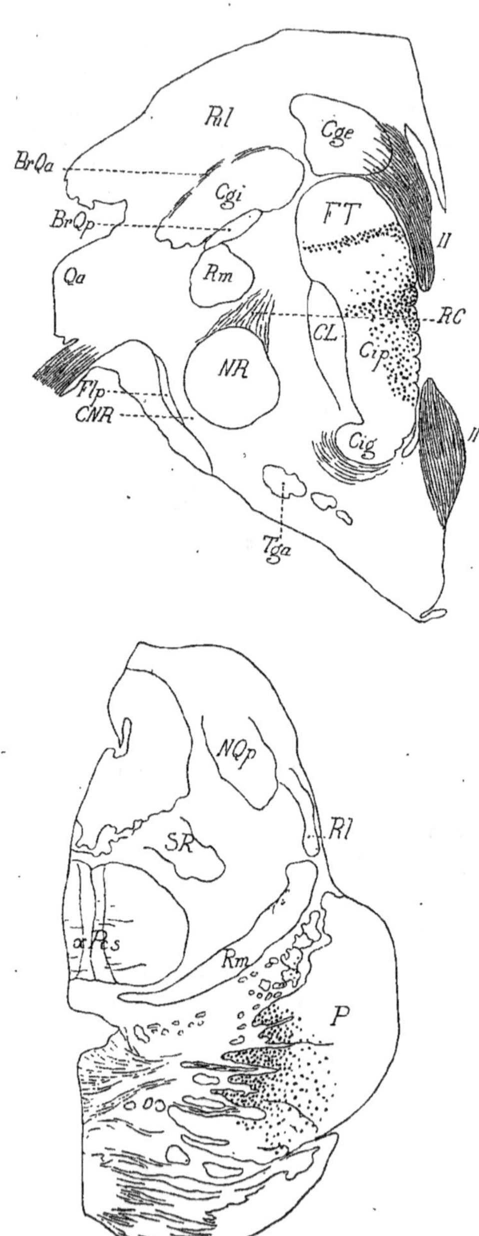

FIG. 59. — Coupe parallèle à la bandelette optique passant par la région sous - thalamique. Méthode de Marchi.

(Voy. la légende de la fig. 58.)

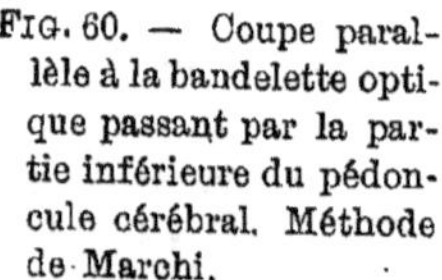

FIG. 60. — Coupe parallèle à la bandelette optique passant par la partie inférieure du pédoncule cérébral. Méthode de Marchi.

NQp. Noyau du tubercule quadrijumeau postérieur. — *P.* Pied du pédoncule cérébral. — *x Pes.* Entrecroisement du pédoncule cérébelleux supérieur. — *Rl.* Ruban de Reil latéral. — *Rm.* Ruban de Reil médian. — *SR.* Substance réticulée.

OBSERVATION XX

A 60 ans, hémiplégie gauche et syndrome pseudo-bulbaire ; déchéance intellectuelle et pleurer spasmodique. A 66 ans, recrudescence des troubles de la parole et surtout de la déglutition ; traces d'hémiplégie droite spasmodique. Puis, bientôt après, amélioration.

ÉTAT ACTUEL. —*Face non touchée ; langue à peine parésiée ; abolition du réflexe pharyngien et motilité du voile conservée ; masticateurs légèrement affaiblis. — Aggravation de l'état général et mort à 67 ans.*

AUTOPSIE : *A droite, foyers sous-corticaux et foyers placés dans la capsule interne et le pied de la couronne rayonnante déterminant une dégénérescence qui dans le pied du pédoncule respecte le quart antéro-interne. Foyers protubérantiels. Foyers multiples dans le thamus et un petit foyer à la partie postérieure du putamen. — A gauche, foyer protubérantiel atteignant les fascicules pyramidaux postérieurs.*

Anne A...., matelassière, âgée de 66 ans, est entrée une première fois dans le service du Dr Dejerine, salle Louis, le 8 janvier 1897. Mariée, elle a eu deux enfants et une fausse couche.

Maladie actuelle. — Il y a six ans, ictus apoplectique suivi d'hémiplégie gauche avec dysarthrie et dysphagie. Elle n'a pas eu de nouvelle attaque de paralysie depuis cette époque.

A son entrée, elle a une dysarthrie assez notable et, surtout, de la difficulté à avaler et à mâcher. Les boissons repassent souvent par le nez.

Du côté de la face, il reste un peu d'asymétrie ; elle arrive difficilement à siffler, à souffler et à faire la moue, et prononce mal les labiales.

La motilité de la langue est diminuée et il est impossible de la rouler en gouttière. Le voile du palais est asymétrique ; les muscles masticateurs sont affaiblis et le réflexe massétérin exagéré.

Déchéance intellectuelle et affaiblissement de la mémoire ; la malade pleure souvent sans cause et d'une façon un peu spasmodique.

Affaiblissement notable de la force musculaire dans le membre supérieur gauche, sans exagération des réflexes tendineux. Le membre inférieur gauche a une force et un réflexe à peu près normaux ; cependant la malade marche avec une canne en traînant un peu la jambe.

La sensibilité est normale.

La malade ne resta que quelques jours à l'infirmerie et rentra dans les divisions.

On la revit, le 3 novembre 1898, à la suite d'une recrudescence des symptômes pseudo-bulbaires ; les troubles de la déglutition étaient très prononcés et des parcelles alimentaires tombaient fréquemment dans la glotte ; la parole était un peu bredouillée. On notait une déchéance mentale très prononcée avec affaiblissement de la mémoire et de l'intelligence. Rire spasmodique assez marqué ; complètement gâteuse.

Cette recrudescence ne fut que passagère et, en janvier 1899, les troubles de la déglutition avaient bien diminué et la dysarthrie avait à peu près disparu : la parole était simplement lente et pénible, et la malade ne parlait que fort peu, peut-être en partie à cause de son état mental. Pas de salivation.

État actuel, en janvier 1899. — A cette époque, l'examen de la malade donnait les résultats suivants : pas de trace de paralysie du côté de la *face ;* la bouche n'est pas déviée, même pendant le rire. Les mouvements de la *langue* s'exécutent facilement, sauf l'élévation de la pointe vers la voûte palatine, qui est un peu limitée.

Le *voile du palais* est symétrique, non tombant, et s'élève bien pendant le rire, mais peu pendant l'émission des sons ; le réflexe pharyngien est aboli et l'état mental de la malade ne permet pas de savoir si la sensibilité de la muqueuse au contact est conservée. Les *masticateurs* sont affaiblis, mais la malade peut encore mâcher du pain et serre à faire mal le doigt qu'on met entre les arcades dentaires ; le réflexe massétérin ne semble pas exagéré.

Il n'existe, du côté des *membres supérieurs*, qu'un peu de faiblesse et de maladresse avec légère exagération des deux côtés du réflexe tendineux des radiaux.

Les mouvements des *membres inférieurs* se font assez bien, mais il y a un peu de raideur, principalement à droite, et la malade ne peut marcher ; elle se tient seulement debout toute seule pendant quelques instants. Les réflexes patellaires sont un peu exagérés, davantage à droite et, de ce côté, on obtient de la trépidation épileptoïde.

Enfin l'état général faiblit progressivement et la malade meurt le 3 mars 1899, à une heure du matin.

Autopsie. — L'autopsie a été faite trente-deux heures après la mort. Rien d'anormal à la face extérieure du cerveau, et la coupe de Flechsig ne montre aucune lésion.

Le bulbe et la protubérance, ainsi que le pédoncule, la région sous-optique et la région optique du côté droit jusqu'à sa partie moyenne ont été colorés dans le liquide de Marchi et coupés en série. Les hémisphères et le pédoncule gauche, après inclusion à la celloïdine, ont été coupés en série, puis colorés à l'hématoxyline.

Plusieurs lésions sont à signaler : elles intéressent le faisceau pyramidal de chaque côté, ainsi que les rubans de Reil médians droit et gauche. En outre, il nous faut signaler de petits foyers disséminés, à droite, dans la couche optique et dans le putamen (fig. 64 et 65).

Lésion pyramidale gauche. — A gauche le faisceau pyramidal n'est atteint que par un petit foyer lacunaire situé dans la partie supérieure de la protubérance et siégeant surtout dans les fibres protubérantielles postérieures (fig. 67). Cependant, par les prolongements qu'il pousse en avant il atteint quelques fascicules pyramidaux postérieurs placés, soit en dehors, soit à égale distance du raphé et du bord externe. On suit pendant quelque temps la dégénérescence descendante sous forme de sclérose (fig. 68) ; puis, elle se perd peu à peu (fig. 69). La dégénérescence ascendante se perd presque immédiatement.

Lésions pyramidales droites. — A droite, les lésions sont beaucoup plus nombreuses.

Et d'abord nous trouvons, outre de petits foyers placés sous l'écorce de la face interne, un foyer de ramollissement situé en regard de la scissure de Rolando au niveau de la deuxième frontale (fig. 61).

Plus bas, de nouveaux foyers occupent divers points de la portion toute supérieure de la capsule interne (fig. 62) et au-dessous de ces foyers, nous trouvons une zone un peu claire de sclérose, dans l'extrémité antérieure du segment postérieur de la capsule (fig. 63).

Plus bas, les coupes sont traitées par la méthode de Marchi, et on ne distingue plus cette lésion scléreuse. Mais au même niveau à peu près (fig. 64) se voit un groupe de grains noirs bien marqué, tandis qu'un autre groupe plus abondant occupe la partie postérieure du segment postérieur de la capsule interne.

Ces deux groupes restent bien distincts dans la région thalamique inférieure (fig. 65) et dans la région sous-optique. Dans le pied du pédoncule (fig. 66) les deux groupes tendent à se confondre, car les grains sont plus éparpillés, ils occupent la partie moyenne de ce pied et respectent son quart interne. Dans la protubérance, ces grains, qui diminuent peu à peu de nombre à mesure qu'on descend, se cantonnent à un gros fascicule antéro-interne (fig. 68 et 69), mais à ce niveau une nouvelle lésion apparaît, un vieux foyer vient détruire (fig. 67 et 68) les fascicules postérieurs et au-dessous on suit une sclérose descendante occupant toujours le même siège. A la partie inférieure de la protubérance, les fascicules pyramidaux sont réunis en deux faisceaux : l'un antérieur, contenant des grains, l'autre postérieur présentant de légères lésions de sclérose.

Ces deux faisceaux secondaires ne tardent pas à se fusionner et les deux lésions à se confondre et à se diffuser dans toute l'aire de la pyramide.

Lésions du ruban de Reil médian droit. — A droite, le ruban de Reil est atteint par deux foyers au niveau de la partie supérieure de la protubérance. Le plus bas placé (fig. 69) est assez récent, il est placé dans la substance réticulée au niveau du faisceau central de la calotte et pousse en avant un prolongement qui, entouré d'une large bande de sclérose, envahit le ruban de Reil près de son bord externe. Ce foyer détermine une dégénérescence ascendante que l'on suit (fig. 68 et 67) jusqu'à la partie inférieure du pédoncule où on la perd.

L'autre foyer ancien et lacunaire est une dépendance de celui qui a lésé les fibres pyramidales postérieures (fig. 68), il occupe le bord interne du Reil médian et détermine une sclérose ascendante qui se perd bientôt.

Lésion du ruban de Reil médian gauche. — Le ruban de Reil médian gauche est atteint (fig. 69) par un foyer récent qui se trouve placé dans les fibres protubérantielles profondes dont il détermine une dégénérescence assez nette et qui envahit le ruban de Reil près de son bord interne. La dégénérescence descendante se perd assez rapidement dans la région où le Reil médian est traversé par les fibres du corps trapézoïde, la dégénérescence ascendante se suit dans la partie supérieure de la protubérance. Plus haut on ne peut la voir, car le pédoncule gauche a été coloré au Weigert-Pal.

Remarques. — Le syndrome pseudo-bulbaire, après l'atténuation qui avait suivi la dernière recrudescence, était resté peu marqué et c'était la déchéance intellectuelle qui prédominait.

Les lésions sont très légères du côté gauche et surtout le foyer protubérantiel n'atteint que fort peu les fascicules pyramidaux ; mais peut-être des foyers ainsi placés peuvent-ils atteindre des fibres aberrantes se portant en arrière vers les noyaux bulbo-protubérantiels.

A droite, les lésions des hémisphères ont encore provoqué des dégénérescences qui, occupant la partie moyenne du pied du pédoncule, respectent le quart interne, mais arrivent à son contact (fig. 66). Mais comme il y a des lésions protubérantielles, on ne peut considérer ce fait comme une preuve de l'hypothèse que nous émettons en voulant faire passer immédiatement en dehors de ce quart interne, des fibres en rapport avec la phonation et la déglutition.

OBSERVATION XX.

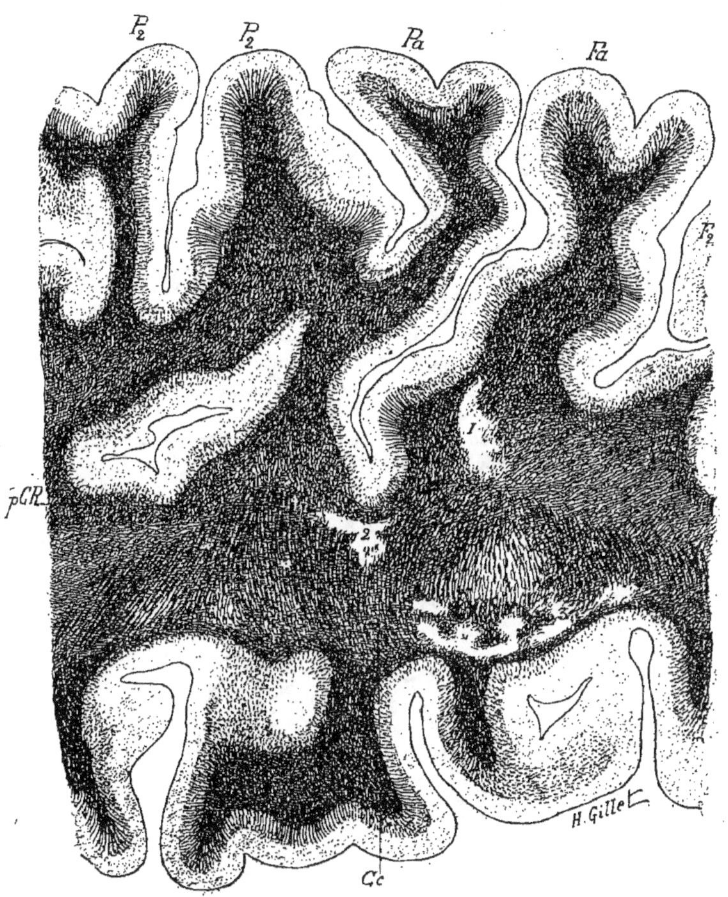

FIG. 61. — Coupe horizontale de l'hémisphère droit passant par sa partie supérieure. Méthode de Weigert-Pal.

Cc. corps calleux. — *Fa*. Frontale ascendante. — F_2. Deuxième frontale. — *Pa*. Pariétale ascendante.— P_2. Deuxième pariétale. — *pCR*. Pied de la couronne rayonnante. — *1, 2, 3*. Foyers sous-corticaux.

OBSERVATION XX.

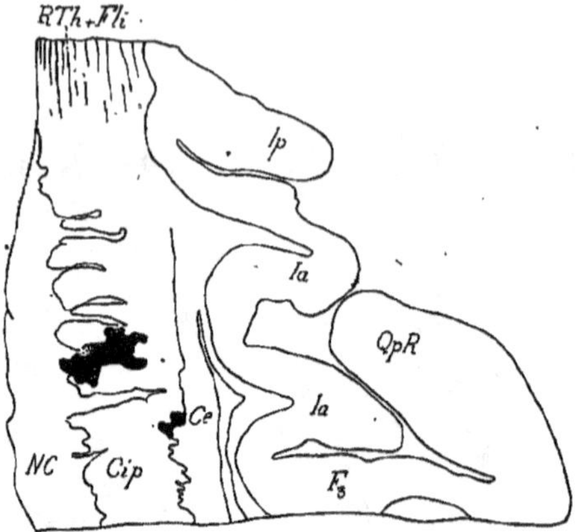

FIG. 62.— Coupe oblique en bas et en dehors, passant par la partie supérieure de la capsule interne. Méthode de Weigert-Pal.

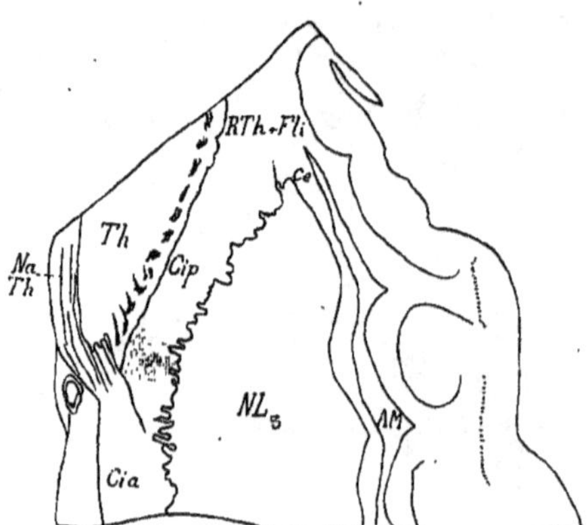

FIG. 63. — Coupe oblique en bas et en dehors, passant par la région thalamique supérieure. Méthode de Weigert-Pal.

A M. Avant-mur. — *Ce*. Capsule externe. — *Cia*. Segment antérieur de la capsule interne. — *Cip*. Son segment postérieur. — F_3. Troisième frontale. — *Ia*. Insula antérieur.— *Ip*. Insula postérieur. — *NaTh*. Noyau antérieur du thalamus. — *NC*. Tête du noyau caudé. — NL_3. Putamen. — *OpR*. Opercule rolandique. — *RTh.Fli*. Radiations thalamiques et faisceau longitudinal inférieur. — *Th*. Thalamus.

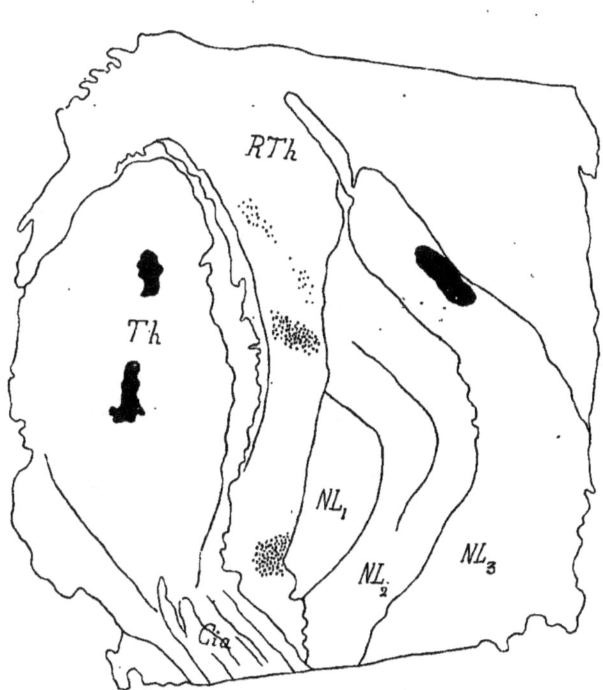

Fig. 64. — Coupe parallèle à la bandelette optique passant par la région thalamique
moyenne. Méthode de Marchi.

Cia. Segment antérieur de la capsule interne. — NL_1. NL_2. NL_3. Les trois segments du noyau lenticulaire. — *RTh.* Radiations thalamiques. — *Th.* Thalamus.

OBSERVATION XX.

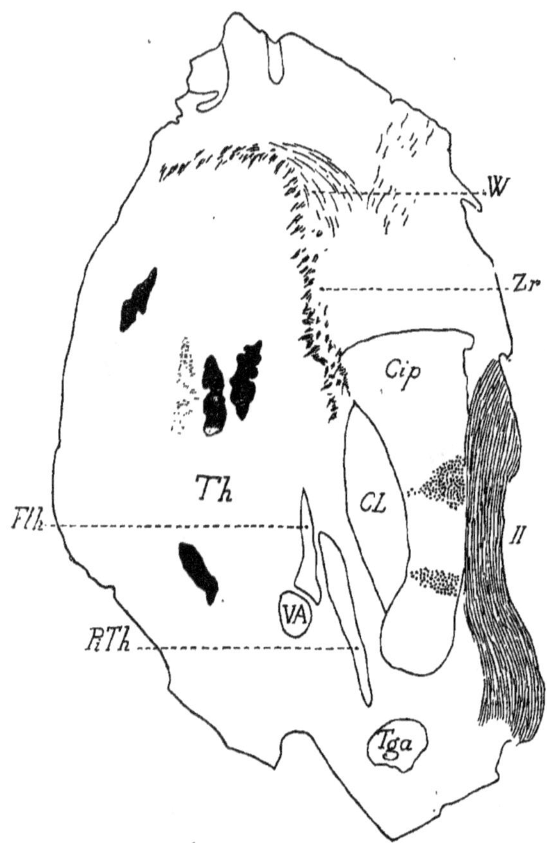

FIG. 65. — Coupe parallèle à la bandelette optique, oblique en bas et en dehors,
passant par la région thalamique inférieure. Méthode de Marchi.

Cip. Segment postérieur de la capsule interne. — *CL*. Corps de Luys. — *Fth*. Fais-
ceau thalamique de Forel. — *Pi Th*. Pédoncule inférieur de la couche optique.
— *Tga*. Pilier antérieur du trigone. — *Th*. Thalamus. — *VA*. Faisceau de
Vicq-d'Azyr. — *W*. Zone de Wernicke. — *Zr*. Zone réticulée.

OBSERVATION XX.

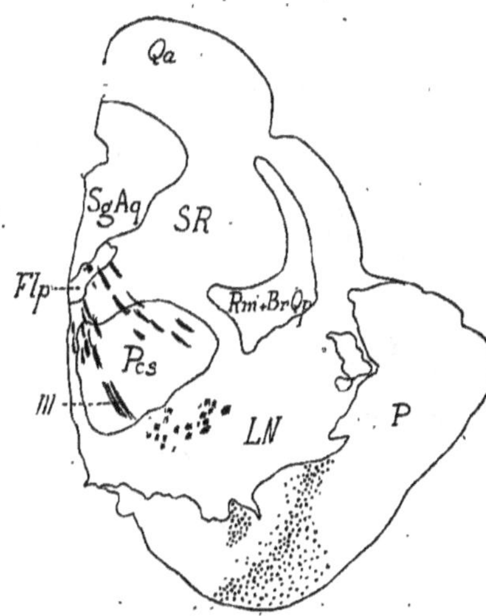

FIG. 66. — Coupe parallèle à la bandelette optique de la partie supérieure du pédoncule. Méthode de Marchi.

Flp. Faisceau longitudinal postérieur. — *LN.* Locus niger. — *P.* Pied du pédoncule. — *Pcs.* Pédoncule cérébelleux supérieur. — *Qa.* Tubercule quadrijumeau antérieur. — *Rm.* + *BrQp.* Ruban de Reil médian et bras du tubercule quadrijumeau postérieur. — *SgAq.* Substance grise de l'aqueduc. — *SR.* Substance réticulée. — *III.* Moteur oculaire commun.

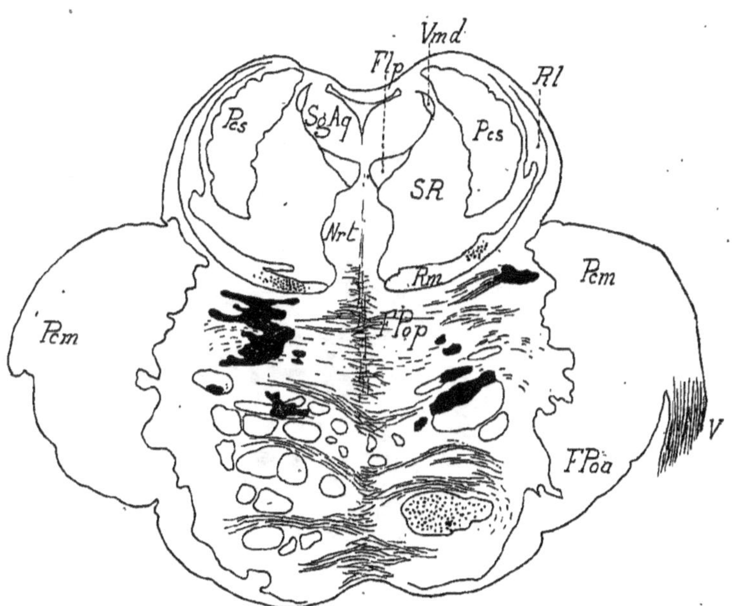

FIG. 67. — Coupe horizontale de la partie supérieure de la protubérance. Méthode de Marchi.

(Voir la légende avec celle des fig. 68 et 69.)

C.   12

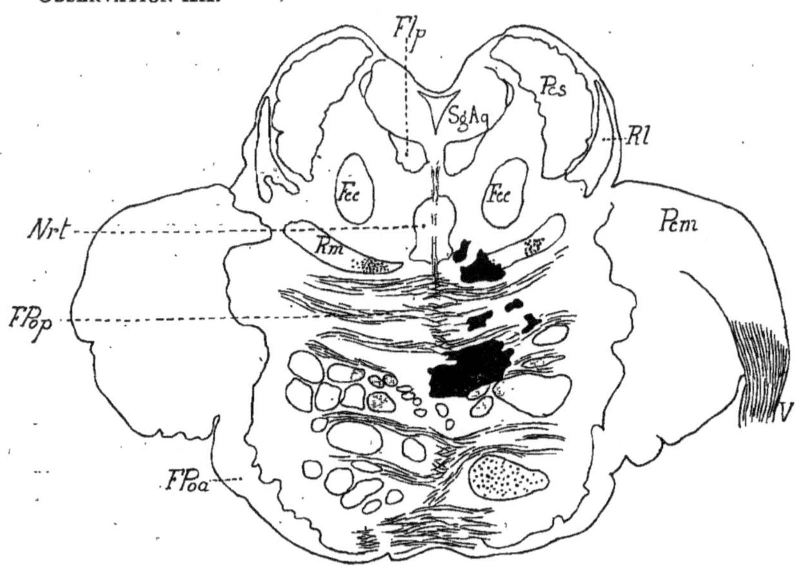

FIG. 68. — Coupe horizontale de la partie supérieure de la protubérance.

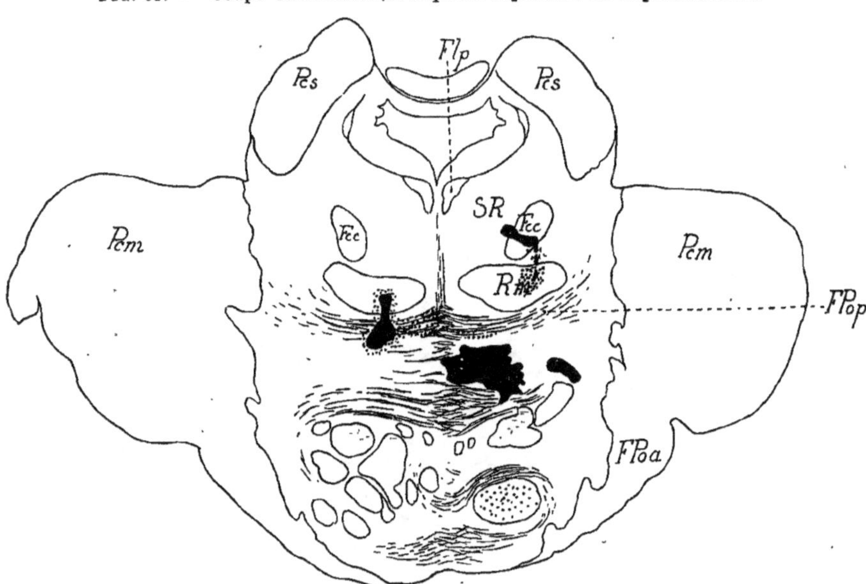

FIG. 69. — Coupe horizontale de la partie supérieure de la protubérance. Méthode de Marchi.

Fcc. Faisceau central de la calotte. — *Flp*. Faisceau longitudinal postérieur. — *FPoa*. Fibres protubérantielles antérieures. — *FPop*. Fibres protubérantielles postérieures. — *Nrt*. Noyau réticulé.— *Pcm*. Pédoncule cérébelleux moyen.— *Pcs*. Pédoncule cérébelleux supérieur.— *Rl*. Ruban de Reil latéral. — *Rm*. Ruban de Reil médian. — *SgAq*. Substance grise de l'aqueduc. — *SR*. Substance réticulée. — *V*. Trijumeau. — *Vmd*. Racine motrice descendante du trijumeau.

OBSERVATION XXI

Syphilis à 36 ans. A 41 ans, hémiplégie gauche prédominant dans le membre infé-
rieur ; diminution de la sensibilité à gauche. A 42 ans, paraplégie et troubles
sphinctériens. A 43 ans, hémiplégie droite qui s'améliore, et paralysie pseudo-
bulbaire qui s'aggrave. Pleurer spasmodique, dysarthrie et dysphagie très
prononcées. Aggravation de l'état général et mort en décembre 1897, à 43 ans.
AUTOPSIE : *A droite, foyer ancien dans le putamen et la capsule interne, et*
foyers étendus, anciens et récents, dans la protubérance. A gauche, foyer
récent à cheval et entre le putamen et la capsule interne.

Marie S..., âgée de 42 ans, ménagère. Mariée à 19 ans, elle a eu trois enfants dont le premier est mort au moment de sa naissance ; les deux autres sont bien portants. A 36 ans, elle a eu un « abcès » dans l'aine, et a ensuite perdu ses cheveux ; son mari lui aurait communiqué la syphilis à cette époque.

Maladie actuelle. — A 41 ans, étant à Tenon pour des douleurs abdominales, elle fut prise subitement d'*hémiplégie gauche*. Celle-ci fut soignée par le traitement antisyphilitique. Mais cette hémiplégie ne disparut pas complètement, elle ne fit que s'atténuer, et c'est dans cet état que la malade entra une première fois dans le service du Dr Dejerine, le 3 juin 1896, salle Pinel.

On nota à ce moment une parésie gauche avec prédominance très marquée dans le membre inférieur ; c'était presqu'une monoplégie à caractère nettement spasmodique, avec exagération du réflexe patellaire. La malade fauchait en marchant. En outre, la sensibilité était un peu diminuée dans tout le côté gauche. Les sphincters étaient intacts. La malade sortit en juillet 1896, toujours dans le même état ; elle rentra à Salpêtrière le 6 janvier 1897, pour les faits suivants.

Quinze jours auparavant, elle avait été frappée de *paraplégie*, si brusquement que, étant debout, elle était tombée à terre. A son entrée, elle avait une paraplégie complète, plus marquée encore à gauche qu'à droite, et ne pouvait exécuter que quelques mouvements des orteils. Il y avait exagération des réflexes tendineux et trépidation épileptoïde ; incontinence d'urines qui fit place au bout de quelque temps à des phénomènes de rétention incomplète. Enfin la paralysie avait augmenté d'intensité dans le membre supérieur gauche.

On soumit immédiatement la malade à un traitement antisyphilitique intensif : frictions mercurielles et iodure de potassium à haute dose. Les symptômes s'amendèrent peu à peu et elle arriva à marcher en s'appuyant aux meubles ; mais cette amélioration ne fut que passagère : la paraplégie s'aggrava de nouveau et en juillet 1897, elle était installée définitivement.

État actuel, le 16 juillet 1897. — La malade est incapable de se tenir debout et de marcher ; dans le lit, elle [peut lever la jambe droite, quoiqu'avec peine, mais non la gauche. Les réflexes tendineux sont fort peu exagérés à droite, plus à gauche où on trouve de la trépidation épileptoïde. Les pieds, surtout le gauche, ont tendance à se mettre en équin. La force musculaire est un peu diminuée dans le bras gauche.

La malade est obligée de faire effort pour uriner, mais y arrive.

Elle se plaint de douleurs assez vives dans le côté droit de la paroi thoracique, douleurs diffuses siégeant au niveau des derniers espaces intercostaux et de la partie supérieure de l'abdomen ; on ne trouve rien d'anormal à l'auscultation.

La sensibilité objective à tous les modes (toucher, douleur, température) est normale.

Enfin en octobre survinrent de nouveaux symptômes. Le 25 octobre 1897, on trouva la malade, le matin, frappée d'*hémiplégie droite avec dysarthrie et troubles de la déglutition*, incontinence des urines et des matières fécales, déviation conjuguée de la tête et des yeux.

Les jours suivants, il y eut une amélioration légère ; quelques mouvements revinrent dans le bras et la jambe droits, mais la déglutition était impossible, et il y avait un rire et un pleurer spasmodiques très prononcés.

Dans le courant de novembre, l'hémiplégie droite disparut en grande partie, sauf à la face ; les symptômes pseudo-bulbaires s'accentuèrent au contraire ; les troubles de la déglutition devinrent très prononcés ainsi que la dysarthrie. Il n'y a jamais eu d'aphasie.

Enfin, une infection urinaire ascendante survint et la malade mourut le 6 décembre 1897.

Autopsie. — L'autopsie a été faite trente heures après la mort ; les centres nerveux ne présentaient aucune lésion extérieurement, l'écorce était saine ; mais sur la coupe de Flechsig, de chaque côté, il y avait un foyer de ramollissement qui occupait le noyau lenticulaire et la capsule interne.

Les centres nerveux ont été durcis dans le liquide de Muller.

Des fragments de moelle, à différentes hauteurs, ont été préparés les uns par la méthode de Marchi, les autres au carmin en masse ; d'autres, enfin, ont été colorés par le Weigert-Pal. Le bulbe, la protubérance, les pédoncules cérébraux et les régions sous-optiques de chaque côté ont été imprégnés par le liquide de Marchi, puis coupés en série ; il en est de même de la capsule interne gauche jusqu'au niveau de la partie supérieure de la couche optique. Du côté droit, au contraire, nous avons détaché de l'hémisphère un bloc comprenant toute la zone rolandique corticale, la partie correspondante du centre ovale et la portion thalamique de la capsule interne. Ce bloc a été inclus dans la celloïdine, coupé en séries, puis coloré par la méthode de Pal.

Le reste des centres nerveux a été examiné macroscopiquement, après durcissement, par des coupes rapprochées. Ce dernier examen ne nous a rien révélé d'intéressant.

L'examen des coupes microscopiques nous a montré des foyers nombreux et des dégénérescences consécutives.

Côté droit. — A droite c'est une série de foyers étagés à divers niveaux des voies pyramidales.

Nous trouvons d'abord, à la partie supérieure de la région thalamique et au-dessus de cette région, un foyer ancien, volumineux, occupant le putamen et le segment postérieur de la capsule interne, qui sont directement en contact à ce niveau. La partie du foyer qui siège dans le putamen occupe la partie supérieure de ce dernier et, en dehors, ne s'étend pas plus loin que la capsule externe qu'il effleure à peine ; en bas, il empiète très peu sur le bord supérieur du globus palidus. Dans la capsule interne, il détruit par lui-même ou par la large bande de sclérose qui l'entoure en ce point (fig. 70) la plus grande partie du segment postérieur, ne laissant indemne, en avant, que le genou et qu'une région encore moins étendue en arrière et en dehors. Enfin tout en dehors il empiète un peu sur la tête du noyau caudé et pousse une pointe jusque sous l'épendyme du ventricule latéral.

Dans les parties inférieures, on suit la sclérose descendante du faisceau pyramidal. Au niveau de la région thalamique moyenne la zone de sclérose occupe toujours la plus grande partie du segment postérieur de la capsule interne (fig. 71) et on constate également la dégénérescence de la zone réticulée, de la lame médullaire externe et des fibres radiées du noyau externe du thalamus, dans la zone correspondant à la sclérose de la capsule interne.

Par contre, les fibres strio-thalamiques qui traversent horizontalement, en fascicules, la capsule interne, sont saines et contrastent par leur coloration vive avec les fibres verticales détruites ; ce n'est que tout en avant qu'on les voit pâles et également dégénérées, lésion qu'on doit attribuer à la destruction d'une petite partie du globus pallidus.

Plus bas, dans la région sous-optique, la zone de sclérose se restreint, mais occupe toujours la partie moyenne du segment postérieur de la capsule interne, laissant intacte, en avant au moins, toute la région correspondant au genou, et en arrière une zone comprenant le faisceau de Türck et les fibres pyramidales les plus postérieures (fig. 72).

A partir de l'extrémité supérieure du pédoncule cérébral, les coupes ont été préparées par la méthode de Marchi. La figure 73 nous montre la dégénérescence sous forme de zone claire, sclérosée avec grains étoilés agminés autour des vaisseaux. La lésion s'étend un peu vers la profondeur, dans la partie correspondante du locus niger et dans quelques fascicules du stratum intermedium ; elle se présente en ce point sous forme de grains assez nombreux, sans sclérose appréciable.

L'aspect des coupes reste le même jusque vers le sillon bulbo-protubérantiel.

Là, au niveau où la moitié interne du pied du pédoncule commence à être dissociée par les fibres transverses de la protubérance, on trouve toujours la partie moyenne des voies pyramidales sclérosée ; mais, en outre, il existe de petits foyers lacunaires anciens, assez nombreux, qui atteignent et détruisent encore de nouvelles fibres pyramidales (fig. 74).

Plus bas encore, vers le tiers moyen de la protubérance, les lésions pyramidales sont plus diffuses et, par conséquent, moins apparentes, mais beaucoup plus étendues. Les fascicules pyramidaux présentent en des points variés des zones un peu claires, et des grains très disséminés. Il est d'ailleurs évident que la méthode de Marchi est peu favorable à la recherche de ces lésions de sclérose diffuse. En outre, il nous faut signaler deux petits foyers miliaires situés assez près du raphé, au niveau du tiers supérieur de la protubérance, et qui atteignent légèrement les fascicules pyramidaux avoisinants, y déterminant cependant une petite zone de sclérose avec grains noirs disséminés (fig. 75).

Enfin dans la région protubérantielle inférieure (fig. 84.) et dans le bulbe (fig. 85) on trouve des lésions de sclérose (assez nette) et bien apparentes sur les coupes au Marchi, répandues dans tout le champ de la pyramide; et des graines rares, mais uniformément disséminées dans toute cette étendue. La lésion se suit, au niveau de l'entrecroisement moteur, dans le faisceau pyramidal croisé et dans le faisceau pyramidal direct (fig. 86).

Côté gauche. — A gauche, nous trouvons d'abord un foyer assez volumineux, récent, placé dans la région thalamique supérieure et empiétant sur le corps strié et la capsule interne. Nous aurons à étudier successivement les lésions de dégénérescence qu'à provoquées ce foyer dans les fibres pyramidales, puis celles qu'il a produites dans le système d'association du noyau lenticulaire et dans celui de la couche optique.

Ensuite nous aurons à décrire, avec d'autres foyers secondaires qui n'ont point atteint les voies pyramidales, les dégénérescences qu'ils ont produites.

Foyer principal. — Ce foyer (fig. 76) est situé, ainsi que nous l'avons dit, à la partie toute supérieure de la région thalamique. Récent, volumineux, il est placé entre le segment postérieur de la capsule interne et le putamen, détruisant la région correspondante de ces deux parties. En arrière, il ne dépasse pas le tiers postérieur du segment postérieur de la capsule; en avant, au niveau de l'extrémité antérieure de ce segment, il se recourbe en crochet vers le côté interne, coupe entièrement son segment antérieur et envahit une minime partie de la tête du noyau caudé, au niveau de sa contiguïté avec la substance grise ventriculaire (fig. 76).

Dans les régions plus inférieures, au niveau où le segment moyen du corps strié vient s'intercaler entre la capsule interne et le putamen, le foyer quitte le contact avec la capsule et sépare les deux segments externes du noyau lenticulaire; il est d'ailleurs très réduit à ce niveau (fig. 77).

Ce foyer détermine des dégénérescences multiples, bien visibles par la méthode de Marchi, du côté des voies pyramidales puis des fibres d'association du thalamus, du noyau lenticulaire, etc. Nous passerons successivement en revue ces différents ordres de dégénérescences.

En ce qui concerne la *voie pyramidale*, le foyer détruit le bord externe du segment postérieur de la capsule interne dans ses deux tiers antérieurs; en outre, il pousse dans l'intérieur de ce segment de nombreux prolongements développés surtout au niveau de l'extrémité antérieure et de la portion moyenne.

Toute cette région contient des grains noirs abondants ; principalement au niveau des prolongements du foyer ; mais il est à peu près impossible, à cette hauteur, de distinguer les grains placés dans les fibres transversales strio-thalamiques, de ceux qui proviennent des fibres verticales pyramidales ; néanmoins un grand nombre d'entre eux semblent appartenir à des fibres horizontales (fig. **76**).

A la région thalamique moyenne, le foyer a quitté la capsule interne ; le segment postérieur de celle-ci renferme toujours des grains fins, fort abondants, qu'on peut voir maintenant placés en grande partie dans les fibres verticales, occupant principalement les parties antérieures. Ces grains, par contre, deviennent moins nombreux quand on se porte en arrière, et il n'y en a plus que quelques-uns épars dans le tiers postérieur dudit segment de la capsule interne. — Mais en outre, un fascicule moins dégénéré que la partie avoisinante de la capsule interne, se voit d'abord appliqué contre la partie postéro-externe du segment antérieur, s'accole à son extrémité et constitue le genou. Il est bien apparent (fig. **77**) et on peut constater que les grains y sont moins nombreux que dans la partie adjacente du segment postérieur de la capsule.

Plus bas, dans la région sous-optique (fig. **78-79**), on suit toujours les grains de dégénérescence dans le segment postérieur de la capsule interne, abondants en avant, plus rares dans le tiers postérieur ; le genou, par contre, est toujours relativement indemne, contient en somme peu de grains, si l'on fait abstraction bien entendu des fibres horizontales qui le traversent et qui appartiennent aux systèmes de l'anse lenticulaire et du faisceau lenticulaire de Forel. Quand le faisceau de Türck vient s'adjoindre à la capsule interne, il constitue à ce niveau une zone absolument saine (fig. **79**).

Enfin dans la partie toute inférieure de la région sous-optique (fig. **80**) et dans le pédoncule (fig. **81-82**) cette intégrité relative du faisceau géniculé est plus apparente, car les fibres verticales sont seules à ce niveau, sans entremêlement de fibres transversales. Le reste de la voie pyramidale présente des grains toujours abondants, surtout en avant, mais cependant plus uniformément répandus. Quant au faisceau de Türck, nous aurons à revenir plus tard sur les lésions qu'il présente. Les fascicules du stratum intermedium (fig. **81**), et notamment ceux qui constituent le pes lemniscus profond, renferment également des grains nombreux, et d'autre part on voit des grains fins se perdre dans le locus niger tout le long du bord du pied du pédoncule (fig. **81-82**).

La substance grise du pont présente aussi de nombreux grains extrêmement fins au voisinage des fascicules pyramidaux lésés (fig. **82-83**). A la partie toute supérieure de la protubérance, la disposition des fibres dégénérées est encore la même que dans le pied du pédoncule (fig. **75-82**) ; mais bientôt les fibres transverses du pont viennent dissocier les fibres pyramidales, et dans les fascicules ainsi séparés la disposition des grains devient beaucoup plus uniforme. Dans le tiers supérieur de la protubérance (fig. **83**) les fibres dégénérées sont encore localisées aux fascicules antéro-internes ; plus tard (fig. **84**) elles sont uniformément répandues dans toute l'étendue de la voie pyramidale.

En outre, à mesure que l'on descend, les grains deviennent moins abondants :

ils sont assez rares à la partie moyenne du bulbe (fig. 85) et on n'en trouve plus que quelques-uns, au niveau de l'entrecroisement moteur, dans le faisceau pyramidal croisé droit et le faisceau pyramidal direct gauche (fig. 86).

Passons maintenant aux *lésions des noyaux gris centraux et de leurs fibres d'irradiation.* Le foyer principal, nous l'avons vu, a coupé la plupart des fibres du segment antérieur de la capsule interne un peu avant sa pénétration dans la couche optique; et d'autre part il a détruit une partie du putamen et a effleuré, sans presque l'atteindre, le globus pallidus. Il nous faudra donc décrire les dégénérescences provoquées par ces deux lésions primitives, d'abord en dehors de la couche optique, puis dans la couche optique elle-même ainsi que dans le noyau rouge. Enfin à ces dégénérescences thalamiques viendront s'ajouter les lésions dues à un petit foyer secondaire.

Le grand foyer occupe donc le côté antéro-interne du putamen : tout autour de lui, la substance grise de ce noyau renferme des grains et au-dessous, ces grains se retrouvent dans les fascicules de fibres qui le parcourent (fig. 76-77).

Le segment moyen du noyau lenticulaire présente lui aussi des grains assez nombreux dans sa substance grise (fig. 76) et le globus pallidus tout entier, surtout le segment interne, est parcouru par des fascicules nombreux de fibres dégénérées qui gagnent le segment postérieur de la capsule interne (fig. 77-78) et le traversent sous forme de fascicules bourrés de grains. En haut, ce sont d'abord les fibres strio-thalamiques, peu distinctes au niveau du foyer à cause de la dégénérescence en masse de toute cette partie, mais plus nettes sur la fig. 77. Plus bas, ces fascicules dégénérés vont former l'anse lenticulaire, ainsi qu'on le voit avec une grande netteté dans la fig. 78 ; le faisceau lenticulaire de Forel (fig. 79) ; et le système des fibres strio-luysiennes (fig. 79-80) ; enfin les plus postérieurs de ces fascicules dégénérés traversent le champ du faisceau de Türck et se prolongent dans la zona incerta (fig. 79-80).

D'un autre côté, on trouve des traînées abondantes dans les fibres horizontales du segment antérieur de la capsule interne ; on les suit d'une part en avant, où elles sortent bientôt de la préparation, et d'autre part en arrière. Dans cette direction, les fascicules dégénérés occupent d'abord l'extrémité antérieure élargie de la zone réticulée (fig. 76), puis pénètrent en minime partie dans le noyau antérieur du thalamus, en majeure partie dans le noyau externe qu'ils parcourent d'avant en arrière dans l'étendue de ses deux tiers antérieurs à peu près. La région correspondante de la zone réticulée est également remplie de grains fins et il s'en échappe par intervalles des fibres dégénérées qui vont, elles aussi, pénétrer dans le noyau externe (fig. 77-78). Ce noyau, outre les fascicules qui le parcourent, présente de nombreux grains dans la substance grise qui le constitue.

Tout ce système de fibres dégénérées qui vient non seulement du segment antérieur de la capsule interne, mais aussi des fibres strio-thalamiques dont nous avons déjà décrit les lésions, fait que la couche optique, sur une coupe passant par sa portion moyenne, présente une infiltration granuleuse diffuse dans ses deux tiers antérieurs, envahissant le noyau externe et le noyau interne (fig. 77-78); plus bas, on retrouve des grains dans le centre médian de Luys, dans le noyau semi-lunaire de Flechsig, dans le corps genouillé interne, dans le faisceau thalamique de Forel et dans le pédoncule inférieur du thalamus ; même l'aire du faisceau de Vicq-d'Azyr en renferme un certain nombre (fig. 79). A toutes ces lésions, il faut ajouter l'existence d'un foyer secondaire qui occupe la partie postérieure de la couche optique, atteint quelques fascicules de la zone réticulée dans sa partie postérieure en y provoquant une dégénérescence à gros grains bien différente de la dégénérescence de sa portion antérieure (fig. 77), acquiert plus bas son entier développement (fig. 78) ; et, plus bas encore, vient déterminer une dégénérescence, du reste bien localisée, d'une petite portion de la zone de Wernicke (fig. 79).

Enfin, dans la région sous-optique, nous trouvons encore des grains dans le corps de Luys et surtout dans le noyau rouge, dans sa capsule et dans les radiations de la calotte ; le fait s'explique facilement par la dégénérescence de l'anse lenticulaire, du faisceau lenticulaire de Forel et du faisceau thalamique du même auteur.

Foyers pédonculaires. — Sur la face latérale du pédoncule cérébral, sous la pie-mère, il existe encore à gauche un foyer de ramollissement superficiel occupant le sillon lateral de l'isthme, et en hauteur s'étendant dans toute la moitié inférieure du pédoncule jusqu'au sillon pédonculo-protubérantiel (fig. 82). Ce foyer, ainsi que les dégénérescences qu'il a provoquées, a été décrit avec détail par notre collègue et ami, le Dr Long, dans sa thèse inaugurale (1), et dont nous ne ferons que résumer l'examen.

Le foyer a déterminé trois ordres de dégénérescence :

Du bras du tubercule quadrijumeau postérieur ;

Du faisceau de Türck ;

De la portion externe du ruban de Reil médian.

Le bras du tubercule quatrijumeau postérieur est atteint par le foyer dans sa partie inférieure ; au-dessous, on trouve quelques grains dans le tubercule quadrijumeau ; au-dessus du foyer primitif, la dégénérescence de ce faisceau se confond avec celle du ruban de Reil médian.

La dégénérescence du ruban de Reil médian peut se suivre dans le sens ascendant et dans le sens descendant. Dans le sens ascendant, elle remonte jusqu'à la partie inférieure de la région sous-optique (fig. 81); plus haut, elle se confond avec les nombreuses dégénérescences du noyau rouge, du thalamus, etc. Dans le sens descendant, on suit les grains dans le Reil médian à travers la protubérance (fig. 83-84) et le bulbe (fig. 85). Dans cette dernière coupe nous trouvons des fibres aberrantes, dégénérées, qui ont déjà quitté le ruban de Reil, avant l'entrecroisement sensitif, pour franchir la ligne médiane et se perdre entre le corps restiforme et la racine descendante du trijumeau dans la région où va apparaître le noyau de Burdach. Plus bas, l'entrecroisement sensitif s'opère et on voit les grains dessiner des fibres arciformes qui croisent le raphé,

(1) LONG. *Les voies centrales de la sensibilité générale*. Th. Paris, 1899, p. 180.

contournent la substance grise péri-épendymaire et pénètrent dans les noyaux de Goll et de Burdach.

Le faisceau de Türck nous présente aussi une dégénérescence ascendante et descendante. Dans le sens ascendant, on voit les gros grains qui occupent la partie postérieure et profonde de ce faisceau (fig.82-81) diminuer rapidement de nombre et disparaître bientôt. Dans le sens descendant, on voit les fibres dégénérées occuper les fascicules plus externes de la protubérance, puis s'infléchir en dedans et se perdre dans la substance grise de la partie supéro-postéro-externe du pont.

Enfin, signalons en passant l'existence de deux petits foyers miliaires sans importance, ayant déterminé une dégénérescence très restreinte : l'un situé dans la substance réticulée (fig. 82), l'autre placé dans le pédoncule cérébelleux supérieur (fig. 83).

Lésions médullaires. — Il existe aussi, dans la moelle, des lésions sur lesquelles nous passerons rapidement.

Il existe, sous la pie-mère, des lésions de sclérose prononcées surtout dans le cordon latéral, c'est-à-dire au niveau des faisceaux de Gowers et cérébelleux direct.

On suit cette lésion jusqu'à l'entrecroisement moteur (fig. 86) ; mais, plus haut, on ne peut poursuivre dans le bulbe les dégénérescences de ces faisceaux.

Dans les régions cervicale et dorsale supérieure, les cordons de Burdach et de Goll présentent également de gros grains qui disparaissent plus bas.

Enfin, les voies pyramidales, notamment les faisceaux pyramidaux croisés, présentent également, de chaque côté, des altérations : grains épars, et sclérose qui se confond en dehors avec la sclérose sous-pie-mérienne. Ces lésions s'accentuent d'une façon notable au niveau de la 9ᵉ dorsale, car en ce point on trouve sous la pie-mère, outre la sclérose qui s'accentue, plusieurs foyers de myélomalacie qui s'étendent vers le centre ; dans la région lombaire, les deux faisceaux pyramidaux sont par conséquent très fortement sclérosés ; ils ne renferment plus de grains noirs.

Remarques. — A droite, les lésions primitives sont très étendues et très disséminées dans le pied du pédoncule et la protubérance (fig. 74 et 75) et, dans le pied du pédoncule notamment, sont situées immédiatement en dehors de son quart interne. C'est à elles, peut-être autant qu'aux lésions de la capsule interne, qu'il faut attribuer la participation aux causes de l'affection.

A gauche, nous avons vu que le faisceau géniculé proprement dit est à peu près respecté et, comme il n'y a pas de foyer protubérantiel, il est probable que les fibres qui président aux mouvements de déglutition sont enchevêtrées dans la capsule interne avec les fibres pyramidales proprement dites.

OBSERVATION XXI.

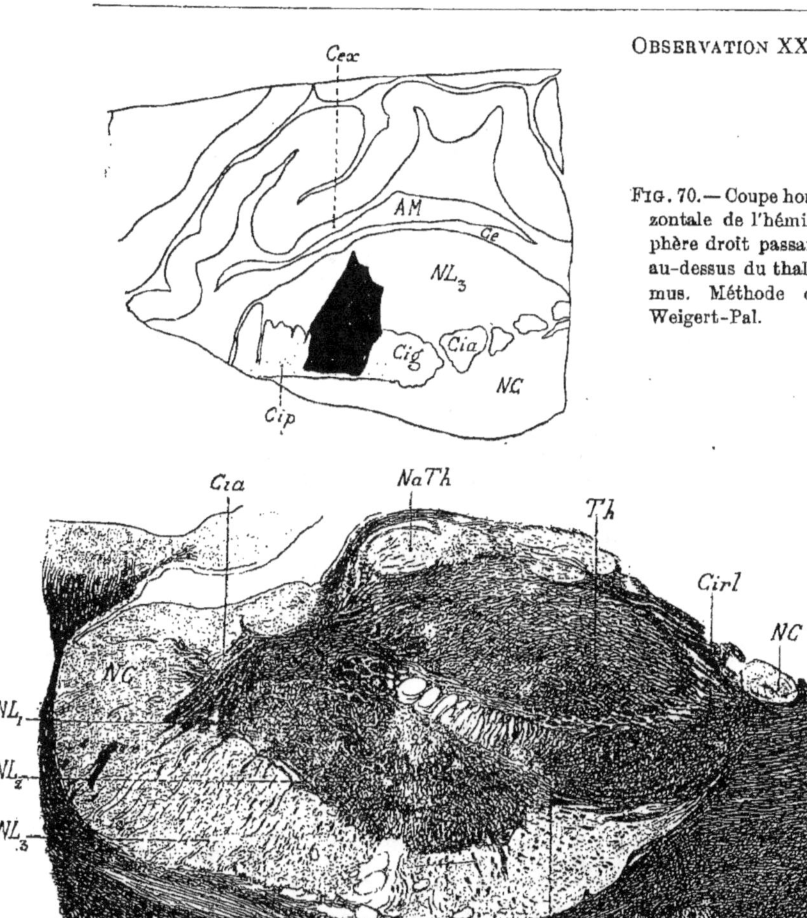

FIG. 70. — Coupe horizontale de l'hémisphère droit passant au-dessus du thalamus. Méthode de Weigert-Pal.

FIG. 71. — Coupe honrizontale passant par la région thalamique supérieure. Méthode de Weigert-Pal.

AM. Avant-mur. — *Ce*. Capsule externe. — *Cex*. Capsule extrême. — *Cia*. Segment antérieur de la capsule interne. — *Cig*. Son genou. — *Cip*. Son segment postérieur. — *Cirl*. Son segment rétro-lenticulaire. — *NaTh*. Noyau antérieur du thalamus. — *NC*. Tête du noyau caudé. — *NC'*. Sa queue. — NL_1, NL_2 NL_3. Les trois segments du noyau lenticulaire. — *RTh*. Radiations thalamiques. — *Th*. Couche optique.

OBSERVATION XXI.

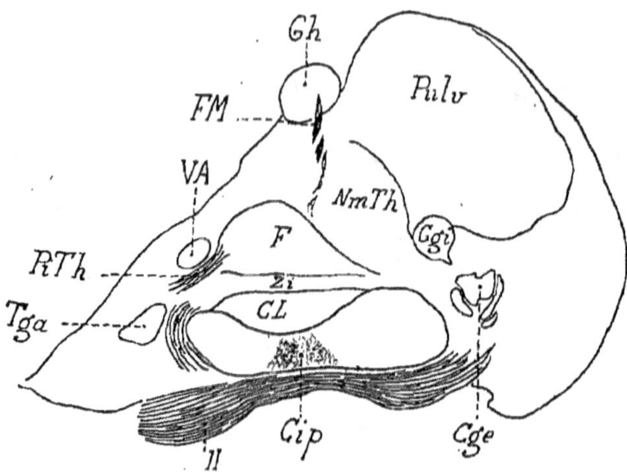

FIG. 72. — Coupe parallèle à la bandelette optique passant par la région sous-thalamique. Méthode de Weigert-Pal.

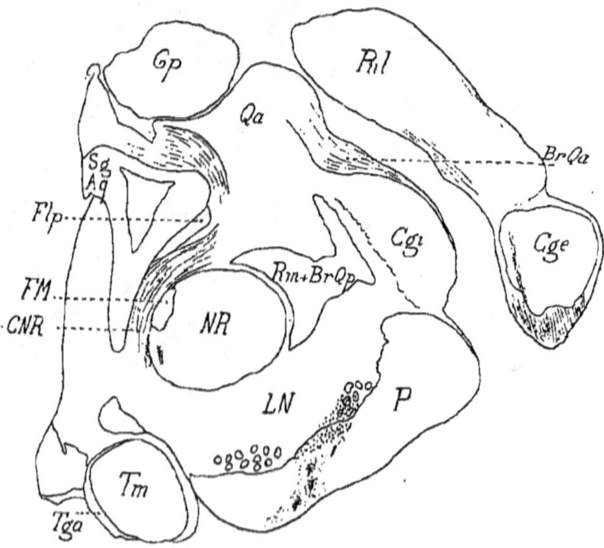

FIG. 73. — Coupe parallèle à la bandelette optique passant par la région sous-thalamique. Méthode de Marchi.

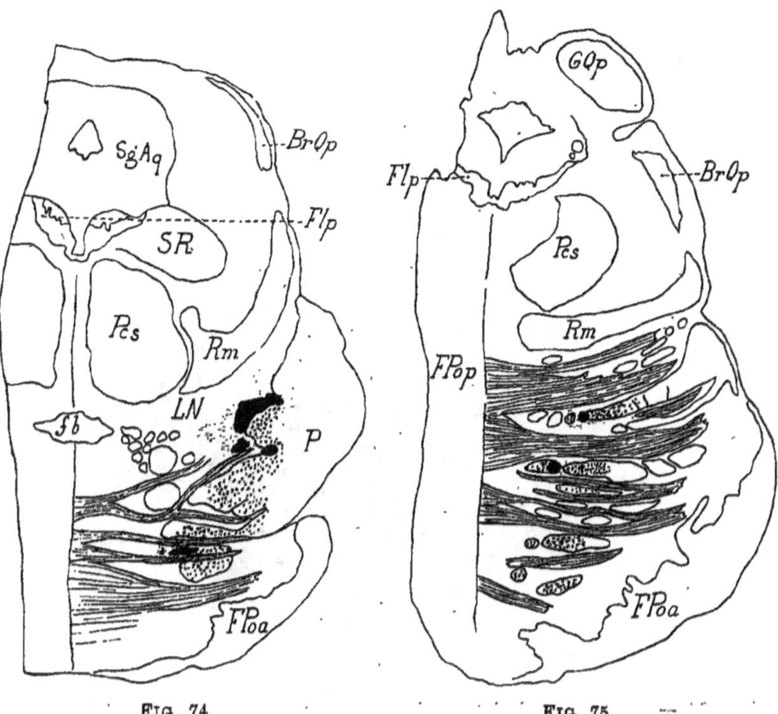

FIG. 74.   FIG. 75.

Coupes parallèles à la bandelette optique passant par la partie supérieure de la protubérance. Méthode de Marchi.

BrQa. Bras du tubercule quadrijumeau antérieur. — *Br Qp.* Bras du tubercule quadrijumeau postérieur. — *Cge.* Corps genouillé externe. — *Cgi.* Corps genouillé interne. — *Cip.* Segment postérieur de la capsule interne. — *CL.* Corps de Luys. — *CNR.* Capsule du noyau rouge. — *F.* Champ de Forel. — *Fl.* Faisceau lenticulaire de Forel. — *Flp.* Faisceau longitudinal postérieur. — *FM.* Faisceau rétroflexe de Meynert. — *FPoa.* Fibres protubérantielles antérieures. — *Gh.* Ganglion de l'habenula. — *GQp.* Ganglion du tubercule quadrijumeau postérieur. — *Gp.* Glande pinéale. — *LN.* Locus niger. — *NR.* Noyau rouge. *Nm Th.* Centre médian de Luys. — *P.* Pied du pédoncule. *Pcs.* Pédoncule cérébelleux supérieur. — *PiTh.* Pédoncule inférieur du thalamus. — *Pul.* Pulvinar. — *Rm.* Ruban de Reil médian. — *Sg Aq.* Substance grise de l'aqueduc. — *SR.* Substance réticulée. — *Tga.* Pilier antérieur du trigone. — *Tm.* Tubercule mamillaire. — *VA.* Faisceau de Vicq-d'Azyr. — *Zi.* Zona incerta. — *II.* Bandelette optique.

OBSERVATION XXI.

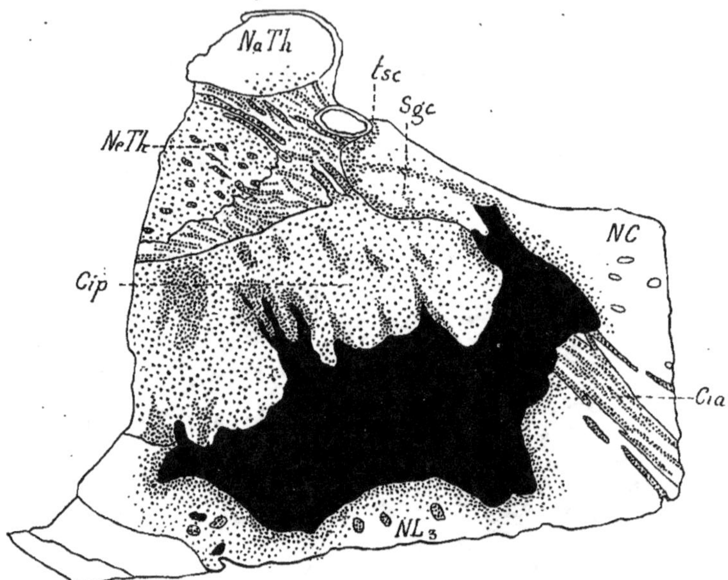

FIG. 76. — Coupe parallèle à la bandelette optique, passant. par la région thalamique supérieure. Méthode de Marchi. Côté gauche.

AL. Anse lenticulaire. — *AM.* Avant-mur. — *Ce.* Capsule externe. — *Cia.*
Segment antérieur de la capsule interne. — *Cig.* Son genou. — *Cip.* Son
segment postérieur. — *Cirl.* Son segment rétro-lenticulaire. — *Fl.* Faisceau
lenticulaire de Forel. — *Fth.* — Faisceau thalamique de Forel. — *FT.* Faisceau de
Türck. — *NaTh.* Noyau antérieur du thalamus. — *NC.* Noyau caudé. —
Ne Th. Noyau externe du thalamus. — *NF.* Noyau semi-lunaire de Flechsig. —
NL₁, NL₂, NL₃. Les trois segments du noyau lenticulaire. — *Nm Th.* Centre
médian de Luys. — *Pul.* Pulvinar. — *RTh.* Radiations thalamiques. — *Sge.*
Substance grise sous épendymaire. — *Tga.* Pilier antérieur du trigone. —
Th. Thalamus. — *VA.* Faisceau de Vicq-d'Azyr. — *W.* Zone de Wernicke. —
Zi. Zona incerta.

OBSERVATION XXI.

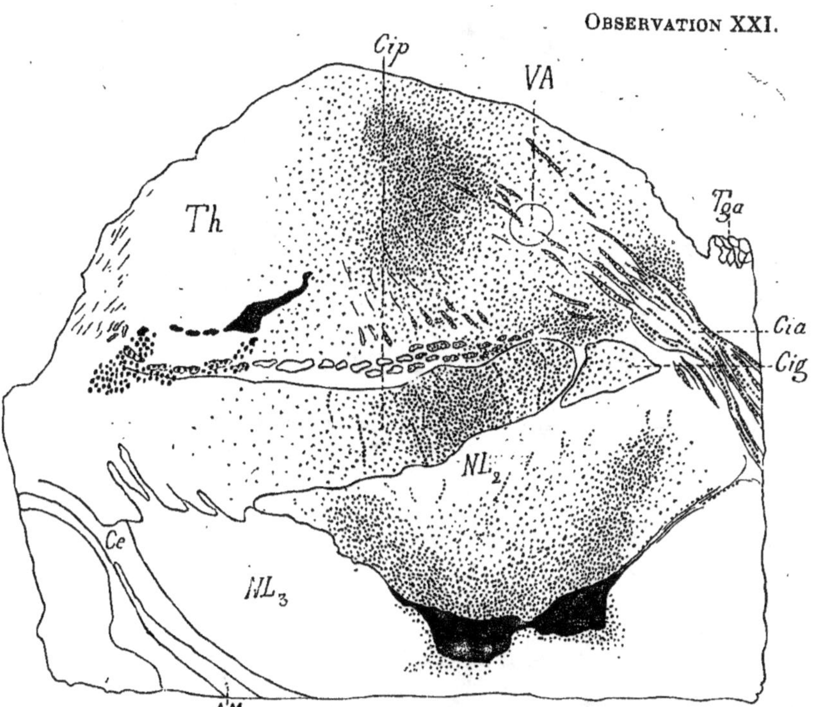

FIG. 77. — Coupe parallèle à la bandelette optique passant par la région thalamique moyenne. Méthode de Marchi. Côté gauche.

OBSERVATION XXI.

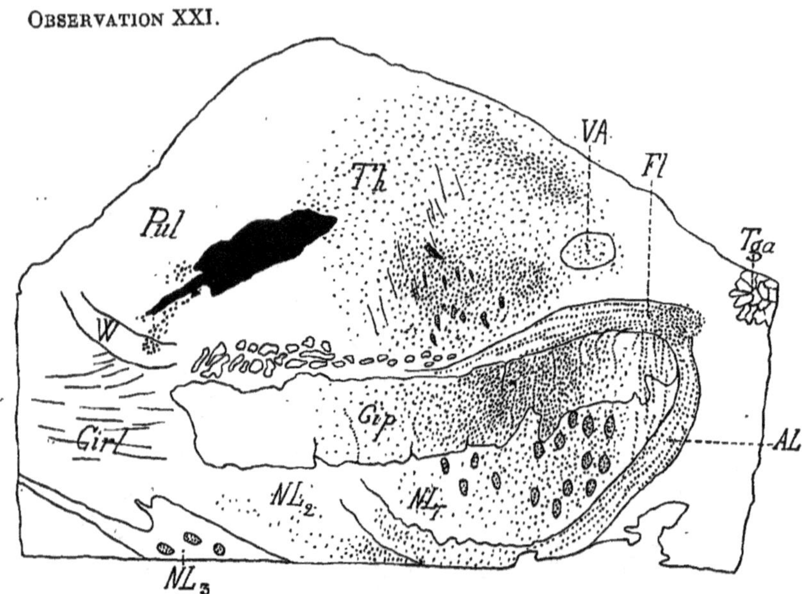

FIG. 78. — Coupe parallèle à la bandelette optique passant par la région thalamique moyenne. Méthode de Marchi.

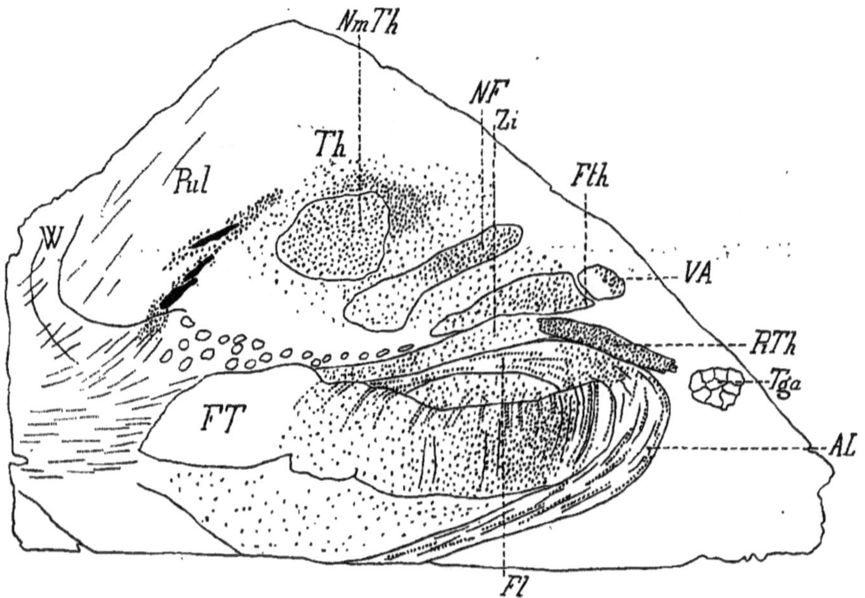

FIG. 79. — Coupe parallèle à la bandelette optique passant par la région thalamique inférieure. Méthode de Marchi.

(Voyez la légende de la fig. 76.)

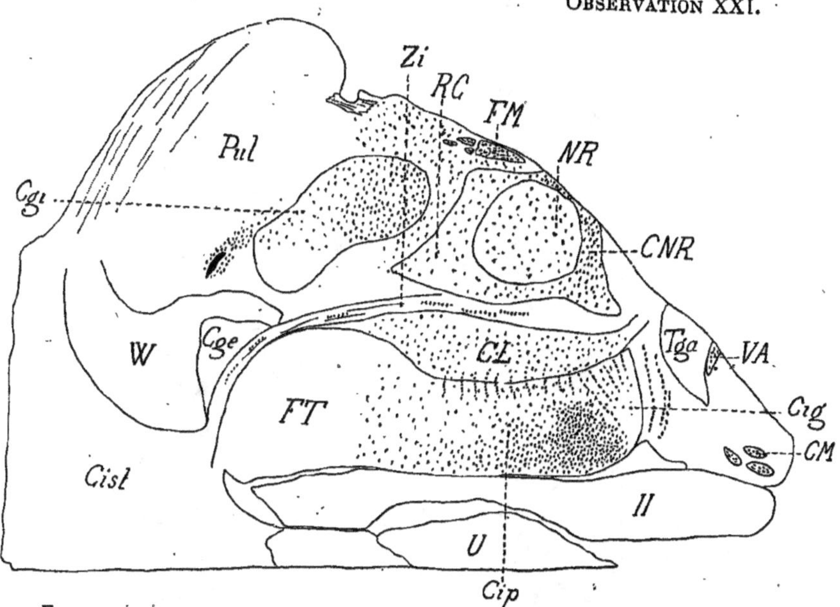

FIG. 80. — Coupe parallèle à la bandelette optique passant par la partie supérieure de la région sous-thalamique. Méthode de Marchi.

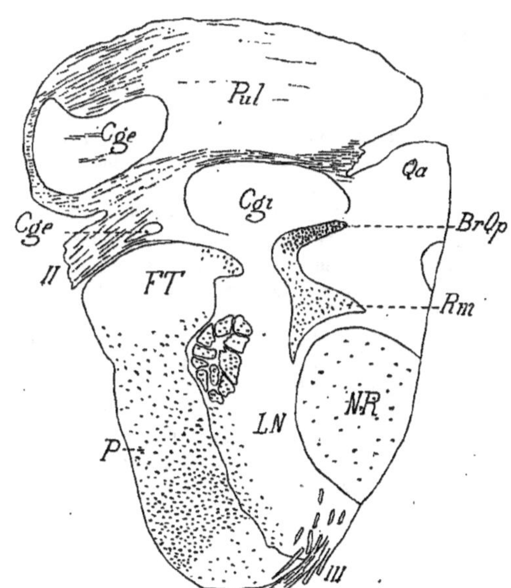

FIG 81. — Coupe parallèle à la bandelette optique passant par la partie inférieure de la région sous-thalamique. Méthode de Marchi.

C.

OBSERVATION XXI.

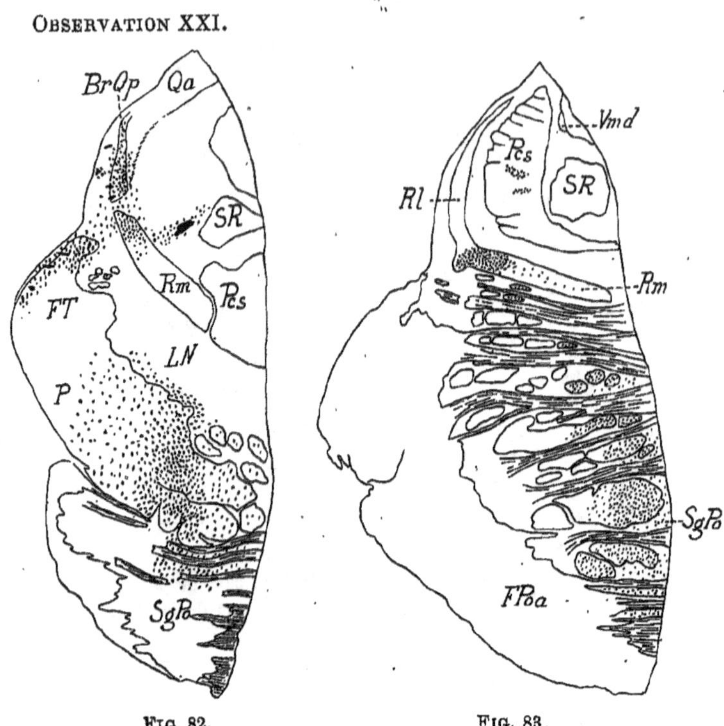

FIG. 82.   FIG. 83.

Coupes parallèles à la bandelette optique passant : fig. 82, par le pédoncule et la
protubérance ; fig. 83, par la protubérance. Méthode de Marchi.

BrQp. Bras du tubercule quadrijumeau postérieur. — *Cge*. Corps genouillé
externe. — *Cgi*. Corps genouillé interne. — *Cig*. Genou de la capsule interne.
— *Cip*. Son segment postérieur. — *Cisl*. Son segment sous-lenticulaire. —
CL. Corps de Luys. — *CM*. Commissure de Meynert. — *CNR*. Capsule du noyau
rouge. — *FM*. Faisceau rétroflexe de Meynert. — *FPoa*. Fibres protubérantielles antérieures. — *FT*. Faisceau de Türck. — *LN*. Locus niger. — *NR*. Noyau
rouge. — *P*. Pied du pédoncule. — *Pcs*. Pédoncule cérébelleux supérieur. —
Pul. Pulvinar. — *Qa*. Tubercule quadrijumeau antérieur. — *Rl*. Ruban de Reil
latéral. — *Rm*. Ruban de Reil médian. — *SgPo*. Substance grise de la protubérance. — *SR*. Substance réticulée. — *Tga*. Pilier antérieur du trigone. —
V. Trijumeau. — *Vmd*. Sa petite racine descendante. — *Zi*. Zona incerta. —
II. Bandelette optique. — *III*. Moteur oculaire commun.

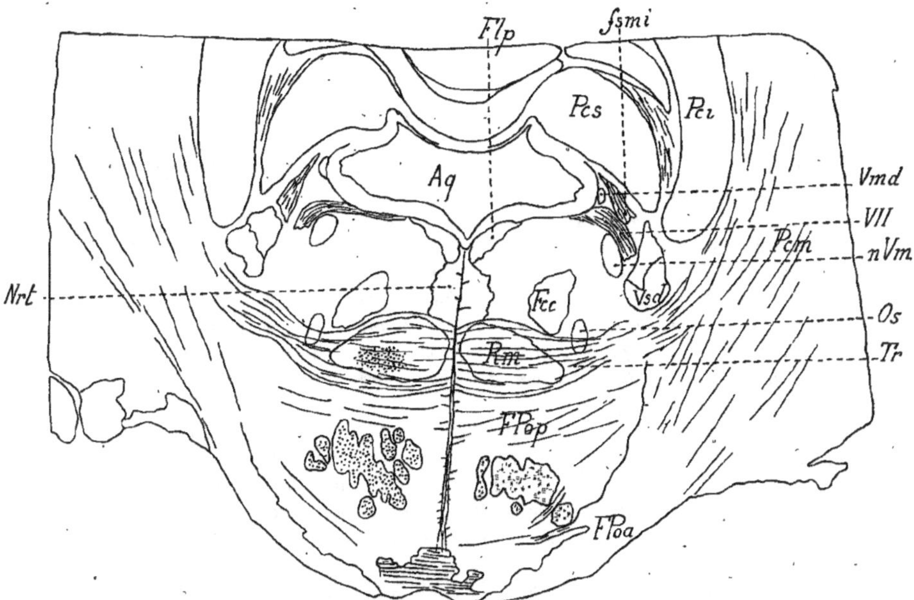

FIG. 84. — Coupe horizontale de la protubérance passant par sa partie moyenne.
Méthode de Marchi.

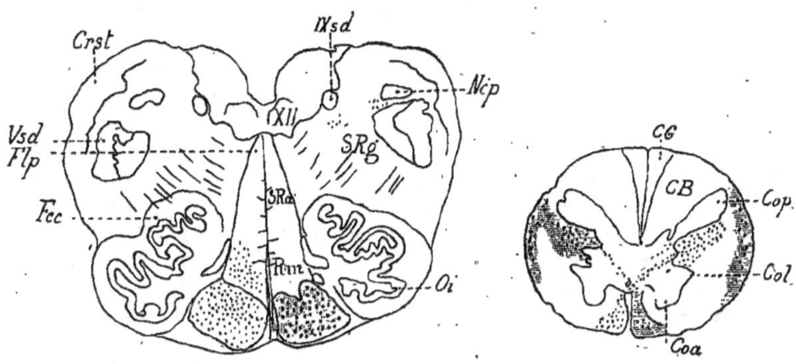

FIG. 85.   FIG. 86.

Coupes horizontales du bulbe passant : fig. 85, par la partie moyenne des olives ;
fig. 86, par l'entrecroisement moteur. Méthode de Marchi.

Aq. Aqueduc de Sylvius. — *CB.* Cordon de Burdach. — *CG.* Cordon de Goll. — *Coa.*
Corne antérieure. — *Col.* Corne latérale. — *Cop.* Corne postérieure. — *Crst.* Corps restiforme. — *Fcc.* Faisceau central de la calotte. — *Flp.* Faisceau longitudinal postérieur. — *FPoa.* Fibres protubérantielles antérieures. — *FPop.* Fibres protubérantielles postérieures. — *Ncp.* Noyau du cordon postérieur. — *Nrt.* Noyau réticulé. —
nVm. Noyau masticateur. — *Oi.* Olive inférieure. — *Os.* Olive supérieure. — *Pci.* Pédoncule cérébelleux inférieur. — *Pcm.* Pédoncule cérébelleux moyen. — *Pcs.* Pédoncule cérébelleux supérieur. — *Rm.* Ruban de Reil médian. — *SRa.* Substance réticulée
blanche. — *SRg.* Substance réticulée grise. — *Tr.* Corps trapézoïde. — *Vmd.* l'etite
racine motrice descendante du trijumeau. — *Vsd.* Sa grosse racine sensitive descendante. — *VII.* Facial. — *IXsd.* Faisceau solitaire. — *XII.* Hypoglosse.

OBSERVATION XXII

A 35 ans, hémiplégie droite sans aphasie mais avec syndrome pseudo-bulbaire qui persiste seul. A 40 ans, légère parésie gauche, dysarthrie et déglutition pénibles. Langue déviée à droite, paralysie de la moitié droite du voile du palais et de la corde vocale droite; déficit intellectuel avec rire et pleurer spasmodiques. Oppression, cyanose, mort par congestion pulmonaire.

AUTOPSIE: *Foyer dans le thalamus et la partie postérieure du segment postérieur de la capsule interne à gauche; sclérose descendante s'étendant en avant jusqu'au niveau du genou (fig. 89); plus bas, foyers protubérantiels. A droite, foyers protubérantiels multiples ; lésions de l'hémisphère n'ont pu être étudiées.*

La nommée Marie P..., âgée de 42 ans, est entrée à la Salpêtrière, dans le service du Dr Dejerine, salle Louis, le 18 juin 1896. Elle a eu trois enfants dont deux sont morts, l'un de méningite à trois ans, l'autre à onze mois de convulsions. L'infection syphilitique chez elle très probable, car à 23 ans elle a eu mal à la gorge et a perdu ses cheveux, et un peu plus tard a été frappée d'attaques convulsives pour lesquelles on l'a traitée par l'iodure de potassium.

Maladie actuelle. — Il y a 7 ans, un matin au réveil, elle fut prise d'hémiplégie droite légère avec paralysie faciale, nasonnement et troubles de la déglutition. Pas d'aphasie. Il n'y eut pas d'ictus à proprement parler, mais une simple obnubilation intellectuelle, la malade ne reconnaissant que vaguement les personnes qui l'entouraient. A la suite de cette attaque, survint une une pollakiurie très prononcée au début et qui dura six ans ; la malade se levait jusqu'à vingt fois par nuit et n'urinait chaque fois que quelques gouttes.

La paralysie des membres s'est rapidement améliorée; au bout de trois jours, la jambe à repris ses fonctions, celles du bras sont revenues au bout de trois semaines et la paralysie faciale a disparu vers la même époque. Mais la paralysie du voile du palais, au contraire, a augmenté, surtout depuis un an.

Il y a cinq jours, la malade a remarqué que le bras et la jambe gauches, à leur tour, devenaient faibles et a éprouvé des fourmillements dans les doigts. C'est pour ces nouveaux symptômes qu'elle est entrée à l'hôpital.

État actuel, en juin 1896. — La force musculaire et les réflexes sont normaux aux *membres inférieurs.* Du côté des *membres supérieurs,* il y a un peu de faiblesse, surtout à droite, notamment pour serrer un objet avec les mains. Pas de contracture.

La malade présente de la *dysarthrie,* consistant surtout en troubles dans l'articulation des consonnes labiales. Sa *déglutition* est pénible et les boissons passent parfois par les fosses nasales.

A l'examen, on constate un peu d'asymétrie faciale. La *langue* est déviée, sa pointe ne peut être portée en haut et son bord droit ne peut être relevé en gouttière; elle n'est pas atrophiée.

Le *voile du palais* est paralysé, asymétrique pendant la phonation, parce que sa moitié droite reste tombante. La sensibilité du voile et du pharynx est intacte, mais le réflexe pharyngien est aboli.

L'*examen laryngoscopique,* fait par M. Natier, a montré une parésie de la corde vocale droite.

La force des *masticateurs* droits est diminuée et le réflexe massétérin est exagéré.

Pas de paralysie oculaire ; les réactions pupillaires sont normales.

La sensibilité est normale.

Enfin, la malade présente une *diminution de la mémoire et des facultés intellectuelles,* du rire et du pleurer spasmodiques.

Bruit de galop ; pas d'albuminurie.

Évolution de la maladie. — État stationnaire jusqu'en novembre 1897.

Le 3 novembre, la malade est prise d'accès d'oppression avec cyanose du visage. La respiration est fréquente et le pouls bat 120 par minute ; la température ne dépasse pas 38°,5. A l'auscultation, on trouve des râles sous-crépitants dans toute la poitrine, surtout à gauche, et au sommet gauche un foyer de râles crépitants fins de congestion pulmonaire avec submatité et souffle à l'expiration. L'état général est grave : la malade perd ses matières, les urines sont notablement diminuées, mais ne renferment que 0 gr.50 d'albumine par litre. Pas d'expectoration.

Après une légère amélioration le 10, la malade succombe le 12 novembre 1897 à une dyspnée croissante (42 respirations par minute), et à un affaiblissement du cœur.

Autopsie, le 13 novembre 1897. — A l'examen macroscopique des centres nerveux, on constate un athérome très prononcé des artères de la base. L'écorce cérébrale est saine ; mais sur la coupe de Flechsig plusieurs foyers de ramollissement apparaissent. Dans l'hémisphère droit, qui n'a pas été conservé pour le durcissement, ce sont des foyers lacunaires disséminés dans la capsule interne, la couche optique et le centre ovale. Sur l'hémisphère gauche on aperçoit une cicatrice sur la capsule interne, avec participation de la couche optique.

Après durcissement dans le liquide de Muller, l'hémisphère et le pédoncule cérébral du côté gauche, ainsi que la partie toute supérieure de la moitié correspondante de la protubérance, ont été colorés par la méthode de Weigert-Pal, tandis que le reste de la protubérance et le bulbe ont été traités par la méthode de Marchi.

L'examen de ces coupes sériées nous a révélé l'existence de lésions des faisceaux pyramidaux (que nous n'avons pu étudier au complet à droite), des fibres du pédoncule cérébelleux moyen et du ruban de Reil médian de chaque côté.

Lésions pyramidales gauches. — A gauche, à la partie supérieure de l'hémisphère, un premier foyer se trouve placé au-dessus du ventricule latéral, en regard de la scissure de Rolando et intéresse à la fois le corps calleux et la couronne rayonnante. Il s'étend vers le bas sous forme d'une zone de sclérose qui se

divise en deux branches quand le ventricule latéral apparaît : une partie inté-
résse le corps calleux et le cingulum ; l'autre occupe le pied de la couronne
rayonnante en regard de la frontale ascendante et s'étend plus en arrière, à
une autre partie de la couronne rayonnante (1, 2, 3, fig. 87). Dans la région thalamique supérieure, un autre foyer volumineux détruit une partie de la couche
optique (2 fig. 88) et la plus grande partie du segment postérieur de la
capsule interne (1, même fig.) ne laissant intacte que son extrémité postérieure.

Ces lésions déterminent dans la région thalamique inférieure (fig. 89) une
sclérose bien nette des deux tiers antérieurs du segment postérieur de la
capsule, y compris le genou : celui-ci est incomplètement sclérosé, et contient
un certain nombre de fibres normales (fig. 89).

Dans le pied du pédoncule, la zone scléreuse (fig. 90) occupe une région relativement bien moins étendue et répond à une bande située à la partie moyenne
du pied immédiatement en dehors de son quart interne : le faisceau de Türck
est venu en effet s'adjoindre à la partie postérieure de la voie pyramidale et a
augmenté d'autant le nombre des fibres saines. Puis, à la partie supérieure de
la protubérance, ce sont les fascicules moyens et internes qui sont dégénérés
(fig. 91). Plus bas, la sclérose ne peut être suivie, et ce fait peut être dû à
deux causes : d'abord à ce que les coupes suivantes, traitées par la méthode
de Marchi, montrent avec beaucoup moins de netteté les lésions scléreuses
que les préparations au Pal ; ensuite à ce que dans la protubérance, les fibres
pyramidales subissent une intrication, les fibres dégénérées se mêlent avec
celles qui sont restées saines et que dans ces conditions, si la sclérose occupe
une région plus étendue, elle devient aussi plus diffuse, moins complète et
moins apparente.

Mais un nouveau foyer vient détruire, dans le tiers supérieur de la protubérance, les fascicules pyramidaux postérieurs (fig. 92-93). Quoi qu'il soit
déjà assez ancien, entouré d'une large bande de sclérose, les fibres qui sont
atteintes par lui présentent quelques grains noirs étoilés, mais il n'y a pas de
sclérose bien apparente des fascicules pyramidaux à son niveau. Au contraire,
à mesure qu'on descend plus bas, les lésions scléreuses de la voie pyramidale
deviennent de plus en plus nettes et les grains noirs de plus en plus abondants
(fig. 94, 95, 96, 97, 98, 99, 100) de sorte que dans le bulbe la pyramide présente une sclérose diffuse et fort incomplète, mais bien apparente cependant,
avec grains noirs étoilés disséminés.

Lésions pyramidales droites. — Nous n'avons pu étudier les foyers et les
dégénérescences qui atteignent la voie pyramidale droite dans l'hémisphère ni
dans le pédoncule, mais nous savons que ces lésions existaient. Dès les premières coupes que nous avons pu étudier du faisceau pyramidal, coupes qui
répondent au tiers supérieur de la protubérance (fig. 93), un gros foyer est développé dans l'étage antérieur de la protubérance et atteint par lui-même ou par
la sclérose qui l'entoure un grand nombre de fascicules pyramidaux moyens et
postérieurs (fig. 93, 94, 95). Cette lésion détermine une dégénérescence sous

forme de grains étoilés disséminés et de sclérose qui, comme à gauche, devient plus apparente à mesure qu'on descend. A la partie inférieure de la protubérance (fig. 96) ces lésions laissent encore intacte une portion externe et postérieure de la voie pyramidale ; dans le bulbe, la voie pyramidale tout entière nous présente, comme à gauche, une sclérose incomplète, diffuse avec grains anguleux disséminés (fig. 97, 98, 99, 100).

Lésions du pédoncule cérébelleux moyen. — Les deux foyers protubérantiels précités, l'un droit et l'autre gauche, déterminent dans le stratum profond et le stratum moyen des fibres transverses du pont, des dégénérescences se présentant sous forme de sclérose ou de grains, placées surtout immédiatement en dehors du foyer.

Cette dégénérescence ne se suit que fort peu, mais à droite on voit (fig. 95) des traînées de grains dans les fibres semi-circulaires externes du cervelet. La lésion de ces fibres peut être due soit à celle du pédoncule cérébelleux moyen, soit à l'existence d'un petit foyer placé sur le bord antéro-externe du pédoncule cérébelleux inférieur.

Lésion du ruban de Reil médian droit. — Le gros foyer qui se trouve à droite dans la partie supérieure de la protubérance pousse au niveau de la partie moyenne de celle-ci (fig. 95), et vers son extrémité inférieure, un prolongement postérieur qui coupe le ruban de Reil non loin de son bord interne et va ensuite envahir la substance réticulée.

La dégénérescence ascendante ou descendante que provoque ce foyer se présente sous forme de grains ; mais elle s'arrête rapidement dans le sens descendant où l'on ne peut la suivre que sur quelques coupes. La dégénérescence ascendante, peu intense d'ailleurs, se suit jusqu'aux dernières coupes de la protubérance (fig. 93).

Lésion du ruban de Reil médian gauche. — Deux foyers atteignent le ruban de Reil médian gauche.

Le plus élevé est assez ancien, c'est lui qui a déjà atteint les fascicules pyramidaux.

Sur la figure 94, il s'étend vers le ruban de Reil ; plus haut, il en détruit toute la portion externe. L'autre, récent, occupe au contraire la partie interne du ruban (fig. 95) qu'il détruit en entier. Ces deux foyers provoquent une dégénérescence en deux sens.

La dégénérescence ascendante occupe surtout la partie externe du ruban de Reil, qui à sa partie interne ne renferme que quelques grains. En dehors il y a tout d'abord de la dégénérescence et des grains noirs associés (fig. 93) ; puis, la première disparaît, les grains restent seuls (fig. 92) et on les suit jusqu'aux régions de la protubérance qui ont été colorées par la méthode de Pal.

La dégénérescence descendante occupe tout d'abord la partie interne du ruban de Reil. Elle est des plus nettes et se suit à travers la région protubérantielle inférieure (fig. 96) jusque dans le bulbe, constituée par des grains de grosseur très variable qui, en cette dernière partie, se placent surtout en avant, contre la face profonde de la pyramide (fig. 97, 98) ; plus bas, on les voit participer à l'en-

trecroisement sensitif et se perdre dans les noyaux de Goll et de Burdach
(fig. 99, 100). Foyers du noyau lenticulaire gauche. Enfin, signalons, dans le
putamen et le globus pallidus, de petits foyers dont l'un (fig. 89) est placé
près du bord antéro-supérieur du putamen.

Remarques. — Au point de vue clinique, nous avons à remarquer
la prédominance des phénomènes paralytiques du côté droit, et cela
sur presque tous les organes de la phonation et de la déglutition : langue, voile du palais, larynx.

Les lésions sont tellement multiples dans les hémisphères (au
moins dans l'hémisphère gauche) et dans la protubérance qu'on ne
peut savoir à quelles altérations il faut rapporter le syndrome pseudo-
bulbaire.

OBSERVATION XXII.

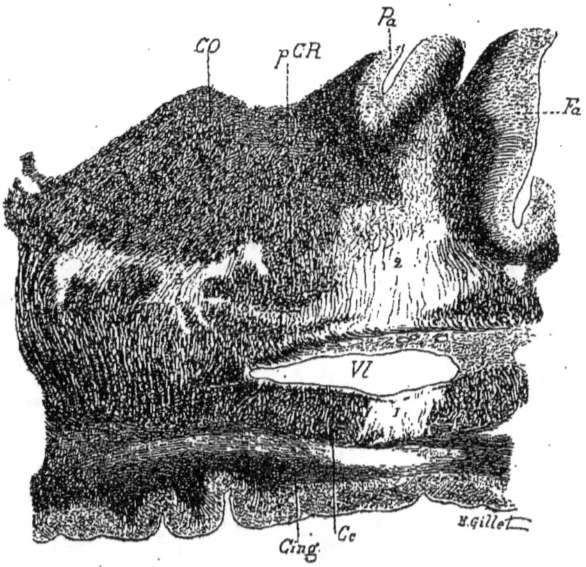

FIG. 87.— Coupe horizontale passant à la partie supérieure du ventricule latéral. Méthode de Weigert-Pal.

(Voy. la légende de la fig. 89.)

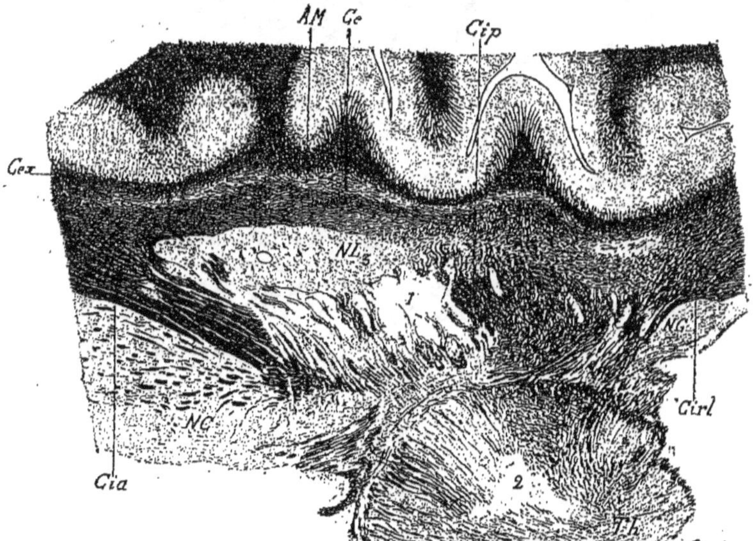

FIG. 88. — Coupe horizontale de l'hémisphère gauche passant par la région thalamique supérieure. Méthode de Weigert-Pal.

(Voy. la légende de la fig. 89.)

OBSERVATION XXII.

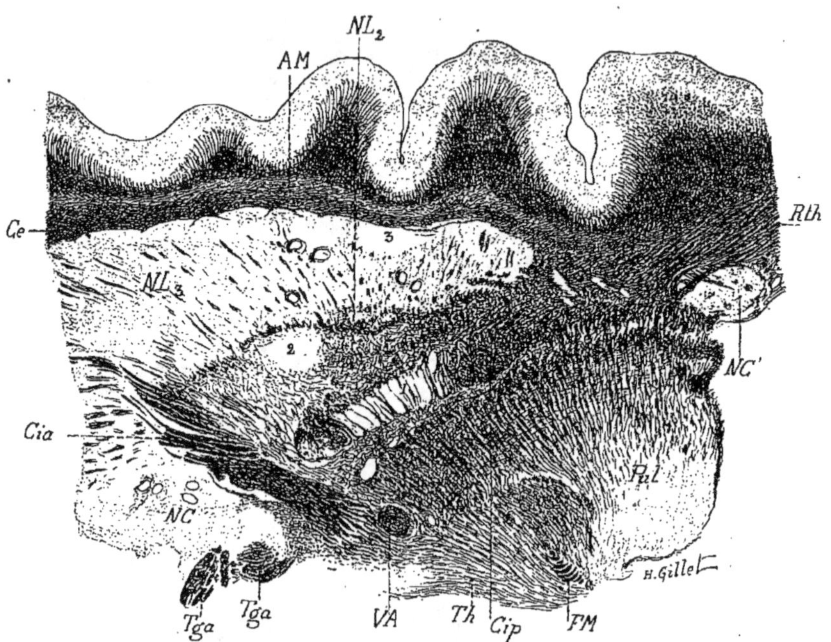

FIG. 89. — Coupe horizontale de l'hémisphère gauche passant par la région thalamique moyenne. Méthode de Weigert-Pal.

AM. Avant-mur. — *Ce.* Capsule externe. — *Cex.* Capsule extrême. — *Cing.* Cingulum. — *Cia.* Segment antérieur de la capsule interne. — *Cip.* Son segment
postérieur. — *Cirl.* Son segment rétro-lenticulaire. — *CO.* Centre ovale. — *Fa.*
Frontale ascendante. — *NC.* Tête du noyau caudé. — *NC.* Sa queue. —
NL₂, NL₃. Les deux segments externes du noyau lenticulaire. — *Pa.* Pariétale
ascencendante. — *pCR.* Pied de la couronne rayonnante. — *Pul.* Pulvinar. —
Rth. Radiations thalamiques. — *Tga.* Pilier antérieur du trigone. — *Th.* Thalamus. — *Vl.* Ventricule latéral.

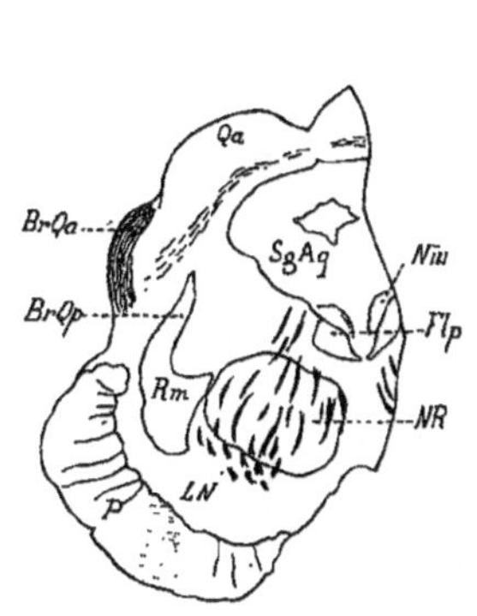

FIG. 90.

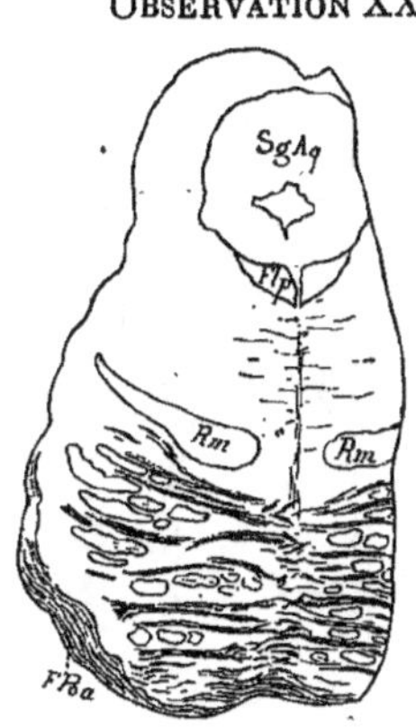

FIG. 91. Méthode de Weigert-Pal.

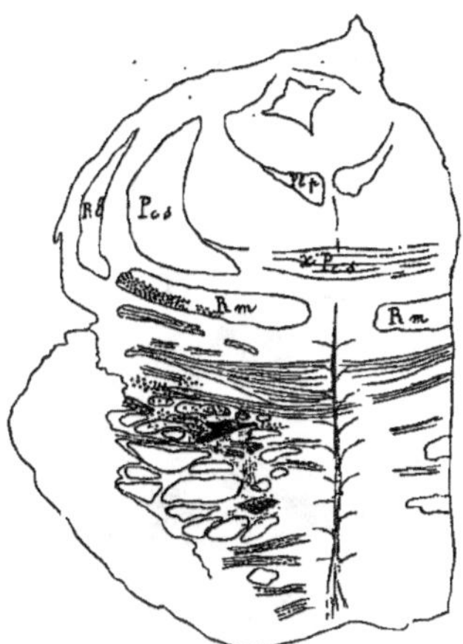

FIG. 92. Méthode de Marchi.

Coupes parallèles à la bandelette optique passant : fig. 90, par le pédoncule cérébral ; fig. 91 et 92, par la protubérance.

BrQa. Bras du tubercule quadrijumeau antérieur. — *BrQp*. Bras du tubercule
quatrijumeau postérieur. — *Flp*. Faisceau longitudinal postérieur. — *FPoa*.
Fibres protubérantielles antérieures. —*LN*. Locus niger. — *NR*. Noyau rougé.
— *NIII*. Noyau du moteur oculaire commun. — *P*. Pied du pédoncule. — *Pcs*.
Pédoncule cérébelleux supérieur. — *Qa*. Tubercule quatrijumeau antérieur. —
Rl. Ruban de Reil latéral. — *Rm*. Ruban de Reil médian. — *SgAq*. Substance
grise de l'aqueduc. — *xPcs*. Entrecroisement du pédoncule cérébelleux supérieur,

OBSERVATION XXII.

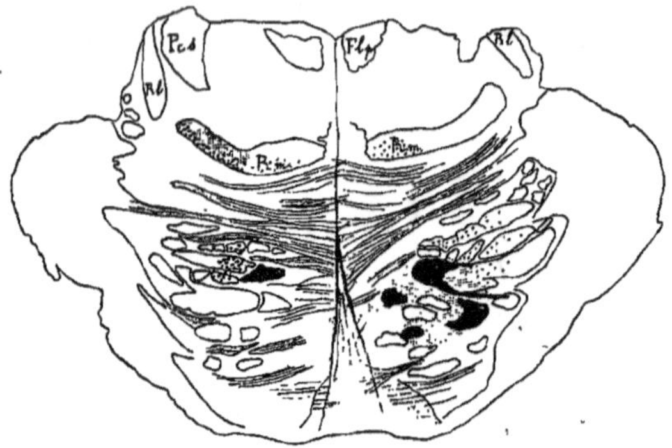

Fig. 93. — Coupe horizontale de la partie supérieure de la protubérance. Méthode de Marchi.

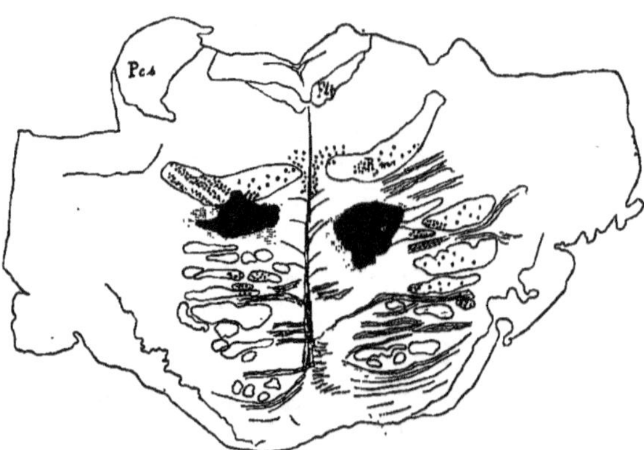

Fig. 94. — Coupe horizontale passant par le tiers supérieur de la protubérance. Méthode de Marchi.

Flp. Faisceau longitudinal postérieur. — *Pcs.* Pédoncule cérébelleux supérieur. — *Rl.* Ruban de Reil latéral. — *Rm.* Ruban de Reil médian.

OBSERVATION XXII.

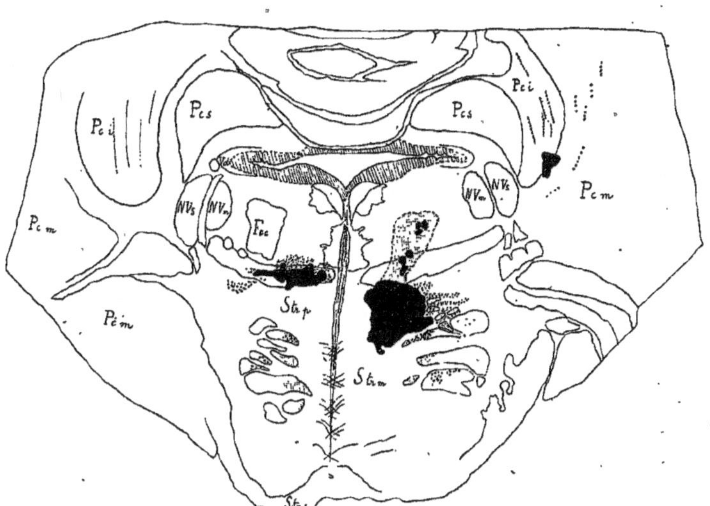

FIG. 95. — Coupe horizontale passant par la partie moyenne de la protubérance.
Méthode de Marchi.

Fcc. Faisceau central de la calotte. — *NVm.* Noyau masticateur. — *NVs.* Noyau
sensitif du trijumeau. — *Pci.* Pédoncule cérébelleux inférieur. — *Pcm.* Pédoncule cérébelleux moyen. — *Pcs.* Pédoncule cérébelleux supérieur. — *Strm.* Stra
tum moyen des fibres protubérantielles. — *Strp.* Stratum profond. — *Strs.* Stratum superficiel de ces fibres.

OBSERVATION XXII.

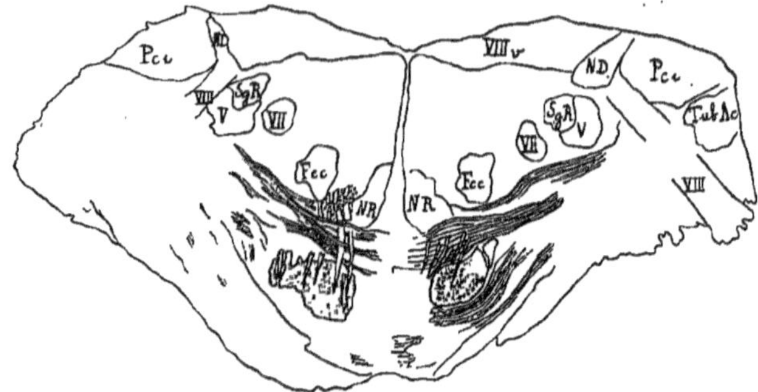

FIG. 96. — Coupe horizontale de la partie inférieure de la protubérance. Méthode de Marchi.

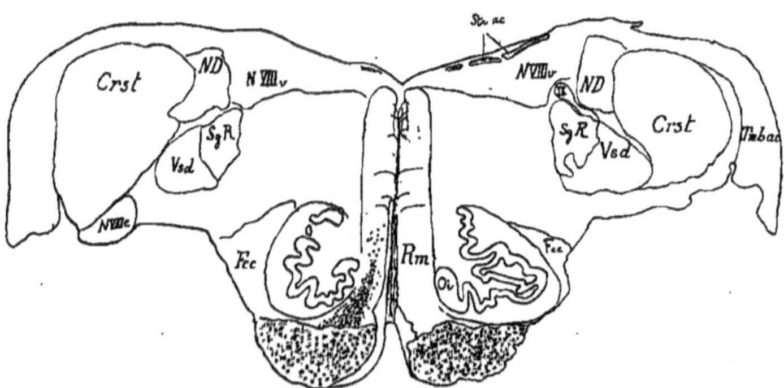

FIG. 97. — Coupe horizontale de la partie supérieure du bulbe. Méthode de Marchi.

Crst. Corps restiforme. — *Fcc*. Faisceau central de la calotte. — *ND*. Noyau de Deiters. — *NR*. Noyau réticulé. — *NVIIIv*. Noyau de la branche vestibulaire de l'acoustique. — *Pci*. Pédoncule cérébelleux inférieur. — *Rm*. Ruban de Reil médian. — *SgR*. Substance gélatineuse de Rolando. — *Strac*. Stries acoustiques. — *TubAc*. Tubercule acoustique. — *Vsd*. Racine sensitive descendante du trijumeau. — *VIII*. Acoustique. — *IX*. Glosso-pharyngien.

OBSERVATION XXII.

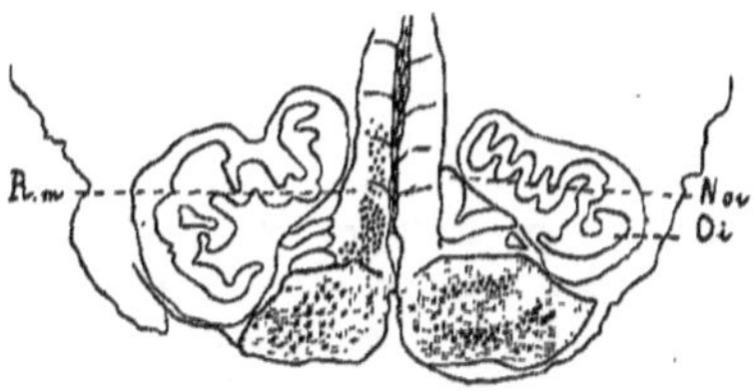

FIG. 98.

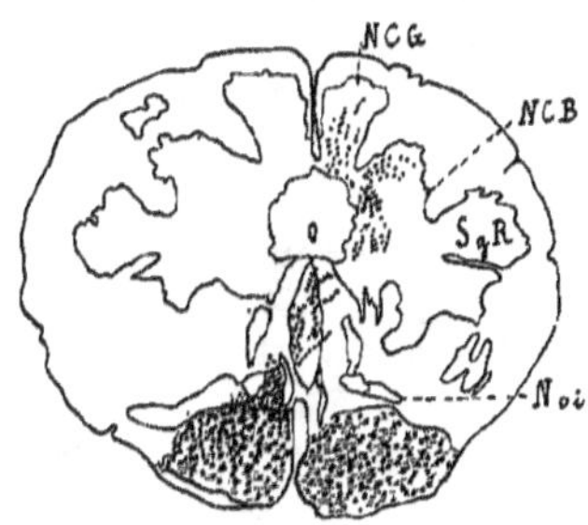

FIG. 99.

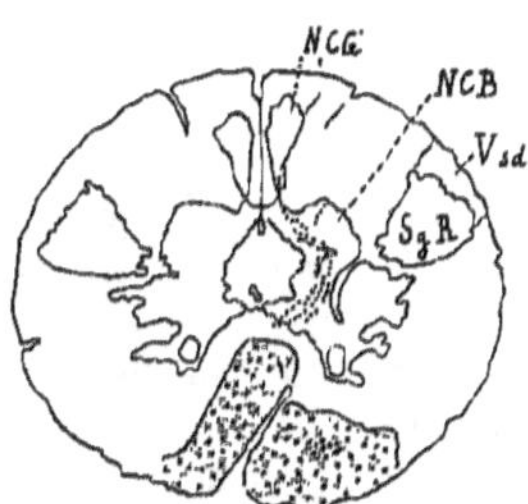

FIG. 100.

Coupes horizontales du bulbe passant : fig. 98, par la région olivaire inférieure ;
fig. 99, au-dessous de l'olive ; fig. 100, par l'entrecroisement sensitif.

NCB. Noyau du cordon de Burdach. — *NCG*. Noyau du cordon de Goll. — *Noi*.
Parolive interne. — *Oi*. Olive inférieure. — *Rm*. Ruban de Reil médian. —
Sgr. Substance gélatineuse de Rolando. — *Vsd*. Racine sensitive descendante du
trijumeau.

A 39 ans, paralysie faciale qui était peut-être d'origine centrale. A 45 ans, éta-blissement brusque du syndrome pseudo-bulbaire sans perte de connaissance, et hémiparésie gauche. Cette dernière disparaît tandis que les premiers symptômes persistent. Dysarthrie et troubles de la déglutition. Langue, voile du palais paré-siés; paralysie de l'orbiculaire des lèvres. En mars 1897, nouvel ictus et mort.
Autopsie : *Dégénérescence de la partie moyenne de la capsule interne gauche (segment postérieur) et petit foyer protubérantiel. A droite, foyer dans la partie moyenne du pied du pédoncule déterminant une dégénérescence du pes lemniscus superficiel.*

La nommée V..., ménagère, âgée de 45 ans, est entrée à la Salpêtrière, dans le service du Dr Dejerine, salle Louis, le 25 juillet 1896. Rien à noter dans ses antécédents ; mariée, elle n'a jamais eu de grossesse et on ne trouve aucun indice indiquant chez elle une infection syphilitique.

En 1890, elle a eu une paralysie faciale qui a duré quatre mois et pour laquelle elle a été électrisée. Quand on l'interroge avec détails sur cette affec-tion, on se demande s'il ne s'agit pas là d'une paralysie d'origine centrale, mal-gré l'absence d'hémiplégie concomitante : la malade affirme en effet qu'elle a toujours pu fermer l'œil comme à l'état normal, et l'orbiculaire aurait donc été respecté.

Maladie actuelle. — Le 5 juin 1896, après trois jours de prodromes consistant en céphalalgie, en bégaiement intermittent, V... fut frappée le matin au réveil, sans ictus, de dysarthrie considérable avec dysphagie, et d'hémiparésie gauche n'atteignant que les membres et non la face. Au bout de trois ou quatre jours, la paralysie s'améliora, mais les troubles labio-glosso-pharyngés restèrent sta-tionnaires.

Le 8 juillet, à la suite d'une contrariété, il y eut une exagération subite des troubles fonctionnels : la dysarthrie était telle qu'on ne comprenait plus du tout la malade; cependant, l'hémiplégie n'avait subi aucune aggravation. Au bout de deux ou trois jours enfin, cette exacerbation des symptômes commença à rétrograder et peu à peu l'état redevint le même qu'à la suite de l'attaque du 5 juin.

État actuel, en juillet 1896. — Légère diminution de la force musculaire dans les membres supérieur et inférieur gauches ; le réflexe patellaire, ainsi que ceux du poignet et de l'olécrâne, est normal des deux côtés. La malade traîne un peu la jambe gauche en marchant.

La *face* n'est pas asymétrique.

La *langue* n'est pas déviée ; elle semble un peu lourde et épaisse à la malade, mais exécute bien tous les mouvements au commandement; elle n'est pas atrophiée.

Le *voile du palais* n'est pas pendant, mais il devient un peu asymétrique pendant l'émission des sons. La sensibilité du pharynx est conservée, mais le réflexe pharyngien n'existe plus.

Les *lèvres*, au repos, sont en occlusion incomplète; la malade ne peut siffler ou souffler : quelquefois cependant, dit-elle, elle y parvient, mais avec grand effort.

La force des *masticateurs* est intacte et le réflexe massétérin n'est pas exagéré.

La *dysarthrie* est assez prononcée ; l'articulation des consonnes, surtout des labiales, est défectueuse. La *déglutition* est pénible et les boissons repassent quelquefois par le nez.

Rien du côté des yeux ; les pupilles réagissent bien et il n'y a pas trace d'ophtalmoplégie. Cependant lors de son attaque, la malade aurait eu une diplopie passagère.

Rien à noter du côté de la sensibilité générale. L'état intellectuel est normal, la mémoire intacte ; cependant la malade présente du rire et du pleurer spasmodiques très fréquents.

Rien au cœur.

Évolution de la maladie. — La malade sort au bout de deux mois, non améliorée, et rentre dans le service en février 1897. L'état est à peu près le même que pendant son premier séjour à l'hôpital ; cependant on note quelques modifications.

L'hémiplégie a pris un caractère plus spasmodique et l'exagération du réflexe patellaire gauche est considérable.

Les tronbles de la *déglutition* ont à peu près disparu, tandis que la *dysarthrie*, au contraire, s'est peut-être un peu accentuée ; l'émission des voyelles est normale, mais la prononciation des consonnes, surtout des *g, j, f, d, t,* est défectueuse et provoque un certain degré d'achoppement.

Le *voile du palais* est toujours un peu asymétrique, mais le réflexe pharyngien est en partie revenu.

Enfin la malade se plaint de voir trouble depuis quelque temps (l'examen du fond de l'œil n'a pu être pratiqué).

Le 3 mars 1897, elle est prise d'agitation, cherche à se lever, à marcher, sans se rendre compte de ce qu'elle fait. Le lendemain, état subcomateux et déviation conjuguée des yeux et de la tête vers la gauche ; pas de fièvre.

Le 6, la malade ayant repris un peu connaissance, on approche une lumière de la cornée ; mais elle ne ferme pas les yeux et ne semble pas la voir.

Enfin le 16, mort dans le coma.

AUTOPSIE, le 17 mars 1897. — Au point de vue macroscopique, il n'y a à signaler qu'une lésion corticale intéressant la scissure calcarine du côté droit et une lésion protubérantielle apparente à la surface et siégeant sur le côté droit. On ne voit pas de foyer sur la coupe de Flechsig.

L'examen anatomique de ce cas est incomplet car, après avoir pratiqué la

OBSERVATION XXIII.

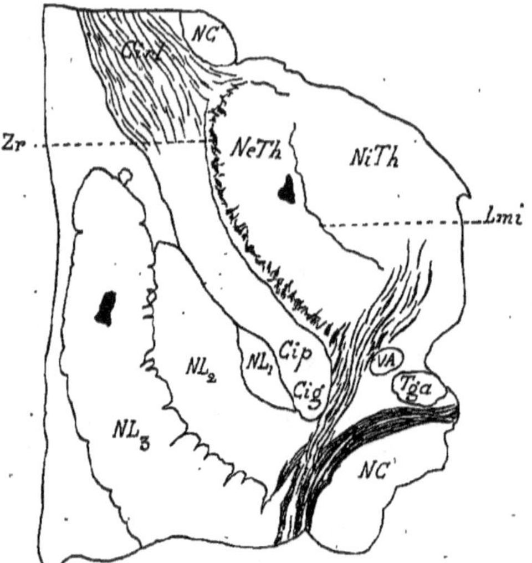

FIG. 101.

Coupes parallèles à la bandelette optique passant : fig. 101, par la région thalamique ; fig. 102, par la région sous-thalamique. Méthode de Weigert-Pal.

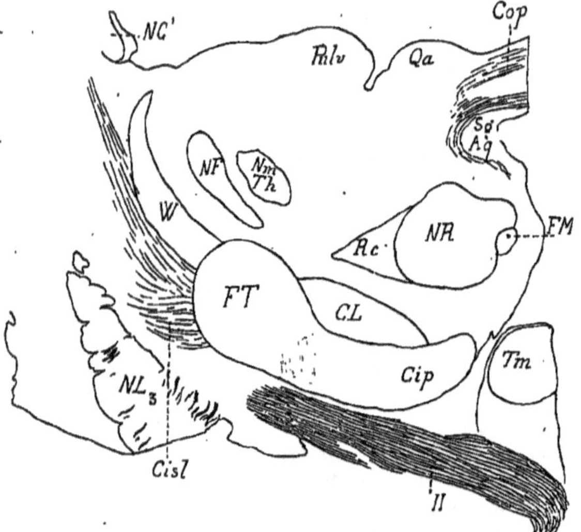

FIG. 102.

Cig. Genou de la capsule interne. — *Cip.* Son segment postérieur. — *CL.* Corps de Luys. — *FT.* Faisceau de Türck. — *NC.* Noyau caudé. — *NF.* Noyau semi-lunaire de Flechsig. — *NL¹*, *NL²*, *NL³*. Les trois segments du noyau lenticulaire. — *NR.* Noyau rouge. — *W.* Zone de Wernicke. — *II.* Bandelette optique.

coupe de Flechsig, on n'avait conservé que les noyaux gris centraux détachés des hémisphères au moyen d'une coupe de Meynert ; et par conséquent ces noyaux gris n'étaient pas conservés en entier : la région thalamique supérieure manquait.

La capsule interne et le pédoncule du côté gauche ont été colorés par le Wei-

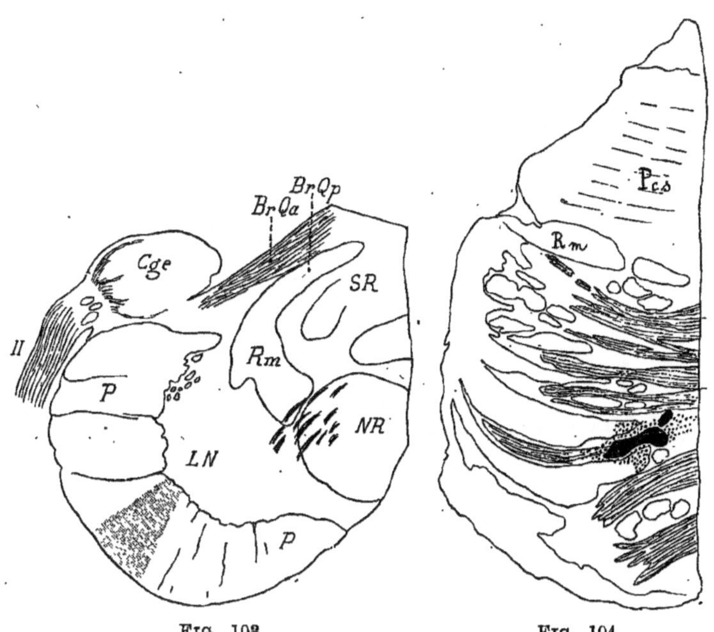

FIG. 103.   FIG. 104.

Coupes parallèles à la bandelette optique passant : fig. 103, par le pédoncule cérébral ; fig. 104, par la protubérance.

Br Qa. Bras du tubercule quadrijumeau antérieur. — *Br Qp*. Bras du tubercule quadrijumeau postérieur. — *Cge*. Corps genouillé externe. — *LN*. Locus niger. — *NR*. Noyau rouge. — *P*. Pied du pédoncule cérébral. — *Pcs*. Pédoncule céré-belleux supérieur. — *Rm*. Ruban de Reil médian. — *SR*. Substance réticulée. — *II*. Bandelette optique.

gert–Pal ; les parties correspondantes du côté droit, ainsi que la protubérance et le bulbe, ont été au contraire traités par la méthode de Marchi.

Nous avons pu constater ainsi des lésions des voies pyramidales de chaque côté, du ruban de Reil médian droit, des voies optiques droites et enfin du pédon-cule cérébelleux moyen.

Lésions pyramidales gauches. — Les lésions du faisceau pyramidal gauche

OBSERVATION XXIII.

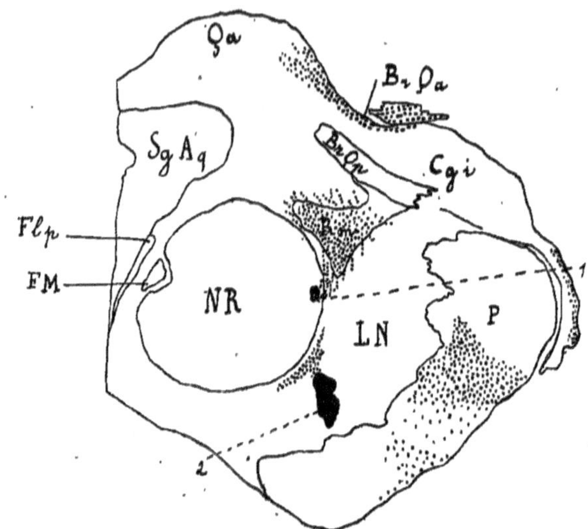

FIG. 105.

Coupes parallèles à la bandelette optique, passant par le pédoncule cérébral.
Méthode de Marchi.

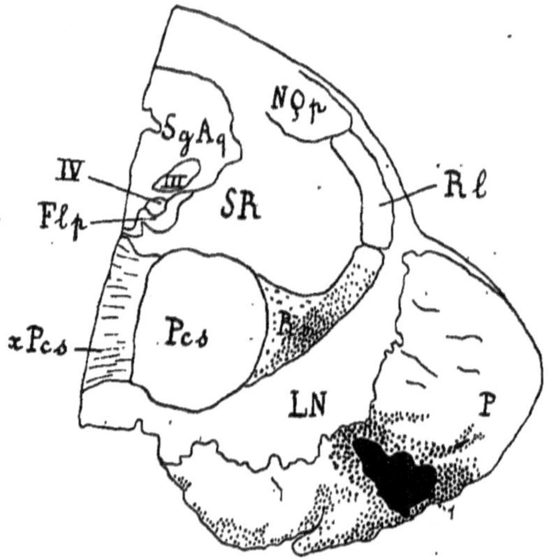

FIG. 106.

BrQa. Bras du tubercule quadrijumeau antérieur. — *BrQp*. Bras du tubercule
quadrijumeau postérieur. — *Cgi*. Corps genouillé interne. — *Flp*. Faisceau longitudinal postérieur. — *FM*. Faisceau de Meynert. — *LN*. Locus niger. — *NR*.
Noyau rouge. — *P*. Pied du pédoncule cérébral. — *Pcs*. Pédoncule cérébelleux
supérieur. — *Rl*. Ruban de Reil latéral. — *Rm*. Ruban de Reil médian.

consistent seulement en une sclérose provoquée sans doute par un foyer situé au-dessus des parties que nous avons pu examiner.

Cette sclérose à la région thalamique moyenne occupe (fig. 101), la partie moyenne du segment postérieur de la capsule interne ; à la région sous-optique elle est placée (fig. 102) en arrière de la partie moyenne du pied du pédoncule ; et dans le pédoncule elle occupe la partie moyenne de ce pied. Plus bas les préparations étant faites au Marchi, on ne suit plus la sclérose. Mais à la partie supérieure de la protubérance (fig. 104) un petit foyer atteint quelques fascicules pyramidaux et quelques grains se voient aussi dans les fascicules

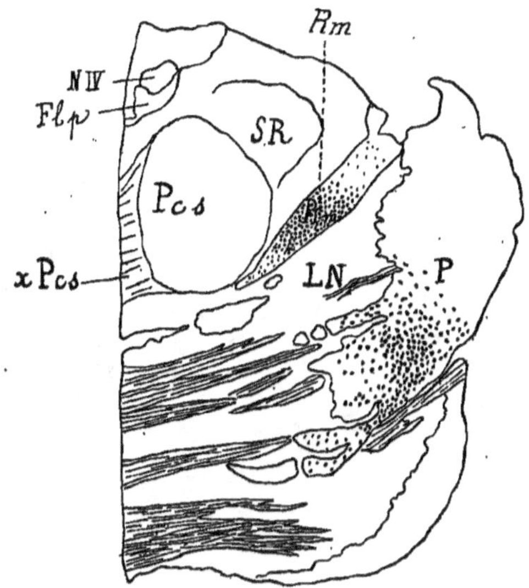

FIG. 107. — Coupe parallèle à la bandelette optique, passant par la protubérance et le pédoncule. Méthode de Marchi.

LN. Locus niger. — *P.* Pied du pédoncule cérébral. — *Pcs.* Pédoncule cérébelleux supérieur. — *NIV.* Noyau du pathétique. — *Rm.* Ruban de Reil médian. — *SR.* Substance réticulée. — *xPcs.* Entrecroisement du pédoncule cérébelleux supérieur.

qui sont voisins de lui, sans le toucher. La dégénérescence provoquée par ce foyer ne se suit que sur quelques coupes et le foyer en somme siège surtout dans les fibres transversales. Signalons en outre à gauche deux petits foyers situés l'un dans le thalamus, l'autre dans le putamen (fig. 101).

Lésions pyramidales droites. — Les lésions pyramidales droites sont provoquées par un foyer superficiel qui occupe surtout la partie inférieur du pédoncule (fig. 106), mais remonte en s'enfonçant profondément, jusqu'au noyau rouge qu'il vient effleurer (fig. 105). Ce foyer, assez récent, occupe la partie

moyenne du pied du pédoncule et présente la forme d'un coin dont la base
répond à la périphérie et dont le sommet se dirige, ainsi que nous l'avons vu,
en haut et en arrière.

Ce foyer détermine une double dégénérescence ascendante et descendante.

Dans le sens ascendant, les grains se suivent dans le pied du pédoncule
(fig. 105) dont ils occupent les deux quarts moyens tout en étant plus nombreux

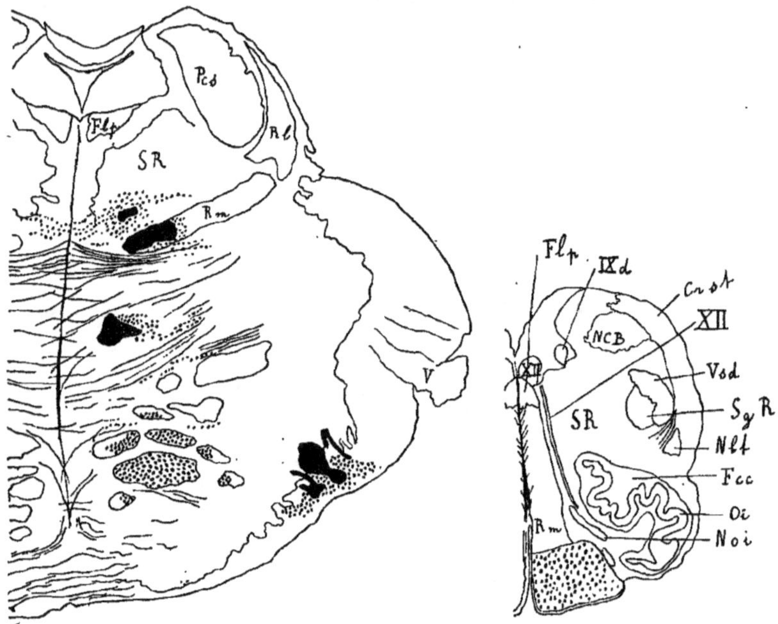

FIG. 108.   FIG. 109.

Coupes horizontales passant : fig 108, par la partie supérieure de la protubérance ;
fig. 109, par l'olive bulbaire. Méthode de Marchi.

Crst. Corps restiforme. — *Fcc.* Faisceau central de la calotte. — *Flp.* Faisceau
longitudinal postérieur. — *Nlt.* Noyau latéral du bulbe. — *Noi.* Parolive
interne. — *Oi.* Olive inférieure. — *Pcs.* Pédoncule cérébelleux supérieur. — *Rl.*
Ruban de Reil latéral. — *Rm.* Ruban de Reil médian. — *SgR.* Substance gélatineuse de Rolando. — *SR.* Substance réticulée. — V. Nerf trijumeau. — *Vsd.* Sa
racine sensitive descendante.

en arrière ; dans la région sous-optique ils diminuent de nombre (fig. 110), mais
gardent à peu près la même disposition et finissent par disparaître.

Dans le sens descendant il y a deux dégénérescences à suivre. En effet, on

voit des grains qui, placés superficiellement, se portent de plus en plus en
dedans à mesure que l'on descend et gagnent ainsi le bord interne du pied du
pédoncule (fig. 106) ; ils sont placés dans les fibres du pes lemniscus superficiel
et s'épuisent rapidement dans la partie supérieure de la protubérance.

L'autre dégénérescence appartient aux fibres pyramidales proprement dites et
se suit jusque dans la moelle. On voit les grains (fig. 107) occuper à la limite de la

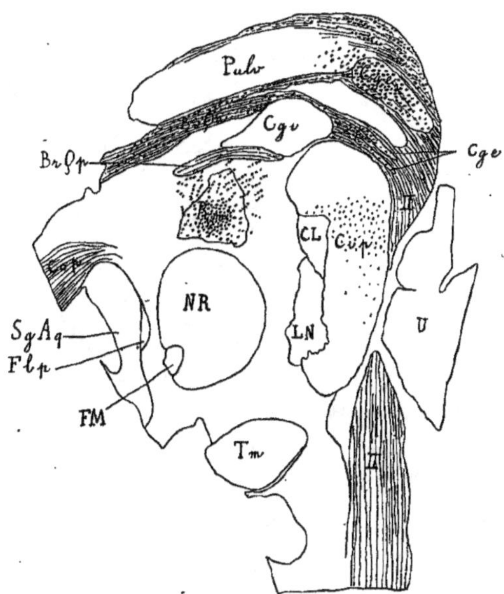

Fig. 110. — Coupe parallèle à la bandelette optique et passant par la région sous-
thalamique. Méthode de Marchi.

Cop. Commissure postérieure. — *Cip.* Segment postérieur de la capsule interne.
Cgi. Corps genouillé interne. — *CL.* Corps de Luys. — *FM.* Faisceau rétroflexe.
— *NR.* Noyau rouge. — *Tm.* Tubercule mamillaire. — *II.* Bandelette optique.

protubérance et du pédoncule la partie moyenne du pied de ce dernier ; plus bas
(fig. 108) ils se disséminent dans les fascicules et ne laissent indemnes que les
plus postéro-externes. Enfin ils envahissent toute l'aire de la voie pyramidale,
et dans le bulbe (fig. 109) sont uniformement répartis dans la pyramide.

Lésions du pédoncule cérébelleux moyen. — Outre de petits foyers miliaires placés
à droite et à gauche dans le stratum profond, les fibres protubérantielles sont lésées
par un vaste foyer, placé superficiellement. En bas, il est très étendu et occupe la
partie droite toute latérale de la protubérance ; en haut, il se restreint et se rapproche de la ligne médiane et disparaît à la partie supérieure de la protubérance.

Ce foyer détermine une dégénérescence en masse des fibres du pédoncule, dégénérescence qui s'arrête bientôt du côté du raphé et qu'on ne peut suivre en dehors, les fibres sortant du champ des préparations.

Lésion du ruban de Reil médian. — A droite, le ruban de Reil médian est

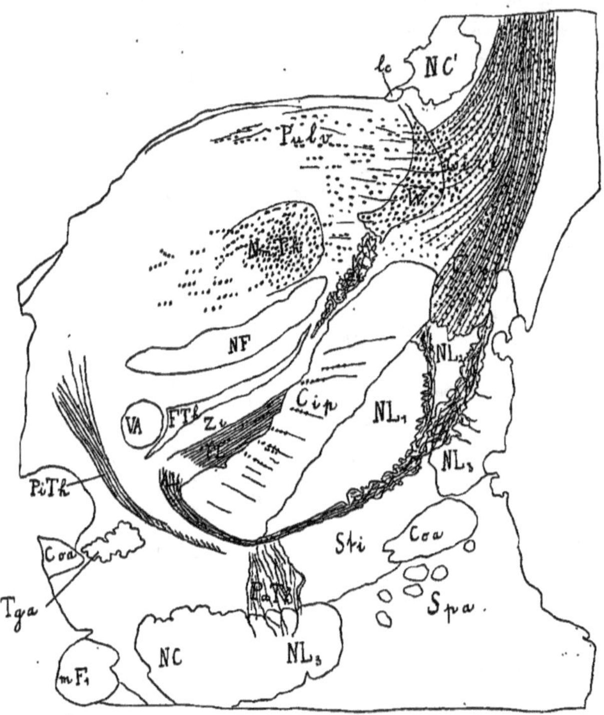

FIG. 111. — Coupe parallèle à la bandelette optique, passant par la région thalamique inférieure. Méthode de Marchi.

Al. Anse lenticulaire. — *Cip.* Segment postérieur de la capsule interne. — *Cirl.* Son segment rétro-lenticulaire. — *Cisl.* Son segment sous-lenticulaire. — *Coa.* Commissure antérieure — *Fl.* Faisceau lenticulaire. — *NC.* Noyau caudé. — *NL₁, NL₂, NL₃.* Les trois segments du noyau lenticulaire. — *NmTh.* Centre médian de Luys. — *PaTh.* Pédoncule antérieur du thalamus. — *PiTh.* Pédoncule inféro-interne du thalamus. — *Sti.* Substance innominée de Reichert. — *Zi.* Zona incerta. — *W.* Zone de Wernicke.

détruit par un foyer récent qui, par son extrémité inférieure, commence dans les fibres profondes du pont, se porte ensuite en arrière à mesure qu'on remonte, croise ainsi la portion interne du ruban de Reil et se prolonge dans la formation réticulée. Dans cette dernière il provoque une dégénérescence descendante des fibres de la formation réticulée et une dégénérescence des fibres transversales appartenant au corps trapézoïde (fig. 108).

La destruction de la partie interne du ruban de Reil ne donne pas de dégénérescence descendante ; mais la dégénérescence ascendante, au contraire, est

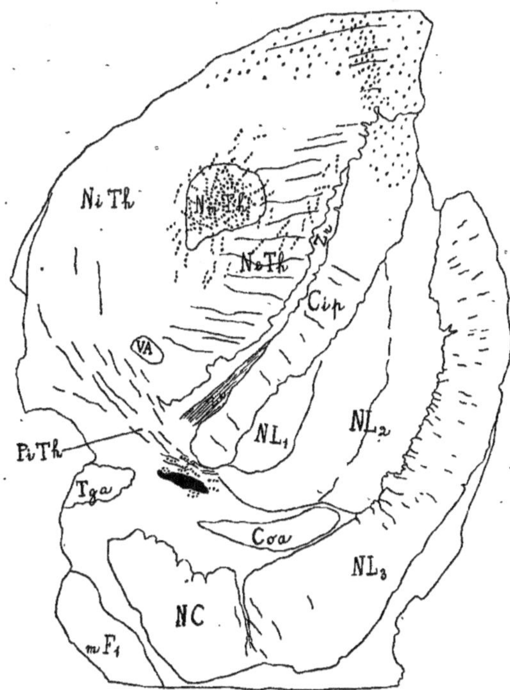

Fig. 112. — Coupe parallèle à la bandelette optique passant par la région thalamique moyenne. Méthode de Marchi.

Cip. — Segment postérieur de la capsule interne. — *Coa.* Commissure antérieure. — *NC.* Noyau caudé. — *NL₁, NL₂, NL₃.* Les trois segments du noyau lenticulaire. — *NeTh.* Noyau externe du thalamus. — *NiTh.* Son noyau interne. — *NmTh.* Son noyau médian. — *PiTh.* Son pédoncule inféro-interne. — *Tga.* Pilier antérieur du trigone. — *VA.* Faisceau de Vicq-d'Azyr. — *Zi.* Zona incerta.

des plus nettes ; on la suit dans la partie supérieure de la protubérance (fig.107), dans le pédoncule (fig. 106-105), dans la région sous-optique.

Là, et déjà même à la partie supérieure du pédoncule, quelques grains commencent à se disséminer dans la substance grise environnante ; mais la plupart d'entre eux arrivent dans le noyau médian du thalamus (fig. 111-112), d'où ils s'éparpillent en grande partie dans les régions environnantes.

A la région thalamique moyenne, cette dégénérescence se confond un peu avec celle des voies optiques (fig. 111).

Dégénérescences des voies optiques. — La destruction de l'écorce au niveau de la scissure calcarine détermine dans les voies optiques centrales droites une dégénérescence sous forme de grains très fins et abondants ; la lésion est donc de date récente. Les grains se trouvent dans le bras du tubercule quadrijumeau et dans le corps genouillé externe (fig. 105-110), dans les segments sous-lenticulaire et rétro-lenticulaire de la capsule interne, la zone de Wernicke et le pulvinar (fig. 111, 112).

Lésion du putamen. — Un petit foyer miliaire se trouve à la portion antéro-interne du putamen, tout près de l'anse lenticulaire ; il détermine une légère dégénérescence (quelques grains) des fibres de l'anse lenticulaire et du faisceau lenticulaire de Forel (fig. 111).

Enfin signalons (fig. 112) un petit foyer en avant de la capsule interne, atteignant quelques fibres du pédoncule inférieur du thalamus.

OBSERVATION XXIV

A 36 ans, attaques épileptiformes et syndrome pseudo-bulbaire s'établissant à la suite de l'une d'elles. Déficit intellectuel, dysarthrie et dysphagie. Parésie faciale, mouvements de la langue lents ; voile du palais très parésié et réflexe pharyngien presqu'aboli. Maladresse des membres et marche à petits pas. Atrophie de la main gauche par névrite. Nouvelle attaque épileptiforme et mort à 43 ans. Oblitération de l'aorte au niveau de l'insertion du canal artériel. Double lésion des putamens, mais venant se prolonger jusque dans la capsule interne, de chaque côté, au niveau ou immédiatement en arrière du genou. Foyers protubérantiels minimes.

La nommée B..., âgée de 42 ans, est entrée le 4 mars 1898 à la Salpêtrière, salle Pinel, service du docteur Dejerine. Née d'un père alcoolique, elle a eu six frères ou sœurs dont un bon nombre sont dégénérés : deux sœurs étaient fort exaltées et l'une d'elles s'est suicidée ; un frère, alcoolique invétéré, est mort à la suite d'excès.

Antécédents personnels. — Elle-même a toujours été faible et maladive ; elle a eu la fièvre typhoïde à 19 ans ; une première attaque de rhumatisme aigu à l'âge de 20 ans, et plusieurs autres attaques dans la suite.

Depuis son enfance, elle se plaint de palpitations provoquées par le moindre effort ou par une émotion un peu forte, ou bien même survenant sans cause apparente. Réglée à 11 ou 12 ans, elle a toujours eu des règles assez régulières, mais particulièrement abondantes, surtout depuis quelque temps. On ne trouve chez elle aucun signe pouvant faire supposer la syphilis, sauf de nombreuses fausses couches. La malade a eu six grossesses, mais tous les enfants sont nés à six mois et demi ou sept mois, et étaient morts en naissant ou ont succombé quelques jours après.

Enfin il faut noter encore chez B... des habitudes d'alcoolisme très prononcées. Elle était repasseuse et, pour se désaltérer, buvait de grandes quantités de bière et de liqueurs et se mettait très souvent en légère ébriété. En outre, depuis 16 ou 18 ans, elle se plaint de maux de tête, et pour calmer ses douleurs, s'est mise à absorber de l'éther, souvent d'une façon immodérée.

Ces habitudes, jointes à ses antécédents familiaux, peuvent expliquer son éta mental. Elle était exaltée, étrange, irascible, inquiète et était sujette aux lipothymies. Cependant elle n'avait jamais eu de manifestation hystérique ou épileptique.

Ajoutons pour terminer que, il y a 10 ans, elle a eu une sciatique et que, depuis cette époque, elle se plaint souvent de sa jambe.

Maladie actuelle. — La maladie actuelle a débuté il y a 6 ans, par conséquent à l'âge de 36 ans, par des attaques de nerfs. Celles-ci se renouvelaient tous les mois ou tous les deux mois, principalement au moment des règles, plus souvent

le jour, mais quelquefois aussi la nuit. La malade avait bien quelquefois une sen
sation particulière l'avertissant du début d'une attaque, mais malgré cela elle
tombait comme une masse et se blessait souvent dans sa chute. Cri initial ; convulsions toniques sans mouvements cloniques bien prononcés, et accentuées surtout aux membres inférieurs, sans prédominance d'un côté ; écume à la bouche,
sans morsure de la langue ; émission d'urines et même quelquefois des matières
fécales ; perte de connaissance complète sans aucun souvenir de ce qui s'était
passé pendant la crise, presque tout en somme, et d'après ce que nous rapporte le mari, donnait le tableau d'attaques d'épilepsie.

A la suite de la seconde ou troisième attaque, la malade, une fois revenue à
elle, se mit à baver continuellement. Sa parole était tellement bredouillée et
confuse qu'on avait grand'peine à la comprendre et en outre la déglutition était
devenue très difficile, les aliments passaient par le nez ou bien provoquaient de
violentes quintes de toux en tombant dans la glotte.

Peu à peu ces symptômes se sont amendés ; mais un an après, à la suite
d'une nouvelle attaque, ils se sont brusquement aggravés et sont même devenus
plus intenses que jamais.

Depuis cette époque, les attaques sont devenues très rares, quoique la malade
en ait eu une encore en janvier et une autre en février dernier.

Mais l'état général a baissé peu à peu. A l'exaltation que B... avait presque
toujours eue, a fait place une débilité mentale progressive. La malade se perd
dans la rue et ne peut plus retrouver sa maison ; la nuit, elle se lève et cherche
longtemps dans la chambre, ouvre son armoire et déchire ce qui s'y trouve, ou
bien ses draps et les vêtements qu'elle porte sur elle. Elle a des absences et
perd la mémoire surtout des choses qui se sont passées tout dernièrement,
même quand on tâche de les lui rappeler, tandis que quelque temps après
elle s'en souviendra fort bien. Les palpitations sont devenues très intenses ;
elle urine, boit et mange beaucoup. Les membres sont devenus progressivement faibles et maladroits ; la démarche à petits pas est des plus caractéristiques et les symptômes pseudo-bulbaires, un peu variables d'intensité d'un jour
à l'autre, se sont amendés.

Pas de trouble sphinctérien en dehors des attaques.

État actuel, en mars 1898. — La *déglutition* est toujours lente et difficile
mais la malade n'avale plus de travers qu'assez rarement. La *parole* est lente,
hésitante, mais en somme assez compréhensible au début ; au contraire, si on
fait parler B... pendant quelque temps, ou surtout si on la fait lire, bientôt l'hésitation augmente, elle n'achève plus ses mots que d'une façon inintelligible,
en passe un certain nombre, s'embrouille de plus en plus, et on finit par ne
plus pouvoir la comprendre. Elle ne semble pas avoir d'aphasie, car elle désigne
bien les objets qu'on lui montre, trouve assez facilement ses mots et s'exprime
assez clairement quand elle n'est pas fatiguée. L'écriture ici ne donne que fort
peu de renseignements, car B... n'a jamais su écrire couramment, et sa
déchéance intellectuelle explique la difficulté qu'on a d'obtenir quelques mots.
Néanmoins l'écriture copiée semble tout aussi altérée que l'écriture spontanée.

Pas de rire ou de pleurer spasmodiques.

La *salivation* est toujours abondante, et quelquefois la salive coule hors de la bouche.

Le *facial* supérieur est intact des deux côtés. La commissure droite des lèvres est légèrement déviée à droite, et cette déviation s'accentue dans le rire. Le rapprochement des lèvres pour siffler est très incomplet.

Les mouvements de la *langue* sont lents et se font avec effort. Cependant les mouvements de propulsion, de latéralité de la pointe à droite ou à gauche se font encore bien ; mais l'élévation de la pointe, le roulement des bords en gouttière sont très limités. La sensibilité de la muqueuse linguale au toucher est conservée.

Le *voile du palais* n'est pas tombant, mais ses mouvements sont très restreints, et il ne s'élève que fort peu pendant l'émission des sons ; sa sensibilité tactile semble diminuée, celle du pharynx l'est encore davantage et le réflexe pharyngien est aboli presque complètement.

Les mouvements du *maxillaire inférieur* se font encore bien et ont conservé une force assez considérable ; le réflexe massétérin n'est pas exagéré.

L'*examen laryngoscopique*, pratiqué par le Dr Natier, a montré que les bandes ventriculaires et les cordes vocales inférieures étaient normales au point de vue de la motilité et de la sensibilité.

Pas d'atrophie musculaire de la langue ni des muscles de la face.

Du côté des *membres supérieurs*, on note aussi l'absence d'atrophie musculaire. Il y a un peu de raideur et une faiblesse très accentuée des mains, qui sont très maladroites, surtout du côté droit. La force est un peu diminuée dans les muscles fléchisseurs de l'avant-bras sur le bras. Les réflexes tendineux des radiaux sont normaux ; cependant ils sont peu-être un peu plus apparents à droite. Pas d'ataxie ni d'erreur de position des mains.

Les *membres inférieurs* sont raides, non atrophiés, et le réflexe patellaire est un peu exagéré, surtout à droite. Les mouvements des orteils et du pied, principalement ceux d'extension, sont limités et faibles ; ceux de la jambe sur la cuisse ne sont que légèrement affaiblis. Nous avons signalé la démarche à petits pas.

La sensibilité cutanée semble normale.

Rien à noter du côté de l'ouïe ou de la vue. Du côté des fosses nasales, le Dr Natier a constaté une sténose des narines et un coryza chronique.

On ne trouve rien d'anormal du côté des voies respiratoires.

Il existe une légère polyurie : la malade rend en moyenne deux litres et demi en vingt-quatre heures d'une urine claire, ne renfermant ni albumine ni sucre; il n'y a ni azoturie ni phosphaturie.

Cœur. — Le choc précordial est assez fort et la pointe du cœur bat dans le cinquième espace ou même derrière la sixième côte, un peu en dedans du mamelon. La matité précordiale et la matité présternale au-dessus de la base du cœur sont un peu augmentées, et, en enfonçant le doigt au-dessus de la fourchette du sternum, on sent l'expansion de l'aorte à chaque battement du cœur.

A l'auscultation, on entend à la pointe, un léger souffle systolique peu net qui ne se propage pas dans l'aisselle, et qui semble anorganique, bien qu'il ne soit pas influencé par les mouvements respiratoires et qu'il commence avec la systole. Plus près de la base, vers la partie moyenne du sternum, on distingue un dédoublement net du second bruit. Enfin, à la base, on constate un souffle systolique intense dont le maximum siège dans la région du foyer aortique et qui se propage principalement en haut et en dedans. On retrouve ce souffle dans le dos, à gauche ; il y est également très intense, s'entend sur une grande hauteur et a son maximum en un point très élevé, au niveau de la première ou de la seconde vertèbre dorsale.

Le pouls est assez fort, de fréquence moyenne, non dicrote et les deux pouls sont synchrones. Aucun signe de tumeur du médiastin : la voix n'est pas bitonale, la respiration se fait bien, il n'y a pas de vomissements œsophagiens, les pupilles sont égales et les veines sous-cutanées thoraciques, assez apparentes, ne le sont cependant pas plus qu'à l'état normal chez certains sujets.

Pas de pouls veineux au cou ; le foie est un peu volumineux.

La rate est normale.

Évolution de la maladie. — Pendant son séjour à l'hôpital, la malade n'eut jamais d'attaque épileptiforme ; son état mental s'aggrava peu à peu, mais la santé générale resta toujours à peu près aussi bonne : la polyurie légère qu'elle présentait à son entrée disparut au bout d'un mois à peu près, ainsi que la polydipsie. Mais quinze jours environ après son entrée, elle commença à se plaindre de légères douleurs dans les deux mains, fixes, non lancinantes, siégeant surtout à la face dorsale. Ces douleurs restèrent légères du côté droit, tandis que, à gauche, elles devinrent très intenses, empêchant la malade de dormir, et s'étendirent à l'avant-bras. Enfin, cette main gauche finit par s'atrophier : au mois de mai, l'atrophie était très nette au niveau des éminences thénar et hypothénar et peut-être encore plus au niveau des espaces interosseux dorsaux, surtout du premier. La main tendait à prendre l'aspect de la griffe cubitale, les quatre derniers doigts ayant la première phalange en extension et les deux autres en flexion et la malade ne pouvant étendre ces doigts qu'avec peine et incomplètement. Les mouvements d'écart et de rapprochement de ces doigts étaient impossibles, et le mouvement d'opposition du pouce s'effectuait encore assez bien, mais était affaibli. Depuis ce temps, l'atrophie musculaire n'a pas fait de progrès très considérables, mais les douleurs ont toujours persisté.

Enfin, le 3 septembre, on ramène la malade, qui avait été en permission chez elle. Là, elle avait eu la veille, une attaque, pendant que son mari était sorti et ce dernier, en rentrant, l'avait trouvée presque sans connaissance, tombée à terre et ayant uriné sous elle. Elle est encore, quand elle arrive à l'hôpital, dans un état de torpeur assez accusé, gémissant et ne répondant que péniblement aux questions qu'on lui pose ; elle prétend souffrir, mais on n'arrive pas à savoir où elle souffre. La respiration est légèrement stertoreuse. Le côté gauche est immobile ; la jambe, dans l'extension, à peu près flasque ; le réflexe patellaire est assez accusé, moins cependant qu'à droite où il y a exagération ;

quand on pince ce membre, il ne bouge pas et c'est à peine si, en insistant, on finit par obtenir un très léger mouvement de retrait. Le membre supérieur gauche, au contraire, est contracturé, le bras contre la face latérale du thorax, l'avant-bras fléchi à angle droit et appliqué sur le creux de l'estomac, la main en extension et les doigts à demi fléchis. On ne trouve pas d'exagération des réflexes tendineux et d'ailleurs la raideur gêne beaucoup pour cette recherche. Ce membre reste ainsi immobile et c'est à peine si, par des excitations multiples, on finit par obtenir quelques mouvements de la main.

On ne note pas de paralysie du côté droit ; les réflexes tendineux sont nettement exagérés et à la suite de quelques excitations cutanées il se produit des secousses musculaires dans le bras.

Il y a de la raideur de la nuque ; la tête est en rotation à droite et si on parvient à la remettre dans la situation directe, elle revient bientôt progressivement à sa position primitive. Les yeux sont également déviés à droite. La commissure droite des lèvres est attirée légèrement en dehors. Autant qu'on peut s'en rendre compte, il ne semble pas y avoir de trouble notable de la sensibilité à la douleur.

Le 5, l'hémiplégie gauche est toujours aussi complète, mais la contracture du bras a cédé et on ne trouve plus qu'un peu de raideur. La malade gâte complètement ; elle est en torpeur presque aussi accusée qu'à son arrivée, et ne sort de cet état que pour demander à boire. Mais la déglutition est presque impossible ; les liquides passent en grande partie par la glotte et déterminent de violentes quintes de toux.

Le 6, la somnolence est un peu moins accusée ; lorsqu'on dit à la malade de tirer la langue, elle entr'ouvre la bouche et essaie d'exécuter cet ordre ; mais le mouvement de propulsion est très limité et la pointe se dévie nettement à gauche.

La malade, enfin succombe, le 8 septembre, à un état comateux de plus en plus prononcé.

Autopsie. — L'autopsie a été pratiquée trente-cinq heures après la mort.

Les centres nerveux ne présentaient pas d'altération importante visible extérieurement et, à la coupe de Flechsig, on trouvait comme unique lésion apparente une destruction du noyau lenticulaire droit dont le volume était très réduit.

Les filets nerveux cutanés et musculaires de la main gauche, fixés à l'acide osmique et dissociés, présentaient de nombreuses gaines vides : les lésions de névrite périphérique étaient évidentes. D'autre part, les ganglions rachidiens gauches de la région cervico-dorsale fixés à l'alcool et colorés par la méthode de Nissl n'ont présenté aucune altération, non plus que des fragments de moelle pris dans la même région après durcissement au Muller et coloration au carmin en masse.

Le cœur présentait des altérations des plus intéressantes (fig. 113). L'origine de l'aorte était développée d'une façon anormale, ainsi que le tronc brachiocéphalique, la carotide primitive et la sous-clavière gauches. Puis après la naissance de ces vaisseaux l'aorte se rétrécisssait d'une façon très notable et se trouvait complètement oblitérée au niveau de l'insertion du cordon fibreux (beaucoup plus volumineux qu'à l'état normal) du canal artériel. Nous ne faisons d'ailleurs que signaler en passant cette disposition.

Tous les centres nerveux ont été colorés par la méthode de Pal, à l'exception d'une très petite portion du tiers supérieur de la protubérance qui a été soumise au Marchi.

. L'examen des coupes en série nous a fourni les résultats suivants :

Côté gauche. — A gauche tout le noyau lenticulaire, sauf sa partie toute supérieure, était extrêmement réduit de volume, atrophié, et traversé par des lacunes ;

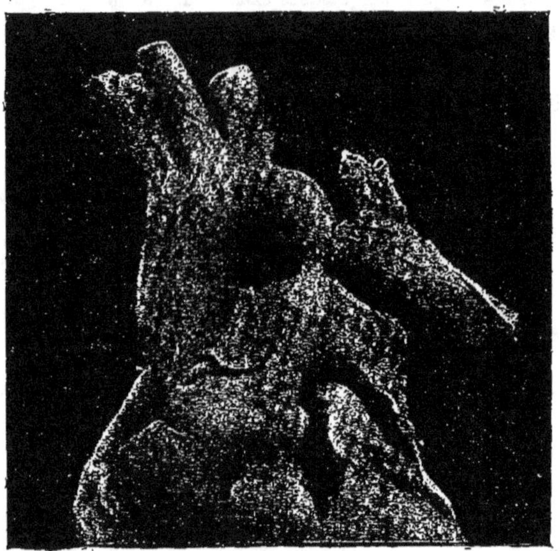

Fig. 113.

la partie restante de sa substance était sclérosée, constituée par un tissu cicatriciel.

Sur presque toutes les coupes, ces lésions étaient exclusivement localisées au noyau lenticulaire ; cependant à sa partie inférieure, le foyer poussait un prolongement qui venait couper la capsule interne, juste en arrière de son genou (fig. 114). Il n'y avait pas en ce point destruction complète des fibres de la capsule, mais seulement sclérose très accusée, toute cette partie ne se colorant plus par l'hématoxyline. Aussi, au-dessus ni au-dessous de ce point, ne pouvait-on suivre de dégénérescence des fibres pyramidales.

C'était là la seule lésion de la voie pyramidale gauche, à part un petit foyer miliaire presque microscopique placé dans les fibres transverses du pont (fig. 117

et ayant déterminé dans deux petits fascicules pyramidaux voisins, quelques
lésions de sclérose et la formation de quelques grains noirs.

Côté droit. — A droite, nous trouvons d'abord tout en haut, au-dessus de la
coupe de Flechsig que nous avions faite, un foyer d'hémorrhagie tout récent,
placé juste au-dessous de l'écorce, mais n'atteignant la face profonde de celle-ci
qu'en un point très limité (fig. 116) correspondant au fond du sillon frontal
supérieur.

Puis un foyer ancien, lacunaire, atteint la partie inférieure du noyau lenticulaire qui, ici, n'est pas atrophié mais présente de nombreuses pertes de substance.
Comme du côté opposé, ce foyer pousse un prolongement, sous forme de sclérose,
qui va pénétrer dans la capsule interne et détruire cette fois le genou même de
cette capsule. Là encore, aucune dégénérescence ni ascendante ni descendante
des fibres pyramidales.

. Nous ne trouvons plus ensuite de lésion qu'au niveau de la partie supérieure
de la protubérance. Là, un petit foyer détermine une légère dégénérescence
(quelques grains) dans un fascicule pyramidal postéro-externe (fig. 117) et une
hémorrhagie toute récente détruit la partie interne d'un autre fascicule situé
plus en avant (même fig.)

Un peu plus bas, un petit fascicule placé tout contre le raphé (fig. 118) est
détruit entièrement par un foyer développé autour d'un vaisseau ; il présente
une dégénérescence ascendante et descendante (sclérose) qu'on perd rapidement.

Signalons en terminant, et pour être complet, un petit foyer miliaire situé à
droite dans les fibres transverses profondes du pont, et déterminant une légère
dégénérescence de ces fibres (117). Il n'atteint pas la voie pyramidale.

Remarques. — Cette observation, outre la lésion cardiaque que
nous ne voulons que signaler ici, est fort intéressante à plusieurs
points de vue.

L'atrophie musculaire de la main était due à une névrite périphérique, ainsi qu'il fallait s'y attendre d'après l'aspect clinique.

Les accès épileptiformes que la malade a eus pendant longtemps
sont-ils analogues aux accidents dont elle a été frappée subitement
chez elle et qui ont déterminé la mort en quelques jours ? La chose
est probable, d'après ce que raconte le mari, quoiqu'on n'ait pas vu
l'accès. Or, ces accidents ont évidemment été provoqués par le foyer
récent de la partie supérieure de l'hémisphère droit et nous aurions
ainsi, chose qui est considérée comme très rare, des accès épileptiformes dus à un foyer sous-cortical. Grâce à la méthode des coupes
en série, nous avons pu nous assurer que ce foyer sous-cortical atteignait la face profonde de l'écorce et pouvait en provoquer irritation en
un point situé à l'extrémité postérieure du sillon frontal supérieur,

C.   15

c'est-à-dire au bord de la *Fa*. Rien d'étonnant alors à ce qu'une crise épileptiforme ait eu lieu.

Enfin, au point de vue de la paralysie pseudo-bulbaire même, dont la malade nous présentait le type clinique complet, nous avons plusieurs remarques importantes à faire.

D'abord l'insuffisance des examens macroscopiques ressort bien de ce cas ; si on s'était contenté de faire des coupes à travers la substance cérébrale fraîche, la lésion de la capsule interne aurait certainement passé inaperçue et cela pour deux raisons : d'abord parce que cette lésion n'était visible que sur un point très restreint et que ce point aurait presque certainement échappé à l'observation ; ensuite, parce que ce n'était pas la perte de substance même qui atteignait le faisceau pyramidal, mais bien une sclérose développée autour de ce foyer. Or cette sclérose, habituellement, ne se voit pas à l'état frais et on sait que l'examen histologique montre souvent les lésions beaucoup plus étendues qu'on ne l'aurait cru.

Ces deux lésions de la capsule interne nous semblent absolument suffisantes pour expliquer le syndrome pseudo-bulbaire et les phénomènes parétiques qui le caractérisent ; le rôle des foyers protubérantiels, bien peu importants d'ailleurs, est difficile à déterminer.

Nous voulons, enfin, attirer l'attention sur l'absence de dégénérescence consécutive à la lésion de la voie pyramidale ; il y a sans doute, au niveau de la sclérose, altération des fibres suffisante pour en gêner le fonctionnement, mais non destruction complète, et c'est ainsi qu'on pourrait expliquer le fait.

OBSERVATION XXIV.

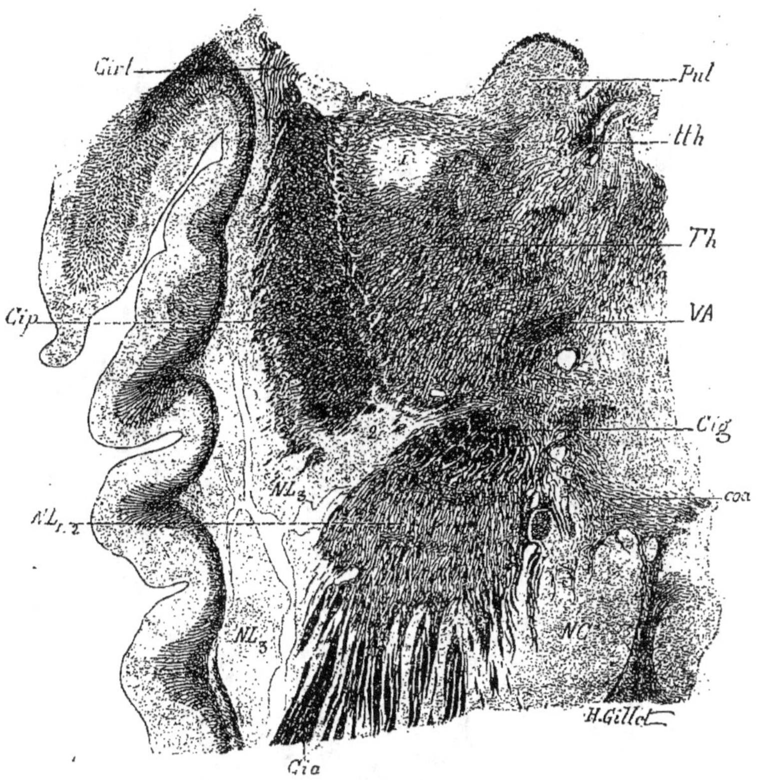

FIG. 114. — Coupe horizontale de l'hémisphère gauche passant par la région thalamique inférieure. Méthode de Weigert-Pal.

Cia. Segment antérieur de la capsule interne. — *Cig.* Son genou. — *Cip.* Son segment postérieur. — *Cirl.* Son segment rétro-lenticulaire. — *coa.* Commissure antérieure. — *NC.* Noyau caudé. — NL_3. Putamen. — *Pul.* Pulvinar. — *Th.* Thalamus. — *tth.* Taenia thalami. — *VA.* Faisceau de Vicq d'Azyr.

OBSERVATION XXIV.

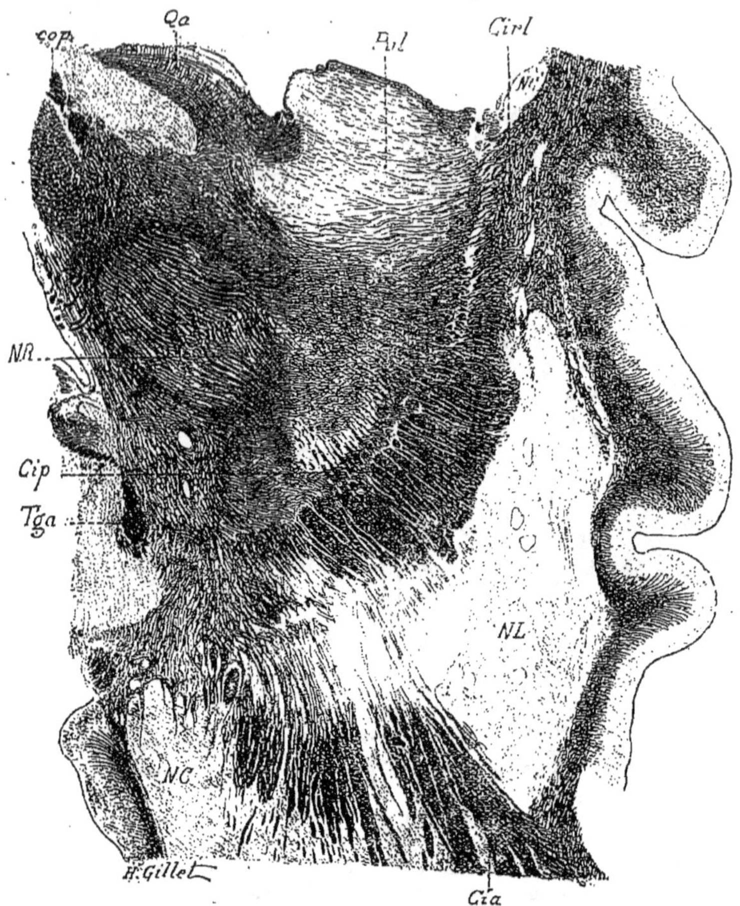

FIG. 115. — Coupe horizontale de l'hémisphère droit passant par la région sous-thalamique. Méthode de Weigert-Pal.

Cia. Segment antérieur de la capsule interne. — *Cip*. Son segment postérieur. — *Cirl*. Son segment rétro-lenticulaire. — *cop*. Commissure postérieure. — *NC*. Noyau caudé. — *NL*. Noyau lenticulaire. — *NR*. Noyau rouge. — *Pul*. Pulvinar. — *Qa*. Tubercule quadrijumeau antérieur. — *Tga*. Pilier antérieur du trigone.

Coupe horizontale passant par la partie supérieure de l'hémisphère droit et montrant l'étendue du foyer hémorrhagique récent.

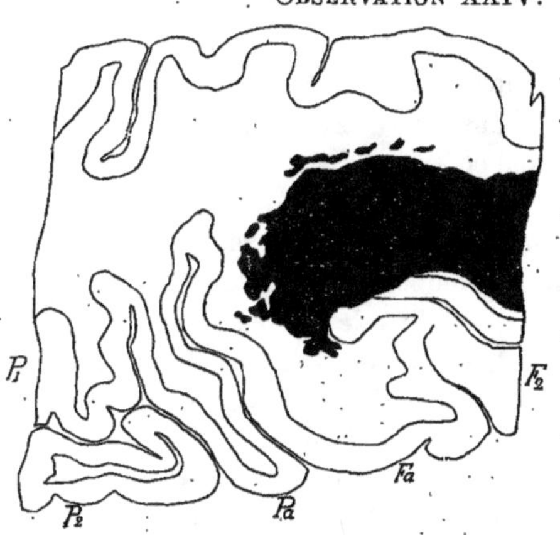

FIG. 116.

Coupes horizontales de la partie supérieure de la protubérance.

Flp. Faisceau longitudinal postérieur. — *FPoa.* Fibres protubérantielles antérieures. — *Pcm.* Pédoncule cérébelleux moyen. — *Pcs.* Pédoncule cérébelleux supérieur. — *Rm.* Ruban de Reil médian. — *SR.* Substance réticulée. — *Tr.* Corps trapézoïde.

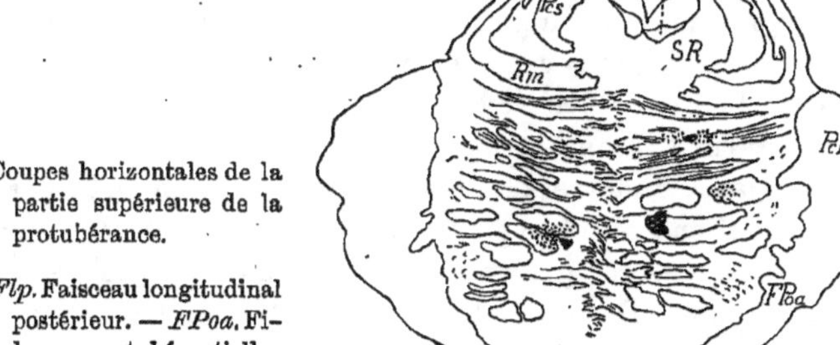

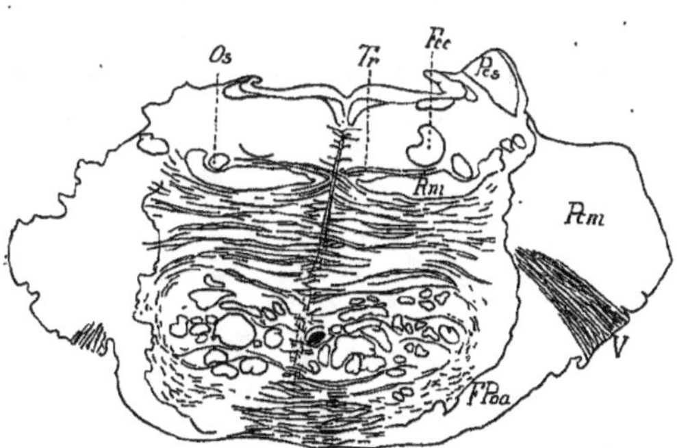

FIG. 117, 118.

De ces divers examens nous croyons pouvoir tirer les conclusions suivantes :

1° Dans tous nos cas les lésions intéressaient la voie pyramidale de chaque côté.

2° Ces lésions peuvent siéger en un point quelconque du trajet précédemment décrit des fibres depuis l'écorce de l'opercule rolandique jusqu'au bulbe et à la protubérance.

3° Les lésions de la couche optique sont fort inconstantes et leur siège dans ce ganglion n'a rien de précis, ce qui semble leur enlever toute valeur au point de vue de la production des troubles de déglutition et de phonation.

Les lésions du putamen sont loin d'être constantes, mais elles sont, il est vrai, très fréquentes, ce qui pourrait être dû à la disposition des artères striées externes qui contournent ou traversent le noyau lenticulaire avant d'arriver à la capsule interne.

4° Outre les lésions de la capsule interne, qui siègent au niveau ou immédiatement en arrière du genou, nous attirons l'attention sur les petits foyers sous-corticaux et sur les foyers miliaires protubérantiels, l'importance de ces derniers ayant été signalée depuis longtemps par Oppenheim et Siemerling.

5° Dans la capsule interne et le pied du pédoncule cérébral, les fibres qui sont en relation avec les organes de la phonation et de la déglutition, occupent le faisceau géniculé et le faisceau interne du pied du pédoncule cérébral (Dejerine). Elles occupent en outre la région située immédiatement en dehors et sont enchevêtrées à ce niveau avec les fibres pyramidales proprement dites (obs. XVI, XVII, XX et XXI).

6° Rappelons enfin les cas de paralysie pseudo-bulbaire d'origine corticale sur l'existence et la pathogénie desquels tous les auteurs sont d'accord.

CHAPITRE IX

Physiologie pathologique.

La paralysie pseudo-bulbaire semble donc causée par la destruction bilatérale de l'écorce de l'opercule rolandique ou des fibres qui
en partent ; dans les deux cas, les fonctions de cette zone corticale
sont abolies et c'est en leur suppression que doivent consister les
troubles observés dans la maladie qui nous occupe. Les résultats de
la physiologie expérimentale et de la méthode anatomo-clinique vont
nous montrer en effet que c'est dans cette zone du manteau cérébral
que siègent les centres des mouvements des divers organes qui
entrent en jeu dans la phonation, la mastication, la déglutition, etc.

Nous passerons rapidement sur l'historique de la découverte de ces
centres corticaux, la question ayant été traitée fréquemment, notamment dans la thèse de Galavielle (1), pour insister davantage sur les
acquisitions récentes, en particulier sur celles que nous devons aux
électrisations de l'écorce cérébrale de l'homme.

Le mode d'action de ces centres nous montrera, en outre, la néces-
sité de la bilatéralité des lésions.

Fritsch et Hitzig, Ferrier puis Carville et Duret ont été
les premiers à montrer qu'en une certaine région, l'excitation de
l'écorce cérébrale provoque des mouvements dans les membres, le
cou, la face, etc...

Horsley et Schafer (1888) reprennent avec plus de précision
les recherches précédentes et localisent le centre des mouvements de
la face chez le singe. Ce centre « donne naissance non seulement aux
contractions des muscles de la face, mais aussi aux mouvements de
l'extrémité supérieure du tube digestif (bouche, pharynx et larynx) ».
Il est situé dans les circonvolutions frontale et pariétale ascendantes,

(1) GALAVIELLE. Th. Montpellier, 1893.

et il forme, limité inférieurement par la scissure de Sylvius, la surface
extérieure de l'opercule. Cette région est remarquable pour la physiologie, par ce fait que plusieurs mouvements qui résultent de
l'excitation portée à cet endroit, peuvent être exécutés des deux côtés,
ce qui arrive exceptionnellement avec l'excitation des autres centres
corticaux, excepté ceux de la tête et des yeux.

« L'excitation du tiers ou de la moitié supérieure de cette surface
amène un clignotement ou l'occlusion des paupières, le relèvement
de l'aile du nez, la rétraction et l'élévation de l'angle de la bouche.
On peut appeler cette partie le *centre facial supérieur*.

« L'excitation du tiers inférieur (*centre facial inférieur*) de cette
région est accompagnée de mouvements variables des mâchoires et de
la langue dont quelques-uns sont très semblables aux mouvements
de la mastication. Une excitation limitée à la partie postérieure de ce
centre amène une rétraction de la langue ; limitée à la partie antérieure, une protrusion de cet organe combinée généralement avec
d'autres mouvements de la bouche. Par contre, en appliquant les
électrodes au milieu de la dite région, on obtient alternativement des
mouvements de protrusion et de rétraction de la langue (1). »

Déjà ces localisations avaient été entrevues non seulement par les
physiologistes qui avaient précédé Horsley et Schafer, mais aussi,
grâce à la méthode anatomo-clinique, par plusieurs auteurs, chez
l'homme. Par de nombreuses observations, Charcot et Pitres (2)
avaient établi que « les centres corticaux, pour les mouvements de la
partie inférieure de la face, occupent la partie inférieure de la circonvolution frontale ascendante ».

Raymond et Artaud (3) placent le centre de l'hypoglosse dans le
pied de la troisième frontale, immédiatement en arrière du centre de
Broca et citent, dans leur travail, de nombreuses observations de
paralysie de la langue par lésion corticale ; mais on observait toujours d'autres phénomènes paralytiques associés, au niveau de la face,
du voile du palais, etc. Cependant Rosenthal (*Wiener med.
Press.*, 1878) avait rapporté un cas de paralysie isolée de la langue, très
accusée, survenue à la suite d'une attaque apoplectiforme. A l'autopsie,

(1) Traduction in Thèse LERESCHE.
(2) CHARCOT et PITRES. *Revue de méd.*, 1879.
(3) RAYMOND et ARTAUD. *Arch. de Neurol.*, 1884.

on trouvait, de chaque côté, un foyer occupant la partie inférieure de la frontale ascendante et la partie postérieure de la troisième frontale.

Enfin Lépine (1) conclut de son travail que « le centre cortical de la branche motrice du trijumeau siège, chez l'homme, comme chez le singe, à l'extrémité inférieure des circonvolutions centrales ».

Parmi les observations qui ont servi à établir ces localisations ou qui les ont confirmées depuis, il en est bien quelques-unes dans lesquelles une lésion unilatérale produisait une paralysie également unilatérale; mais, en général, lésions et phénomènes paralytiques sont bilatéraux et les faits anatomo-cliniques concordent ainsi pour la plupart avec cette particularité, signalée par Horsley et Schafer, de l'action bilatérale des centres en question.

On sait, en outre, qu'il n'y a de réellement paralysés, chez les hémiplégiques, que les muscles à fonctions généralement indépendantes et qu'au contraire les muscles dont l'action est habituellement synergique avec ceux du côté opposé restent à peu près indemnes. Tels les muscles de la respiration, ceux du globe oculaire et l'orbiculaire des paupières, etc. L'action de l'hémisphère lésé est suppléée par celle de l'hémisphère resté sain ; mais cette suppléance ne s'établit pas d'emblée et n'est ordinairement pas absolument complète. Chez un sujet qui vient d'être frappé d'hémiplégie, en effet, on constate presque toujours des phénomènes paralytiques nets dans l'orbiculaire des paupières, le voile du palais, la langue, etc. ; ils ne durent que fort peu et disparaissent le plus souvent en quelques jours ; mais il reste souvent des traces de cette paralysie, ainsi qu'on l'a bien établi aujourd'hui (2).

Enfin l'étude des localisations cérébrales a été encore enrichie dans ces dernières années par les résultats qu'ont apportés les excitations électriques directes de l'écorce au cours des opérations. Depuis que l'opération du trépan s'est répandue dans la thérapeutique, un certain nombre de chirurgiens, surtout en Amérique et en Angleterre, ont utilisé les électrisations localisées pour reconnaître le point où la couronne du trépan avait été placée et savoir si la zone ainsi

(1) LÉPINE. Du trismus d'origine cérébrale. *Rev. de méd.*, 1882.
(2) PUGLIESE et MILL. *Rivista sperimentale di frenatria*, 1896, et MIRALLIÉ. De l'état du facial supérieur et du moteur oculaire commun dans l'hémiplégie organique ; *Archiv. de Neurol.*, 1899.

·mise à nu correspondait bien à la zone qu'on supposait lésée (1).

Les faits ne sont pas assez nombreux encore pour que la question des localisations motrices chez l'homme ait été résolue d'une façon définitive par cette méthode, mais un certain nombre de résultats intéressants semble à peu près acquis.

L'excitation de l'écorce par les courants faradiques varie suivant les conditions dans lesquelles on se place. Les excitations antérieures faibles augmentent l'irritabilité corticale par suite d'une sorte d'accumulation des excitations successivement reçues.

D'autre part, un courant un peu fort diffuse dans les régions environnantes et l'excitation s'étend à des parties où les électrodes ne sont point placées. Les meilleures conditions d'expérimentation sont donc celles où on n'agit qu'une seule fois et avec un courant d'intensité aussi faible que possible. D'autre part, la substance blanche sous-jacente à l'écorce est excitable également, de même d'ailleurs que le faisceau pyramidal sur tout son trajet (capsule interne, pied du pédoncule, moelle), ainsi que le montrent les résultats expérimentaux. Mais il existe des différences dans la manière dont ces deux parties réagissent à l'excitation.

La substance blanche n'est pas excitable mécaniquement ; elle ne l'est que par le courant faradique. La contraction provoquée par ce dernier, cesse dès sa fermeture et reste localisée quelle que soit son intensité. Si on excite l'écorce, au contraire, la contraction se prolonge quelque temps après la cessation du courant et, si ce dernier est trop intense, il se produit des convulsions épileptiformes.

Enfin, dans la zone motrice même, certains points sont inexcitables.

En tenant compte des causes d'erreur possibles, d'après les principes énoncés précédemment (courants trop intenses et plusieurs fois répétés), on est arrivé aux résultats suivants :

Il existe un centre des mouvements de l'angle de la bouche (tiraillement horizontal) à action unilatérale, qui siège sur les frontale et pariétale ascendantes au-dessous du niveau du deuxième sillon frontal. Un autre centre à action bilatérale (Keen), ou plutôt deux petits

(1) Voyez : LAMACQ. Les centres moteurs corticaux du cerveau humain déterminés d'après les effets de l'excitation faradique des hémisphères cérébraux de l'homme. *Arch. clin. de Bordeaux*, 1897.

centres distincts et voisins tiennent sous leur dépendance les mouvements des sourcils et de l'orbiculaire des paupières. Ils seraient placés à peu près à la hauteur du deuxième sillon frontal.

Horsley (1) a obtenu par excitation du pied de la frontale ascendante un mouvement de la mâchoire vers la gauche.

On n'a pu obtenir de mouvement isolé de la langue par excitation corticale.

Reste la question du centre cortical laryngé, question que nous avons laissée de côté jusqu'ici pour pouvoir l'exposer dans son ensemble.

Pendant longtemps on avait considéré le larynx comme n'ayant de centre moteur que dans la région bulbo-protubérantielle, et on avait même considéré l'existence d'une paralysie laryngée, au cours d'un syndrome labio-glosso-laryngé, comme prouvant l'origine bulbaire de ce syndrome.

Rébillard soupçonne l'existence d'un centre laryngé cortical ; Garel et Dor sont les premiers (2) à bien établir l'existence de ce centre et le localisent au niveau du sillon qui sépare la troisième frontale de la frontale ascendante. Pour eux il a une action unilatérale et croisée.

C'est également la conclusion qu'a tirée M. Dejerine (3) de l'observation anatomo-clinique de deux malades.

Cependant Semon et Horsley (4), dans l'intervalle, avaient montré expérimentalement que chez le singe il existe au niveau du pied de la frontale ascendante un centre laryngé cortical dont l'excitation produit des mouvements bilatéraux. Ce centre ne présiderait qu'aux mouvements d'adduction des cordes, c'est-à-dire aux mouvements vocaux, tandis que les mouvements d'abduction, n'ayant à entrer en jeu que dans l'acte de la respiration qui fait partie des fonctions purement organiques, n'auraient pas de représentation corticale.

Déjà, l'année précédente, ils avaient fait connaître qu'après avoir

(1) Horsley. *Amer. Journ.*, 1887.

(2) Garel et Dor. *Annales des maladies de l'oreille, du larynx et du pharynx*, 1888.

(3) Dejerine. Contribution à l'étude de l'aphasie motrice sous-corticale et de la localisation cérébrale des centres laryngés. *Soc. de Biol.*, 1891.

(4) Semon et Horsley. *Philosoph. transact.*, 1890.

examiné un grand nombre de malades atteints d'hémiplégie droite d'origine corticale, avec aphasie, ils n'avaient jamais observé de paralysie laryngée, malgré la grande proximité du centre de Broca et du centre moteur du larynx. « Il n'existe pas, concluaient-ils, de paralysie unilatérale d'une corde vocale par lésion d'un hémisphère cérébral, comme on l'a soutenu. »

Simerka (1) arrive à des résultats analogues.

Il semble donc probable que les centres corticaux du larynx ont une action également bilatérale, et ce fait concorde avec ce que l'on observe dans les organes voisins, car la synergie fonctionnelle existe d'une façon absolument intime pour les cordes vocales et les autres parties du larynx. Les faits de Garel et Dor, de Dejerine, ne peuvent, ce nous semble, être suffisants pour faire rejeter d'emblée cette conception, car l'examen complet des pièces par les coupes microscopiques en série n'a pas été pratiqué. Une lésion bulbo-protubérantielle toutefois ne peut être incriminée dans les faits rapportés par Dejerine. Ces faits devraient se multiplier pour acquérir une valeur suffisante.

Enfin, quelques auteurs ont décrit chez le chien et chez le lapin des centres corticaux dont l'excitation provoquerait les mouvements associés de mastication et de déglutition et qui agiraient par l'intermédiaire de centres secondaires situés dans la couche optique ou dans la région sous-thalamique (2).

Seules, les recherches ultérieures pourront nous fixer sur les opinions de ces auteurs.

D'après ce qui précède, nous pouvons donc dire que les organes de la phonation et de la déglutition ont tous leur représentation corticale au niveau de l'opercule rolandique et de la partie inférieure des pariétale et frontale ascendantes ; que la plupart des centres placés en cette région ont, suivant toute probabilité, une action bilatérale ; que la destruction de l'un d'entre eux, si l'homologue du côté opposé reste normal, ne déterminera, en conséquence, que des phénomènes para-

(1) SIMERKA. Sur le degré de fréquence des paralysies laryngées chez les hémiplégiques. *Rev. neurol.*, 1896.

(2) BECHTEREW et OSTANKOW. Ueber den Einfluss der Grosshirnrinde auf den Schluckact und die Athmung. *Neurol. Centralbl.*, 1894. — RETHI. *Der periphere Verlauf der motorischen Rachen und Gaumennorven.* Inst. der K. K. Universit., in Wien, 1893.

lytiques incomplets ou même pas appréciables et que pour qu'il y ait des paralysies réelles, les lésions devront atteindre les deux centres symétriques ou leurs fibres de projection.

De ces centres partent, en effet, des fibres qui passent par le segment antérieur, puis par le genou de la capsule interne, et l'excitation expérimentale de ces fibres dans leur trajet donne les mêmes résultats que l'excitation des centres mêmes. L'excitation de la capsule interne au niveau de son genou et un peu en arrière de lui, provoque, en effet, des mouvements dans l'appareil facio-linguo-laryngé (Horsley et Beevor).

Toutefois il ne faut pas oublier que si l'action de ces centres est bilatérale, elle semble cependant avoir un effet prédominant sur le côté croisé, que si l'un de ces centres est détruit complètement, la la suppléance de son homologue ne s'établit que peu à peu et n'est pas toujours complète. Aussi la paralysie pourra-t-elle avoir, en cas de lésion double, une intensité plus grande du côté opposé à la lésion la plus étendue et la différence entre les deux côtés pourra même être très manifeste.

D'un autre côté, s'il y a seulement lésion peu grave d'un des centres, le trouble fonctionnel sera alors minime grâce à l'action encore partiellement conservée de ce centre et à la suppléance par le symétrique; si l'altération est encore moindre, elle pourra passer complètement inaperçue. Mais que dans ces conditions le symétrique resté sain jusque-là, soit détruit tout à coup : la suppléance ne pourra plus s'établir ou ne sera que fort incomplète, puisqu'il y aura lésion des deux côtés et on assistera à l'établissement brusque et définitif d'une paralysie pseudo-bulbaire qui n'aura été précédée cliniquement que d'une seule attaque. C'est là, il nous semble, la meilleure hypothèse pour expliquer les cas où la maladie éclate après un seul ictus et où, à l'autopsie, on trouve une lésion double.

Bien entendu, ce que nous disons de la lésion d'un centre cortical, pour simplifier la question, s'applique tout aussi bien à l'altération de ses fibres de projection.

Comment faut-il interpréter maintenant les cas de paralysie pseudo-bulbaire par lésion unilatérale, présentant des phénomènes paralytiques symétriques et très accusés ? Faut-il invoquer la théorie physiologique de Kirchhoff, ou les théories anatomiques de Brissaud ou de Halipré ?

La première nous semble difficile à admettre ; les deux autres sé basent sur un trajet des fibres, notamment à travers le corps calleux, qui n'est rien moins que démontré ; en outre, elles ne nous expliquent nullement les faits comme ceux de Magnus et de Bamberger, où une paralysie bien évidente ou même presque complète de la langue, du voile et des divers organes est attribuée à un foyer d'hémorrhagie corticale dont les dimensions ne dépassent pas celles d'une noix (1).

Dans le cas de Magnus, l'autopsie est rapportée d'une manière très incomplète par Froriep ; dans celui de Bamberger, l'examen de l'hémisphère droit n'a été fait que sur la table d'autopsie, et comme des foyers minimes, s'ils occupent le siège voulu, peuvent suffire pour détruire un nombre suffisamment grand de fibres du faisceau géniculé et expliquer ainsi les phénomènes paralytiques, nous pensons qu'il vaut mieux attendre, pour chercher une explication à ces faits, que leur existence soit bien établie par des examens faits minutieusement au moyen de coupes sériées et rapprochées comprenant le bulbe, la protubérance, les pédoncules cérébraux et toute la zone motrice des deux hémisphères.

(1) BAMBERGER. Ein Fall von Erkrankung der linken vorderen Centralwindung mit doppelseitigen Facialiskramps. *Jahrb. der Wiener Krankenh.*, 1893.

CONCLUSIONS

I. — La paralysie pseudo-bulbaire est une affection caractérisée essentiellement, au point de vue clinique, par des phénomènes paralytiques du côté des organes de la déglutition, de la mastication et de la phonation, c'est-à-dire intéressant la face (et en particulier les lèvres), la langue, le voile du palais, le pharynx, le larynx et les muscles moteurs du maxillaire inférieur.

II. — Cette paralysie est due, comme l'hémiplégie vulgaire, à la lésion des centres moteurs corticaux correspondant aux organes lésés, ou à l'interruption de leurs fibres de projection cortico-bulbaires, avec cette différence cependant que, les centres corticaux en question ayant pour la plupart une action bilatérale, ces lésions doivent porter sur les deux côtés et provoquent alors une paralysie double.

III. — Ces lésions peuvent siéger soit au niveau de l'écorce même, occupant alors l'opercule rolandique qui est le point où sont réunis tous les centres moteurs en question ; soit un point quelconque du trajet des fibres qui, de l'opercule, se rendent aux noyaux bulbo-protubérantiels. On les trouve, par suite, dans le centre ovale, la capsule interne, le pied du pédoncule cérébral. Elles sont très fréquentes dans l'étage antérieur de la protubérance, ainsi que l'ont indiqué Oppenheim et Siemerling, mais rares dans le bulbe : nous n'avons vu dans ce dernier organe que deux petits foyers microscopiques qui occupaient la cavité d'une des olives.

IV. — Les foyers bulbaires volumineux donnent habituellement naissance au syndrome de la paralysie bulbaire apoplectiforme, et non à celui de la paralysie pseudo-bulbaire. Il existe, d'ailleurs, entre ces deux types cliniques, de nombreuses formes intermédiaires.

V. — De leur point d'origine les fibres émanées de l'opercule se portent en haut et en avant, contournent le bord antéro-supérieur

du putamen ou le traversent, et vont occuper le segment antérieur,
puis, plus bas, le genou de la capsule interne et le faisceau interne
du pied du pédoncule (1). Dans ce trajet et ensuite dans le pied du
pédoncule elles semblent occuper en outre la région située immédiatement en dehors, région où elles se trouvent mélangées avec les
fibres du faisceau pyramidal proprement dit. Dans la protubérance
leur trajet est inconnu et l'on ne peut, par suite, apprécier avec précision la valeur des lésions qui occupent le pied ou la calotte de cette
région. Ces lésions néanmoins jouent sûrement un grand rôle, au
moins dans certains cas ; l'observation de Halipré, de paralysie
pseudo-bulbaire par lésions purement protubérantielles, en fait foi.

VI. — Parmi les théories qui veulent admettre l'existence de centres secondaires de la phonation et de la déglutition dans les
noyaux gris centraux, celle qui, d'après des données de physiologie
expérimentale, voudrait faire de la couche optique le centre en question ne correspond pas à la généralité des lésions observées dans la
paralysie pseudo-bulbaire.

Celle qui veut placer ce centre dans le putamen, en raison de la
fréquence des lésions de cet organe, n'est solidement étayée ni par
l'embryologie, ni par la physiologie, ni même par la clinique ; elle
est en contradiction avec les notions aujourd'hui bien établies sur les
connexions du noyau lenticulaire avec l'écorce cérébrale et sur le
trajet de l'anse lenticulaire.

La fréquence des lésions du noyau lenticulaire s'explique bien par
la disposition des artères striées externes qui traversent le putamen
ou le contournent pour arriver à la capsule interne. Un foyer de
ramollissement qui atteint cette capsule occupera donc souvent en
majeure partie le corps strié.

VII. — On ne devra donc admettre l'existence de paralysies pseudo-
bulbaires par lésions unilatérales, que lorsque le fait aura été con-
firmé par des autopsies faites avec toute la précision désirable, et
par la méthode des coupes histologiques sériées et rapprochées de
toute la voie pyramidale depuis l'écorce jusqu'au bulbe.

(1) M. et Mme DEJERINE. *Anat. des centres nerveux*, t. II p. 184 (obs. Schweighofer).

TABLE DES MATIÈRES

IMPRIMERIE A.-G. LEMALE, HAVRE